医药高等院校创新教材
供高等职业教育临床医学等相关专业使用

药 理 学

（第2版）

主 编 王立祥 邓庆华
副 主 编 林雪霞 尹龙武 杨 杰 林 雅
编 者 （按姓氏汉语拼音排序）
邓庆华（重庆医药高等专科学校）
韩 梅（青岛大学）
林 雅（福建中医药大学）
林雪霞（邢台医学高等专科学校）
马俊利（唐山职业技术学院）
彭海平（廊坊卫生职业学院）
普 珍（西藏大学）
宋 芸（山东医学高等专科学校）
宋京凤（昆明医科大学）
王 聪（温州医科大学）
王立祥（山东大学）
王晓丹（山东第一医科大学）
杨 杰（毕节医学高等专科学校）
尹龙武（长沙卫生职业学院）
于 雷（济南护理职业学院）
张雪梅（昌吉职业技术学院）

科学出版社

北 京

内 容 简 介

药理学是研究药物与机体或病原体之间相互作用及作用规律的一门学科，是联系医学和药学、基础医学和临床医学之间的桥梁学科，也是临床医学专业的一门重要的专业基础课。

本教材主要内容包括总论和各论。总论包括药物效应动力学和药物代谢动力学的基本概念、基本理论以及影响药物作用的因素。各论主要包括传出神经系统药物、中枢神经系统药物、循环系统药物、呼吸系统药物、消化系统药物、泌尿系统药物、内分泌系统药物、调节免疫功能的药物以及化学治疗药物的分类及代表药物的体内过程、药理作用、临床应用、不良反应及禁忌证等，为指导临床安全、合理用药提供理论依据。本教材穿插了案例、链接、医者仁心等模块，并更新和补充了临床案例。

本教材主要供高等职业教育临床医学等相关专业学生使用，也可作为医疗工作者的参考书。

图书在版编目（CIP）数据

药理学 / 王立祥，邓庆华主编 . —2 版 . —北京：科学出版社，2023.9

医药高等院校创新教材

ISBN 978-7-03-076107-1

Ⅰ.①药… Ⅱ.①王… ②邓… Ⅲ.①药理学 – 医学院校 – 教材 Ⅳ.① R96

中国国家版本馆 CIP 数据核字（2023）第 144145 号

责任编辑：王昊敏 / 责任校对：周思梦
责任印制：李 彤 / 封面设计：涿州锦晖

科 学 出 版 社 出版

北京东黄城根北街16号
邮政编码：100717
http://www.sciencep.com

北京九州迅驰传媒文化有限公司 印刷
科学出版社发行 各地新华书店经销

*

2018年1月第 一 版 开本：850×1168 1/16
2023年9月第 二 版 印张：15 3/4
2023年9月第九次印刷 字数：462 000

定价：65.80元
（如有印装质量问题，我社负责调换）

前　言

党的二十大报告指出："培养造就大批德才兼备的高素质人才，是国家和民族长远发展大计。"教材是教学内容的重要载体，是教育教学的重要依据，是人才培养的重要保障。本次教材修订旨在贯彻党的二十大精神和党的教育方针，落实立德树人根本任务，坚持为党育人、为国育才。

全国职业教育大会的召开，给职业教育带来了新的发展机遇。为了深入贯彻全国职业教育大会精神，推动现代职业教育高质量发展，围绕"提质培优、增值赋能"的主线，在科学出版社的组织规划下，我们开展了本教材的修订工作。

本教材依据国家《高等职业学校临床医学专业教学标准》，对接《国家执业助理医师资格考试大纲》要求，紧紧围绕临床工作岗位需求，面向全科医生、乡村医生，同时满足学生进一步深造的需要，在上一版的基础上更新临床常用药物，增加已经在临床使用的新药，侧重于常见病和多发病防治，体现基层医疗的"六位一体"。理论知识强调"必须、够用"，删繁就简、突出重点；将思政元素贯穿于教材始终，融价值塑造、知识传授和能力培养于一体。

本教材形式模块化，通过案例、链接等穿插模块，着重培养学生分析问题、解决问题和适应临床实际工作的能力，开阔视野、扩大知识面，激发学习兴趣。"医者仁心"模块将医务人员的先进事迹和课程内容相结合，着力培养学生"敬佑生命、救死扶伤、甘于奉献、大爱无疆"的医者精神，引导学生始终把人民群众生命安全和身体健康放在首位，尊重患者，善于沟通，提升综合素养和人文修养，增强职业荣誉感。

本教材共46章。教材编写团队成员包括世界一流大学建设高校、普通高等院校、高等职业院校及国家"双高计划"建设院校的专业教师，拥有丰富的教学经验和深厚的专业素养。除此之外，我们还邀请了具有丰富临床实践经验的三级甲等医院临床医生加入编写团队，在教材编写过程中全程参与和指导，以确保教材内容贴近临床岗位实际需求。通过校院"双元"合作，将理论知识与临床案例深度融合，为学生未来的职业发展提供实质性支持。

本教材的编写得到了科学出版社以及各参编院校的大力支持，在此表示衷心感谢！

由于编者的学识水平有限，虽全力以赴，但教材中难免会有疏漏之处，敬请广大读者给予批评、指正和建议，以便及时完善。

编　者

2023年5月20日

配 套 资 源

欢迎登录"中科云教育"平台，**免费**数字化课程等你来！

"中科云教育"平台数字化课程登录路径

电脑端

▶ 第一步：打开网址 http://www.coursegate.cn/short/7MZX7.action

▶ 第二步：注册、登录

▶ 第三步：点击上方导航栏"课程"，在右侧搜索栏搜索对应课程，开始学习

手机端

▶ 第一步：打开微信"扫一扫"，扫描下方二维码

▶ 第二步：注册、登录

▶ 第三步：用微信扫描上方二维码，进入课程，开始学习

PPT 课件，请在数字化课程中各章节里下载！

目 录

一、药理学的研究内容与地位

（一）药物的概念及分类

药物是指能改善或查明机体生理、生化功能及病理状态，用于预防、诊断、治疗疾病及计划生育的化学物质。药物按其来源可分为天然药物和人工制取药物两大类，天然药物主要是指来源于动物、植物、微生物或矿物的药物；人工制取药物系采用现代科技手段化学合成或基因工程制取的药物。随着科学技术的迅猛发展，众多新技术如基因组学、蛋白质组学、配体药物分子设计、计算机辅助技术等被运用到药物研究与开发中，出现了更多新型药物如基因药物、抗体药物、蛋白类药物。药物与毒物之间并无严格界限，仅存在剂量的差异。

目前临床上使用的药品众多，其分类方法各不相同，按其是否需要执业医师或执业助理医师开具处方，分为处方药和非处方药两大类。处方药是指必须凭执业医师或执业助理医师处方才可调配、购买和使用的药品；非处方药是指不需要凭执业医师或执业助理医师处方即可自行判断、购买和使用的药品。在处方药中管理最为严格的是特殊管理药品，包括麻醉药品、精神药品、医疗用毒性药品和放射性药品。国家按照"能保障基层防治必需和能够配备"的要求确定了《国家基本药物目录》，该目录体现了防治必需、安全有效、价格合理、使用方便、基本保障、临床首选和基层能够配备的原则。

（二）药理学研究内容与地位

药理学（pharmacology）是研究药物与机体（包括病原体）之间相互作用及其规律的一门科学。药理学研究内容包括两个方面：一是研究药物对机体的作用及其作用机制，称为药物效应动力学，简称药效学，包括药物的药理作用、临床应用、不良反应及其应用注意事项；二是研究机体对药物的影响及其规律，称为药物代谢动力学，简称药动学，包括药物的体内过程即吸收、分布、代谢、排泄及其血药浓度随时间而动态变化的规律。

药理学作为药物治疗学的理论基础，既需要生理学、生物化学和病理学等基础医学课程作为先导，也是为学习内科学、外科学、妇产科学、儿科学等后续临床医学课程打下基础，因此药理学是一门联系基础医学和临床医学的桥梁学科，也是临床医学的专业基础课程。

二、药理学发展史

我国古代人民用天然植物、动物或矿物治病并记载下来，形成书籍，历代的本草学专著达一百多种。《神农本草经》（简称《本经》或《本草经》）是我国现存最早的一部药物学专著，其收载药物共365种，并按其作用和毒性进行分类，对每味药的产地、性质、药用部位和主治病证都有详细的记录。唐代的苏敬等编写的《新修本草》，记载药物884种，由政府委任组织编撰，是世界上第一部由政府颁布的药典。明代杰出的医药学家李时珍所著的《本草纲目》是闻名世界的药物学巨著，收载药物1892种，处方11 096首，药图1109幅，已被译成英、日、朝、德、法、拉丁、俄等文本，成为世界上最重要的药物学文献之一。

在19世纪初，化学和生理学的迅速发展为药理学发展奠定了基础，科学家陆续从植物中分离提取出吗啡、士的宁、咖啡因、奎宁、阿托品等，同时出现了从整体动物水平研究药理学的实验方法，如1819年马让迪（F. Magendie）用青蛙实验确定了士的宁的作用部位在脊髓，为药理学发展提供了可靠的实验方法。德国布克海姆（R. Buchheim）建立了第一个药理学实验室，标志着药理学真正成为一门独立的学科，也使药物研究从整体水平进入到器官水平。1878年英国的兰利（J. N. Langley）根据阿托品与毛果芸香碱对猫唾液分泌的拮抗作用，最早提出受体概念，为药物作用的受体学说奠定了基础。

1909年德国的埃利希（P. Ehrlich）用自制的胩凡纳明治疗梅毒，开创了化学药物治疗传染病的新纪元；1935年德国的多马克（G. Domagk）用磺胺类药物百浪多息治疗链球菌感染获得成功；1928年英国的弗莱明（A. Fleming）发现青霉菌培养液中的青霉素具有抗菌作用，弗洛里（H. W. Florey）等于1940年分离提取出青霉素。在此期间，大量新药如抗组胺药、镇痛药、抗精神失常药、抗高血压药等相继研发成功，使人类的病死率大幅降低。随着自然科学技术及生理学、生物化学、免疫学、病理学、生物物理学、细胞生物学、分子生物学等学科的迅速发展与相互交叉融合，药理学已由单一学科发展成一门综合学科，并出现许多分支学科，如生化药理学、分子药理学、量子药理学、时辰药理学、临床药理学、免疫药理学、神经药理学、遗传药理学等，药物作用机制的研究也由器官水平，发展到细胞、受体、分子、量子水平。

⊕ 医者仁心　　　　　　　共和国难忘瞬间——青蒿素的发现

疟疾是一个全球广泛关注且亟待解决的重要公共卫生问题。20世纪60年代之前，人们主要应用奎宁、氯喹等药物治疗疟疾，但随着这些药物的大量长期使用，疟原虫的耐药性问题日益凸显。1967年，国家召开全国疟疾防治药物研究大协作会议，成立化学合成药、中医中药、驱避剂、现场防治4个专业协作组。1969年，中医研究院中药研究所加入中医中药专业组，屠呦呦任组长。屠呦呦小组查阅了大量中医药文献，筛选了近百个药方，最后从葛洪的《肘后备急方》中"青蒿一握，以水二升渍，绞取之，尽服之"得到启发，原来古人使用青蒿以新鲜榨汁饮用，提取过程中不能加热。于是将提取液乙醇（沸点为78℃）改为低沸点的乙醚（沸点为34℃），结果得到纯度极好且又稳定的半萜内酯过氧化物，命名为青蒿素。青蒿素对耐药性疟疾有很好的治疗效果，是中国为人类抗击疟疾顽疾做出的杰出贡献。2015年，屠呦呦被授予诺贝尔生理学或医学奖，2019年被授予"共和国勋章"。

三、药理学的学习意义和方法

（一）学习意义

通过学习药理学，掌握药物的体内过程、作用及其机制、特点、临床应用和不良反应，为学习内科学、外科学、妇产科学、儿科学、五官科学、传染病学、皮肤科学等后续临床医学课程打下坚实基础；为从事临床工作，做到合理用药、最大限度发挥药物疗效、避免或减少不良反应提供理论依据。

（二）学习方法

1. 及时回顾基础医学知识　药理学的知识大多建立在生理学、生物化学、免疫学、微生物学、病理学、病理生理学等医学基础知识上，及时回顾将有助于领会并掌握药物的作用机制、作用特点及临床应用和不良反应。

2. 区别共性与个性　药理学大多按照药物作用的系统、部位或环节对药物进行分类，各类药物又有代表药及其同类药，学生应着重掌握代表药的体内过程、药理作用、临床应用和不良反应；应充分运用归纳比较法，对其他同类药应用纵向比较法归纳其优缺点，对作用相似或作用相反的不同类药物运用横向比较法归纳各自特点，以加深理解与掌握相关知识。

3. 重视运用推理方法　药物的作用机制大多与机体的生理生化功能密切相关，运用推理方法，有助于将药物作用机制简单化、条理化，有利于理解与记忆。药物的不良反应、临床应用大多与药理作用密切相关，因此只有掌握药物的药理作用才能更好理解和掌握其临床应用和不良反应。

4. 学会解决临床问题 药理学学习的最终目的是为今后从事临床诊疗工作打下基础，学会针对典型病例制订科学合理的治疗方案并选择药物，明晰用药目的、效果、机制、可能产生的不良后果、注意事项及防治措施，有助于加深理解与巩固知识，增强分析问题、解决问题的能力，培养创新能力。在临床上联合用药是比较普遍的现象，在制订治疗方案时应充分考虑各个药物的体内过程、药理作用、不良反应等方面的相互作用，全面权衡药物联用可能带来的利与弊，尽量做到科学合理联合用药。

5. 重视理论与实践结合 药理学实训包括药房见习、处方练习和动物实验。前两者能明确药物分类及培养处方开具能力；后者通过实验操作与现象观察，能加深对药理学知识的理解，增强操作技能，培养严谨的科学精神。

（王立祥）

第2章
药物效应动力学

药物效应动力学（pharmacodynamics）简称药效学，是研究药物对机体及病原体的作用及作用机制的学科，是指导临床合理用药、提高疗效、避免或减少不良反应的重要理论基础。

第 1 节　药物作用的基本规律

一、药物作用与药理效应

药物作用（drug action）是指药物对机体组织的初始作用，是药理效应的动因。药理效应（pharmacological effect）则是药物作用引起机体原有生理、生化功能的继发性改变，是药物作用的结果。例如，肾上腺素激动 α 受体，引起血管收缩、血压上升，其激动 α 受体是初始作用，而引起血管收缩、血压上升是药理效应，两者之间互为因果关系。由于药物作用与药理效应的含义接近，在习惯上不严加区别，但当二者并用时，应体现出其先后顺序。

药物的基本作用是指药物对机体原有功能活动的影响。药物的基本作用包括兴奋（excitation）作用和抑制（inhibition）作用。

1. 兴奋作用　能使机体生理功能或生化代谢过程增强的作用称为兴奋作用，如心率加快、血压升高、尿量增加、酶活性升高等。过度兴奋称为亢进。

2. 抑制作用　能使机体生理功能或生化代谢过程减弱的作用称为抑制作用，如心率减慢、血压下降、肌肉松弛、中枢神经系统兴奋性降低等。过度抑制使功能活动接近停止称为麻痹。

药理效应在整体表现有时比较复杂，同一药物对不同器官、组织的作用会有所不同，如吗啡对痛觉和呼吸中枢有抑制作用，而对胃肠道、胆道和泌尿道平滑肌等内脏平滑肌则有兴奋作用；肾上腺素对心脏呈现兴奋作用，使心肌收缩力加强、心率加快等，而对支气管平滑肌则产生舒张作用。兴奋作用和抑制作用在一定条件下可以相互转化，如中枢神经系统过度兴奋可导致惊厥，持续惊厥可转变为衰竭性抑制，甚至引起死亡。

二、药物作用的类型

1. 直接作用和间接作用　根据药物的作用方式，可将药物作用分为直接作用和间接作用。药物直接对其所接触的器官、组织、细胞产生的作用称为直接作用。药物发挥直接作用后，通过机体的整体反射机制而产生的作用称为间接作用。例如，强心苷加强心肌收缩力为直接作用；由于心功能改善，心排血量增多，增加了对主动脉弓和颈动脉窦压力感受器的刺激，反射性引起心率减慢则为间接作用。

2. 局部作用和全身作用　根据药物的作用范围，可将药物作用分为局部作用和全身作用。药物吸收进入血液循环之前，在用药部位产生的直接作用称为局部作用，如局部麻醉药普鲁卡因对感觉神经的麻醉作用。药物被吸收进入血液后，随着血液循环分布到全身各器官、组织后所呈现的作用称为全身作用，也称吸收作用。例如，阿司匹林口服后可产生解热、镇痛及抗炎等作用。

三、药物作用的特异性和选择性

多数药物的药理效应是通过专一性的化学反应来实现的，称为特异性（specificity）。例如，阿托品特异性地阻断 M 胆碱受体，但对其他受体影响很小。治疗量的药物吸收进入机体后对一个或几个组织或器官产生比较明显的作用，而对其他组织或器官作用不明显，这种药物对机体不同组织器官在作用性质或作用强度方面的差异称为药物作用的选择性（selectivity）。药物作用特异性强不一定引起选择性高的药理效应，如阿托品特异性阻断 M 胆碱受体，但其药理作用的选择性并不高，对心脏、血管、平滑肌、腺体及中枢神经系统都有影响。

药物作用的选择性构成了药物的分类依据和临床选用药物的基础，其也是制订给药方案的依据。一般来说，选择性高的药物应用时针对性强，不良反应少，但作用范围窄；而选择性低的药物应用时针对性差，不良反应较多，但作用范围较广。同时应注意，药物的选择性是相对的，与用药剂量有关。当剂量增大时，其作用范围扩大，选择性降低，如尼可刹米在治疗剂量时，可选择性兴奋延髓呼吸中枢，使呼吸加深加快；应用过量则可引起中枢神经系统广泛兴奋，甚至引起惊厥。

药物作用的选择性与下列因素有关：①药物在体内分布不均匀，如碘在机体主要浓集在甲状腺中，而在其他组织中则分布很少；②药物与组织亲和力的不同，如子宫平滑肌对雌激素反应敏感，心肌、骨骼肌则对其不敏感；③机体组织结构的差异，如青霉素能抑制细菌细胞壁合成而产生杀菌作用，人或其他动物的细胞因无细胞壁，故不对其产生作用；④机体组织的生化功能不同，如磺胺类药物能抑制敏感细菌的二氢叶酸合成酶，故而影响其叶酸代谢，产生抗菌作用，人体可利用食物中的外源性叶酸，故不受磺胺类药物的影响。

四、药物作用的两重性

药物在使用过程中，会出现两种结果，即药物作用的两重性，包括防治作用和不良反应。

（一）防治作用

防治作用包括预防作用和治疗作用。

1. 预防作用（preventive effect） 是指提前用药防止疾病或症状的发生，如小儿接种卡介苗预防结核病。

2. 治疗作用（therapeutic effect） 是指能改善患者异常的生理、生化功能或病理过程，使身体状况恢复正常的作用。根据治疗目的不同可分为：①对因治疗（etiological treatment），指消除原发致病因子的治疗，如使用抗菌药杀灭病原微生物以控制感染性疾病；②对症治疗（symptomatic treatment），指用药缓解症状、减轻患者痛苦的治疗，如使用布洛芬使发热患者体温降至正常；③补充治疗（supplementary therapy）或替代治疗（replacement therapy），前者是指补充体内营养或代谢物质不足以治疗营养缺乏病或纠正代谢异常，而后者是指补充激素治疗内分泌功能低下。

一般情况下，对因治疗比对症治疗更为重要。但在危重急症时，对症治疗比对因治疗更为迫切。例如，休克、惊厥、哮喘、心力衰竭等危重情况下，需立即给予对症治疗，以防病情恶化，为对因治疗争取时间。有些对症治疗还可缓解病程进展，预防并发症的发生，降低病死率，如抗高血压药的降压作用等。在临床上应根据患者病情，遵循"急则治其标，缓则治其本，标本兼治"的原则，妥善处理对因治疗和对症治疗的关系。

（二）不良反应

不良反应（adverse reaction）是指与用药目的无关，并给患者带来不适甚至危害的反应。多数不良反应是药物本身固有的，与其药理作用及药物剂量有关，如副作用、毒性反应、继发反应、后遗效应等；有些不良反应与患者的遗传、生理和病理状况有关，如过敏反应、特异质反应等；有些不良反应则与连续用药使机体或病原体对药物产生适应性有关，如耐受性、耐药性、药物依赖性等。药源性疾病（drug-induced disease）是由药物引起的人体器官、组织等功能或结构损害，并有临床过程的疾病，其实质是药物不良反应的结果。例如，庆大霉素引起的神经性耳聋，肼屈嗪引起的系统性红斑狼疮等。

1. 副作用（side effect） 是指药物在治疗剂量时出现的与用药目的无关的不良反应。副作用是药物固有的作用，与治疗作用同时发生，一般危害不大，患者可耐受，停药后即可恢复，但有时也可引起后遗症。其产生的药理学基础是药物的选择性低、作用范围广，当某一作用作为治疗目的时，其他作用就成为副作用。例如，阿托品能解除平滑肌痉挛，当用于治疗胃肠绞痛时，其抑制腺体分泌所引起的口干就成为副作用。治疗作用和副作用可随着用药目的的不同而相互转化，当阿托品用于麻醉前给药时，其抑制腺体分泌的作用成为治疗作用，而松弛平滑肌引起的腹胀气和尿潴留则成为副作用。副作用是可以预知的，可采取措施予以减轻，如哌唑嗪的首剂现象，可通过首次用药剂量减半和睡前服药等方式避免。

2. 毒性反应（toxic reaction） 是指用药剂量过大、用药时间过长或机体对某些药物特别敏感时，引起机体发生的危害性反应。由于用药剂量过大、机体敏感性过高而立即产生的毒性反应，称为急性毒性反应，多损害循环、呼吸、神经系统功能；由于用药时间过长，进入体内的药物逐渐蓄积而产生的毒性反应，称为慢性毒性反应，多损害肝、肾、造血器官及内分泌器官的功能。药物的毒性反应多数是可以预知的，因此，在用药过程中应注意控制药物的剂量和使用药物的时间。

有些药物可通过妊娠母体进入胚胎，干扰胚胎正常发育，导致胎儿发生永久性形态结构异常的作用称为致畸（teratogenesis）。妊娠 20 天至 3 个月内，为胚胎器官形成期，在动物实验中有致畸作用的药物，如苯妥英钠、利福平等应禁用。有些药物使抑癌基因失活或原癌基因激活，导致正常细胞变为癌细胞的作用称为致癌（carcinogenesis），如环磷酰胺、己烯雌酚等药物有致癌作用。有些药物可使DNA 碱基排列顺序发生改变，称为致突变（mutagenesis）。基因突变发生于胚胎生长细胞可致畸，发生于一般组织细胞可致癌。药物的致畸、致癌、致突变合称为"三致"作用，是评价药物安全性的重要指标，属于慢性毒性反应中的特殊毒性。

3. 过敏反应（hypersensitive reaction） 又称变态反应（allergic reaction），是指用药后机体发生的病理性免疫反应。引起过敏反应的致敏原可能是药物本身、药物代谢产物或混入制剂中的杂质，它们多以半抗原的形式与体内蛋白质结合而形成全抗原，初次进入体内后，刺激机体产生抗体；当药物再次进入体内时，抗原与抗体结合，引起过敏反应。

过敏反应具有以下特点：①过敏反应常发生于少数过敏体质的患者，不易预知，其发生与药物的剂量无关；②反应的轻重程度差异很大，轻者表现为药物热、皮疹、血管神经性水肿、哮喘及血清病样反应，重者可引起过敏性休克、死亡等。因此，使用易导致过敏的药物时应注意：①询问过敏史，有过敏史者禁用；②用药前做皮试，但皮试结果只能作为参考，因皮试结果有假阳性或假阴性，在用药过程中，应严密观察患者的反应；③一旦发生过敏性休克，应立即皮下或静脉注射肾上腺素、吸氧等进行抢救。

4. 后遗效应（residual reaction） 是指停药后血药浓度降至阈浓度以下时残存的药理效应。后遗效应的持续时间有长有短，危害程度也轻重不一。持续时间短的如服用巴比妥类催眠药，次晨仍有困倦、头晕、乏力等宿醉现象。

5. 继发反应（secondary reaction） 是由药物治疗作用所引起的不良后果，又称治疗矛盾。例如，长期口服广谱抗生素，可使肠道敏感菌被抑制，不敏感菌繁殖增加，肠道内菌群共生平衡失调，引起真菌或耐药菌的继发感染，称为二重感染。

6. 停药反应（withdrawal reaction） 是指长期应用某些药物后，机体对这些药物产生了适应性，突然停药或减量过快易使机体的调节功能失调而出现的症状。突然停药后出现原有疾病症状迅速重现或加剧的现象，称为反跳现象。例如，长期应用普萘洛尔降血压，突然停药后可出现血压骤然升高的现象。长期应用可致撤药反应的药物后，应采取逐渐减量的办法直到完全停药，以免发生意外。

7. 特异质反应（idiosyncrasy） 是指少数特异体质的患者对某些药物特别敏感，发生反应的性质与常人不同，但与药理效应基本一致的有害反应，其严重程度与药物剂量相关。特异质反应是一种由先天遗传异常引起的反应，如先天性葡萄糖-6-磷酸脱氢酶（G-6-PD）缺乏的患者，应用伯氨喹可引起溶血反应；血浆胆碱酯酶缺乏的患者，应用骨骼肌松弛药琥珀胆碱可引起长时间的肌肉松弛。

8. 耐受性（tolerance）**和耐药性**（resistance） 耐受性是指在连续多次用药后机体对药物反应性降低，必须加大剂量才能达到原来的反应，但停药后机体对药物反应性可逐渐恢复到原有水平。易引起耐受性的药物有巴比妥类、硝酸酯类、麻黄碱、肼屈嗪等。耐受性有先天性与后天获得性之分，前者可长期保留，后者是反复用药后逐渐形成的。耐受性产生的机制，可能与肝药酶被诱导，使药物的代谢加速有关，或由于机体效应细胞对药物产生适应性。若在短时间内多次用药，快速发生耐受性称为快速耐受性（tachyphylaxis）。交叉耐受性（cross tolerance）是指对一种药物产生耐受性后，应用同一类药物（即使是第一次使用）也会出现耐受性。

耐药性是指长期应用化疗药物，病原体或肿瘤细胞对药物的敏感性降低或消失的现象，也称抗药性。常因长期反复应用抗菌药，特别是剂量不足时，病原体产生了使抗菌药失活的酶，改变了膜通透性而阻止抗菌药的进入或改变了代谢过程及靶位结构。滥用抗菌药是病原体产生耐药性的重要原因之一。

9. 药物依赖性（drug dependence） 药物与机体相互作用造成的特殊精神状态和躯体状态称为药物依赖性。药物依赖性一旦形成，患者常渴望连续或定期使用该药物，以获得用药带来的欣快感或避免停药带来的不适。药物依赖性分为两种类型。

（1）**躯体依赖性**（physical dependence） 又称生理依赖性，是长期反复使用依赖性药物造成的一种躯体适应状态。此时，必须有足量药物维持才能使机体处于正常功能状态。一旦停药，生理功能即会发生紊乱，产生一系列症状，即戒断综合征（abstinence syndrome）。戒断症状是一种反跳现象，常呈现与药物原有的作用相反的症状。

（2）**精神依赖性**（psychological dependence） 又称心理依赖性，是药物对中枢神经系统产生的一种特殊精神效应，药物使用者处于强烈渴望用药的欲念下，为获取药物不择手段。它与躯体依赖性不同，停药后无明显戒断症状。

具有依赖性的药物可分为三类。①麻醉药品：阿片类、可卡因类、大麻等；②精神药品：镇静催眠药、抗焦虑药、中枢兴奋药、致幻剂等；③烟草、乙醇（酒精）、挥发性有机溶剂等。产生药物依赖性的患者为求得继续用药，会产生强迫性觅药行为，给社会和家庭带来严重危害，因此对麻醉药品和精神药品要严格管理，合理使用。

链接

麻醉药品和精神药品

根据《麻醉药品和精神药品管理条例》，麻醉药品和精神药品是指列入麻醉药品目录、精神药品目录的药品和其他物质。麻醉药品是指连续使用后易产生躯体依赖性和精神依赖性，能成瘾癖的药品，主要有阿片类、可卡因类、大麻类、合成麻醉药类等。精神药品是指直接作用于中枢神经系统，使之兴奋或抑制，连续使用能产生依赖性的药品。依据精神药品使人体产生的依赖性和危害人体健康的程度，分为第一类精神药品和第二类精神药品。第一类精神药品包括氯丙嗪、氟哌啶醇、奋乃静等抗精神病药，第二类精神药品包括巴比妥类、苯二氮䓬类等镇静催眠药和抗焦虑药。

第2节　药物的量效关系

一、药物的剂量与效应

剂量（dose）是用药的分量。药物剂量的大小是决定药物在体内的浓度和药物效应强弱的重要因素。能引起效应的最小剂量为最小有效量。能引起中毒反应的最小剂量称为最小中毒量。在最小有效量和最小中毒量之间用药是安全的，故称为安全范围。在这个范围内，一般药物剂量越大，效应越强，超过这个范围，就可引起中毒，甚至死亡。例如，巴比妥类药物，小剂量为镇静，中等剂量可催眠，大剂量则引起麻醉甚至麻痹。

因此在防治疾病过程中，准确掌握药物剂量，特别是毒药、剧药的剂量是非常重要的。《中华人民共和国药典》（以下称《中国药典》）对毒性大的药物规定了极量，即能引起最大效应而不至于中毒的剂量。一般临床用药中，常选择大于最小有效量而小于极量、疗效显著而安全的剂量，为临床常用量。

二、量效关系和量效曲线

药物效应的强弱与其剂量或浓度呈一定关系，即量效关系（dose-effect relationship）。以药物效应为纵坐标，药物剂量或浓度为横坐标作图，即为量效曲线（dose-effect curve）。量效曲线分为量反应（graded response）的量效曲线和质反应（qualitative response）的量效曲线。

（一）量反应的量效曲线及相关的药效学参数

有些药理效应的强弱呈连续增减的量变，可用具体数量或最大反应的百分率表示，如血压、心率、尿量、血糖的变化，其量效曲线称为量反应型量效曲线。以药物的剂量或浓度为横坐标，以效应强度为纵坐标作图，则量效曲线呈长尾S形（图2-1A）；如将药物剂量或浓度改用对数值，则绘制的量效曲线呈近似对称S形（图2-1B）。后一种S形曲线可用于测定药物的最小有效量、最大效应及效价强度等，便于同类药物的效应对比。

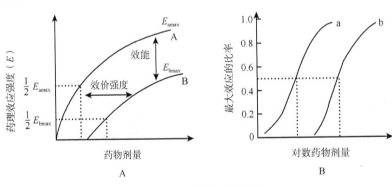

图2-1　量反应的量效曲线

1. 最小有效量（minimal effective dose）　即能引起效应的最小药量或最小药物浓度，也称阈剂量或阈浓度（threshold dose or threshold concentration）。

2. 最大效应（maximal effect，E_{max}）　随着剂量或浓度增加，效应也随之增加，当效应增加到最大程度后再增加剂量或浓度，效应不再继续增强，这一药理效应的极限称为最大效应或效能（efficacy）。高效能药物所产生的效应是低效能药物无论多大剂量都无法产生的。例如，吗啡是强效镇痛药，用于缓解剧痛；解热镇痛药阿司匹林是中效镇痛药，对钝痛有效，但其剂量再大对剧痛效果都不明显。

3. 效价强度（potency）　是指能引起等效反应时所需的剂量。能引起同等效应的药物，其效价强度不一定相同。能引起同等效应的两个药物的剂量称为等效剂量，等效剂量大者效价强度小，等效剂量小者效价强度大。例如，10mg 吗啡的镇痛效果与 100mg 哌替啶的镇痛效果相当，即吗啡的效价强度为哌替啶的 10 倍。

药物的最大效应与效价强度含义完全不同，在比较药物作用强弱时，不能笼统地讲某种药物比另一种药物强多少倍，一定要注意比较的标准。例如，利尿药以每日尿排钠量为效应指标进行比较，氢氯噻嗪的效价强度大于呋塞米，而后者的最大效应大于前者（图 2-2）。

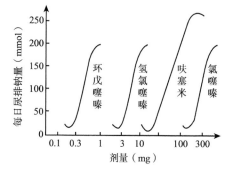

图 2-2 几种利尿药的效能与效价比较

（二）质反应的量效曲线及相关的药效学参数

有些药物的药理效应不是随着药物剂量或浓度的增减呈连续性量的变化，而表现为反应性质的变化，则称为质反应。质反应以阳性或阴性、全或无的方式表现，如观察动物死亡、睡眠、麻醉、惊厥等反应。在实验中，以阳性反应发生频数为纵坐标，以剂量或浓度为横坐标作图，可得到质反应的量效曲线。例如，按照剂量或浓度的区段出现阳性反应频数作图，则呈常态分布的倒钟形曲线。若按随剂量增加的累加阳性反应频数作图，其曲线呈对称 S 形量效曲线（图 2-3）。其药效学参数主要有半数有效量、半数致死量和治疗指数等。

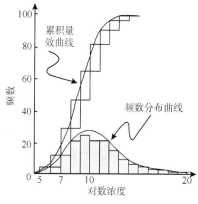

图 2-3 质反应的量效曲线

1. 半数有效量（median effective dose，ED_{50}）**和 95% 有效量**（ED_{95}） 即 50% 和 95% 的实验动物出现阳性反应时的药物剂量，是反映药物效应的重要数据。

2. 半数致死量（median lethal dose，LD_{50}）**和 5% 致死量**（LD_5）即分别引起 50% 和 5% 的动物死亡的剂量，是反映药物毒性的重要数据。

3. 治疗指数（therapeutic index，TI） 即药物的半数致死量（LD_{50}）与半数有效量（ED_{50}）的比值。治疗指数用于评价药物的安全性，一般治疗指数越高的药物安全性越大，但仅适用于治疗效应和致死效应的量效曲线相平行的药物。对于两条曲线不平行的药物，即有效剂量与其致死剂量之间有重叠，还应适当参考 1% 致死量（LD_1）与 99% 有效量（ED_{99}）的比值即可靠安全系数（certain safety factor，CSF），或者 5% 致死量（LD_5）和 95% 有效量（ED_{95}）之间的距离来衡量药物的安全性。

第 3 节　药物的作用机制

研究药物的作用机制，既可阐明药物效应的初始反应及其中间环节，又有助于理解药物的药理作用、临床应用及不良反应，提高药物治疗水平和防范或减轻不良反应的发生。尽管药物的种类繁多，其作用机制也千差万别，但大致可分为非特异性机制和特异性机制两大类。

一、非特异性药物作用机制

非特异性药物作用机制主要与药物的理化性质有关，而与药物的化学结构关系不大。它主要通过药物分子与机体靶细胞成分间的初始理化反应，诸如吸附作用、改变渗透压、影响 pH、氧化还原反应、水解结合及络合反应等，引起细胞内外环境改变而产生药理作用。例如，甘露醇升高血浆晶体渗透压，达到消除脑水肿及渗透性利尿作用；抗酸药通过化学中和作用使胃液酸度降低；酸类、醛类、卤素等化学物质通过改变蛋白质性质，用于体外消毒和防腐等。

二、特异性药物作用机制

特异性药物作用机制与药物的化学结构关系密切，是通过药物自身结构的特异性与机体生物大分子功能基团结合，引起一系列的生物效应，它的作用靶点涉及受体、酶、离子通道、核酸、载体、免疫系统、基因等，可概括为以下几个方面。

1. 影响酶的活性 机体的许多功能和代谢过程都是在酶的催化下进行的，酶参与所有细胞的生命活动，而且极易受各种因素的影响。有些药物对酶有激活、诱导、抑制、复活作用，从而影响机体生理、生化功能。例如，肾上腺素激活腺苷酸环化酶；苯巴比妥诱导肝药酶；卡托普利抑制血管紧张素 I 转化酶；氯解磷定能使被有机磷酸酯类抑制的胆碱酯酶复活。还有一些药物本身就是酶，如胃蛋白酶、胰酶。

2. 参与或干扰代谢过程 细胞代谢是细胞生命的基本过程，也是药物作用的主要环节。有些药物通过补充生命代谢物质，治疗机体相应物质缺乏引发的疾病，如维生素（Vit）D 预防治疗佝偻病，铁剂治疗缺铁性贫血等。有些抗恶性肿瘤药物的化学结构和机体正常代谢物质的结构类似，从而干扰肿瘤细胞的生化过程，如氟尿嘧啶与尿嘧啶的结构相似，可掺入肿瘤细胞的 DNA 或 RNA 中，发挥抗恶性肿瘤作用。

3. 影响体内活性物质的合成和释放 激素、神经递质及前列腺素等体内活性物质对调节机体功能起着重要的作用，有些药物可通过影响这些活性物质的合成或释放而发挥作用。例如，阿司匹林能抑制体内前列腺素的合成和释放，产生解热、镇痛和抗炎等作用；磺酰脲类降糖药可刺激胰岛 β 细胞释放胰岛素，发挥降血糖作用。

4. 影响物质转运过程 体内许多物质（离子、递质、激素等）通过跨膜转运完成其交换、合成、释放和排泄等过程来维持机体正常生理和生化功能，一些药物可通过干扰上述过程而发挥作用。例如，普鲁卡因阻断神经细胞膜上的钠通道而产生局部麻醉作用；硝苯地平阻滞血管平滑肌钙通道而产生降压、抗心绞痛等作用。

5. 影响免疫功能 药物可通过调节免疫功能发挥药理作用。例如，糖皮质激素可干扰免疫过程的多个环节而发挥免疫抑制作用；白细胞介素（interleukin，IL）-2 能诱导 B 淋巴细胞（B 细胞）、辅助性 T 细胞（Th 细胞）和细胞毒性 T 细胞（又称杀伤性细胞，CTL）的增殖及分化，具有免疫增强作用。此外，某些药物本身就是免疫系统中的抗体（如丙种球蛋白）或抗原（如疫苗）。

6. 作用于受体 详见本章第 4 节。

第 4 节　药物与受体

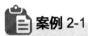
案例 2-1

> 张女士，58 岁，有高血压、冠心病史，近日心前区闷痛发作频繁，伴头涨，BP 145/95mmHg[①]。医嘱：普萘洛尔 10mg/次，3 次/日。治疗 2 月余血压控制良好，心绞痛未再发作，患者自行停药。停药后第 2 天，患者心绞痛再次发作，BP 150/100mmHg。
>
> **问题：** 为什么突然停用普萘洛尔会导致上述症状？

早在 1878 年兰利（Langley）就研究了阿托品与毛果芸香碱对猫唾液分泌的影响，并发现这两种物质存在着拮抗作用。1908 年埃利希（Ehrlich）提出了受体（receptor）一词，并以"锁和钥匙"的关系解释药物与受体的相互作用。1933 年克拉克（Clark）在研究药物对蛙心作用的剂量与效应关系时，阐明了药物与受体在量效关系方面存在相互作用，指出很小剂量的具有结构特异性的药物即可产生生

---

① 1mmHg=0.133kPa

物效应。近年来，受体的亚型、立体构象、理化特性、分布和功能等方面的研究取得了突飞猛进的进展。

一、受体的概念与特性

1. 受体的概念 受体是一类分布于细胞膜、细胞质或细胞核中具有特殊功能的大分子物质（蛋白质、酶或酶的一部分），可识别并结合特异性配体、介导细胞信号转导并产生生物学效应。配体（ligand）是指能与受体特异性结合的化学物质，可以是神经递质、激素或自身活性物质，也可以是结构与上述物质相似的药物。受体中能够识别、结合配体的活性基团称为受点（binding site），也称为结合点。

2. 受体的特性 受体具有以下特性。①敏感性：受体只需与很低浓度的配体结合就能产生显著的效应；②特异性：受体对其配体具有高度特异性识别能力，只能与其结构相适应的配体特异性结合；③饱和性：受体数目是一定的，因此配体与受体的结合具有饱和现象，作用于同一受体的配体之间存在竞争关系；④可逆性：配体可以与受体结合形成复合物，也可以从复合物上解离下来，恢复原来的配体；⑤多样性及可变性：同一受体可广泛分布到不同的细胞而产生不同的效应，如 M 受体可分为 M_1、M_2、M_3、M_4、M_5 五个亚型，不同组织中存在不同的受体亚型，外周神经的 M 受体主要是 M_1、M_2 和 M_3 亚型，中枢神经系统中则存在 5 种 M 受体亚型。受体的数目和活性不是一成不变的，在生理、病理或药物等因素的调节下，常处于动态变化中。

二、受体的类型

1. 配体门控离子通道受体 由配体结合部位及离子通道两部分组成。当受体兴奋时离子通道开放，细胞膜去极化或超极化，产生生物效应。N 胆碱受体、γ-氨基丁酸（GABA）受体、甘氨酸受体等即属于本类。

2. G-蛋白耦联受体 G-蛋白是鸟苷酸结合调节蛋白的简称，包括 α、β、γ 三个亚基，存在于细胞膜内侧。G-蛋白耦联受体可将配体带来的信号传递至效应器蛋白，产生生物效应。迄今为止，这一类受体被发现的种类最多，包括多数神经递质、生物胺及多肽激素类的受体等，如肾上腺素、多巴胺、5-羟色胺、前列腺素的受体。

3. 酪氨酸激酶受体 是一种跨膜糖蛋白，镶嵌于细胞膜上。当该受体被激动后，能促进酪氨酸激酶残基的磷酸化，激活细胞内蛋白激酶，增加蛋白质合成，产生细胞的生长分化等效应。胰岛素及一些生长因子的受体属于此类。

4. 细胞内受体 存在于细胞质或细胞核内，激动后可促进某些特殊基因的转录，产生活性蛋白质而呈现生物效应。甾体激素、甲状腺激素及维生素 A、维生素 D 的受体属于此类。

三、受体与药物的相互作用及药物分类

药物与受体的相互作用，起始于药物与受体结合，并改变受体的蛋白构型，引发一系列细胞内变化，进而引起特定的效应。例如，乙酰胆碱作用于运动终板的胆碱受体，则受体的构型发生改变，继而导致离子通道开放，引起细胞膜外的 Na^+ 内流，产生动作电位，从而使骨骼肌收缩。

药物与受体结合产生效应必须具备两个条件：一是药物具有与受体结合的能力，即亲和力（affinity），决定药物的作用强度；二是药物与受体结合成复合物后激发生理效应的能力，即效应力（efficacy），也称内在活性（intrinsic activity），决定药物作用的最大效应。据此可将与受体结合的药物分为以下两类。

1. 激动药（agonist） 药物与受体之间有很强的亲和力，且能够引起受体兴奋产生内在活性，这类药物称为激动药。激动药分为完全激动药和部分激动药，完全激动药有较大的亲和力和较强的内在活性，与受体结合后可产生较强的激动作用。部分激动药（partial agonist）与受体的亲和力较大，但内在活性较弱，只能产生较弱的受体激动效应。其效应特点是：部分激动药单用时表现为较弱的激动作用，当其与激动药合用时，在其达最大激动效应之前，会与激动药产生协同作用，当其达最大效应时，则因与激动药竞争受体而发挥拮抗激动药的作用。因此，部分激动药具有激动药与拮抗药双重特性。例如，喷他佐辛有较弱的镇痛作用，但与吗啡合用时，不但不增加镇痛效应，反而使效应降低。

2. 拮抗药（antagonist） 药物与受体之间有很强的亲和力，但不能引起受体兴奋产生内在活性，这类药物称为拮抗药，又称阻断药。根据拮抗药与受体结合是否具有可逆性而将其分为竞争性拮抗药（competitive antagonist）和非竞争性拮抗药（non-competitive antagonist）。竞争性拮抗药与激动药竞争相同受体，其结合是可逆的，增加激动药的剂量与拮抗药竞争结合部位，可使激动药量效曲线平行右移，但最大效应不变（图2-4A）。例如，阿托品是乙酰胆碱的竞争性拮抗药。非竞争性拮抗药与受体不可逆结合或结合后改变效应器的反应性，当与激动药合用时，不仅使激动药的量效曲线右移，而且也降低其最大效应（图2-4B）。例如，长效α受体阻断药酚苄明就属于此类药物。

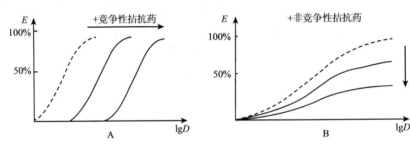

图2-4 受体激动药合用不同类型的受体拮抗药量效曲线的变化

图中 lgD 表示对数剂量；E 表示药物效应；虚线表示单用激动药时的量效曲线，实线表示合用竞争性拮抗药（A）、非竞争性拮抗药（B）后的量效曲线；箭头表示拮抗药浓度增加后量效曲线的移动方向

四、受体的调节

受体在数目、亲和力和效应方面，受机体生理、病理或药物等因素的影响而发生的变化称为受体的调节。受体的调节是维持机体内环境稳定的重要因素。根据调节结果可分为以下几种情况。

1. 受体脱敏（receptor desensitization） 指长期使用受体激动药后，受体对激动药的敏感性和反应性下降的现象。例如，哮喘患者久用 $β_2$ 受体激动药沙丁胺醇治疗，可导致疗效降低。

2. 受体增敏（receptor hypersensitization） 指因受体激动药水平降低或长期应用拮抗药，导致受体对激动药的敏感性和反应性增强的现象。例如，长期使用 β 受体阻断药时，突然停药可致血压升高、心动过速甚至心肌梗死等反跳现象，是由于 β 受体敏感性增高而对体内的儿茶酚胺类产生强烈反应所致。

若受体的调节性改变只表现为受体数量（或密度）的变化，则分别称为下调（down-regulation）和上调（up-regulation）。

3. 同种调节和异种调节 配体作用于特异性受体，使自身受体的数目及亲和力发生变化称为同种调节，如乙酰胆碱受体、β 受体、胰岛素受体等存在同种调节。配体作用于特异性受体，使另一类受体的数目及亲和力发生变化称为异种调节，如糖皮质激素、甲状腺素可调节 β 受体；血管活性肽可调节 M 受体。

（王立祥）

药物代谢动力学（pharmacokinetics）简称药动学，是研究药物在体内变化规律的一门学科。其研究内容包括两部分：一是药物在体内吸收、分布、代谢、排泄的基本过程；二是机体内血药浓度随时间变化的动态规律。

第1节　药物的跨膜转运

药物在机体的吸收、分布、代谢及排泄过程均须通过各种生物膜。药物通过生物膜的过程称为药物的跨膜转运。药物跨膜转运的方式主要有被动转运和主动转运两种类型。

一、被动转运

被动转运（passive transport）是药物依赖膜两侧的浓度差，从生物膜高浓度一侧向低浓度一侧进行的跨膜转运方式。被动转运包括简单扩散、滤过和易化扩散。

1. 简单扩散（simple diffusion）　大多数药物在体内转运的主要方式是简单扩散。简单扩散以药物的浓度梯度为动力，药物从生物膜浓度高的一侧向浓度低的一侧转运。不消耗能量，不需要载体，当生物膜两侧浓度达到平衡时，转运即达到动态平衡。

影响药物简单扩散的因素主要是药物的分子量、脂溶性、极性和解离度。分子量小、脂溶性高、极性低的药物容易透过生物膜。由于生物膜主要是液态脂质构成的，药物的脂溶性越大，越易溶于生物膜基质而通过生物膜，而水溶性大的药物则不易透过生物膜。极性小的药物，脂溶性高，容易跨膜转运；极性大的药物，脂溶性低，不易跨膜转运。解离型的药物因极性大、脂溶性较低，难以通过生物膜。药物解离度受体液 pH 的影响，药物多属弱酸性或弱碱性，在体液中均有一定程度的解离，弱碱性药物在酸性体液中易于解离，弱酸性药物在碱性体液中易于解离。所以，当生物膜两侧的 pH 不同时，弱酸性药物易由较酸侧进入较碱侧，而弱碱性药物易由较碱侧进入较酸侧；当转运达到平衡时，弱酸性药物在较碱侧的浓度大于较酸侧，而弱碱性药物在较酸侧的浓度大于较碱侧。例如，镇静催眠药巴比妥类为弱酸性药物，当其过量时，可采取碱化血液和尿液的方法以促进药物排泄。

> **链接**
>
> ### pH 影响药物跨膜转运记忆口诀
>
> 酸酸碱碱促吸收：即弱酸性药物在酸性环境下，药物解离少、吸收多；弱碱性药物在碱性环境下，药物解离少、吸收多。
>
> 酸碱碱酸促排泄：即弱酸性药物在碱性环境下，药物解离多、重吸收少、排泄多；弱碱性药物在酸性环境下，药物解离多、重吸收少、排泄多。

2. 滤过（filtration）　是指小分子水溶性药物通过生物膜上的膜孔进行扩散的转运方式，又称膜孔扩散。其扩散速率受药物分子大小、静水压的影响，如肾小球对药物的滤过等。

3. 易化扩散（facilitated diffusion）　是一种特殊的被动转运，是通过特异的载体或离子通道，顺浓度差或电化学差，不耗能的跨膜转运，有饱和现象，可出现竞争性抑制。维生素B_{12}经胃肠道吸收、葡萄糖进入红细胞内、甲氨蝶呤进入白细胞等均以此方式转运。

二、主动转运

主动转运（active transport）是药物依靠生物膜中的特异性载体，从低浓度一侧向高浓度一侧的跨膜转运。其特点是需要载体、消耗能量、有饱和现象和竞争性抑制。同一载体同时转运两种以上化合物时可出现竞争性抑制。少数与正常代谢物相似的药物，如氟尿嘧啶、甲基多巴等以主动转运方式吸收。

第 2 节　药物的体内过程

案例 3-1

　　患者，男，38 岁，因受凉感冒，流涕、流泪、喷嚏、头痛、发热，体温（T）39.8℃，按药品说明书自行服用泰诺感冒片，1 片 / 次，4 次 / 天。次日病情略有好转，但体温仍为 38.2℃。患者治病心切，又购买抗感冒药快克与泰诺同时服用，也按说明书服用，1 粒 / 次，2 次 / 天。第 4 天，患者出现昏睡、注意力障碍、激动、精神错乱等临床表现，到医院诊断为对乙酰氨基酚过量致肝坏死。

　　问题：上述二药均为非处方药，患者服用时又都是严格按药品说明书使用，为什么会出现肝坏死呢？

一、吸　　收

药物从给药部位通过跨膜转运进入血液循环的过程，称为药物的吸收（absorption）。药物吸收的快慢和吸收量的多少，直接影响药物的作用强度和速度。不同的给药途径造成了药物不同的吸收环境，表现出不同的吸收特点。

（一）口服给药

口服给药主要通过胃肠道吸收。胃黏膜较厚，其表面有较厚的黏液且面积小，吸收的药量较少。小肠黏膜薄，血流丰富，吸收面积大，吸收的药量多。

影响胃肠吸收药物的因素主要有：①胃肠道排空速度，胃排空速度决定了药物进入小肠的快慢，胃排空速度快，药物进入小肠快，药物吸收得快；反之则吸收得慢。②胃肠液的 pH，在胃液酸性环境下，弱酸性药物不易解离，容易被胃黏膜吸收；弱碱性药物易解离，则不易吸收。小肠内的 pH 为 4.8～8.2，弱酸性药物和弱碱性药物均易被吸收。抗酸药等可改变胃肠液的 pH，影响其他药物的吸收。③胃肠道内容物间的相互影响：食物可影响某些药物的吸收，如浓茶中含大量鞣酸，可与铁制剂形成难溶性物质，阻碍铁的吸收；而胃酸则有助于将 Fe^{3+} 还原成 Fe^{2+}，可促进铁的吸收。药物之间的相互作用也可引起理化性质的改变，影响吸收，如铁剂与四环素类药物合用，会形成不可溶的复合物，使彼此的吸收均减少。④固体药物的崩解速度：固体药物崩解后，释放出有效成分，才能在胃肠道吸收。崩解速度越快，则吸收越快。

有些经胃肠道吸收的药物在进入体循环之前，被胃肠及肝代谢掉一部分，使进入体循环的药量减少、药效降低，这种现象称为首过效应（first pass effect）或首关消除、首过消除（first pass elimination）。例如，硝酸甘油口服后，受首过效应的影响可灭活约 90%。首过效应明显的药物一般不宜口服给药。

口服是最常用的给药方法，具有简便、安全、经济的优点，适用于大多数药物和患者。但因吸收较慢，显效时间长，不适用于急救和昏迷、抽搐、急危重症者。呕吐、吞咽困难及严重腹泻患者也不宜口服给药。

（二）注射给药

注射给药吸收完全、药物作用迅速。可避免胃肠液中酸碱及消化酶对药物的影响，可避免首过效应。

影响吸收的因素有：①注射部位的血流量。若组织血管丰富，则血流充足，吸收药物的速度明显加快。②药物在组织间液的溶解度。药物呈溶解状态，吸收顺利；少数药物（如地西泮、苯妥英钠及地高辛等）水溶性很低，吸收慢而不规则。③注射药物的剂型。水溶液吸收迅速，混悬液吸收慢而持久。

凡不宜口服给药时可注射给药，特别是静脉注射常用于急救，但注射给药操作复杂，与口服相比，不够方便、经济和安全。常用的注射方法有以下几种。

1. 皮内注射 皮肤内神经末梢丰富而血流量少，主要用于所需药量较小的皮内试验、预防接种等。

2. 皮下注射 将药液注射于皮下组织，此方法吸收速度快于口服，慢于肌内注射，吸收缓慢、均匀，药效维持时间较长。刺激性强的药物、油剂不宜作皮下注射。皮下注射药量较小（1～2ml）。

3. 肌内注射 肌肉与皮下组织相比，血流量丰富而神经末梢较少，因此肌内注射给药的药物吸收速度快于皮下注射而疼痛感较皮下注射轻。值得注意的是，当患者因心功能不全或休克等原因导致周围循环衰竭时，外周血流量少而缓慢，肌内注射或皮下注射均难奏效。若多次注射吗啡或肾上腺素等药物不仅效果不好，还会在病情好转后，因循环速度加快，吸收过量而中毒。水溶液、油剂、混悬液都可使用肌内注射，但刺激性很强的药物不宜应用，以免引起局部组织坏死。肌内注射较皮下注射药量大（1～5ml）。

4. 静脉注射或静脉滴注 是将药液直接注入或滴入静脉。全部药物直接进入血液而迅速生效，特别适用于危重患者的抢救。但静脉注射危险性较大，尤其是药液浓度高或注射速度过快时，可引起严重的不良反应。静脉给药时要求药物制剂必须澄明、无沉淀、无异物、无热原，不引起溶血、凝血反应或蛋白质凝固等。油剂、混悬液及含有气泡的药液均不可静脉给药，以免发生栓塞；某些浓度高、刺激性强的药物也可应用，但注射时不能将药液漏出血管外。

（三）吸入给药

肺泡血流丰富且总面积较大，肺泡壁和毛细血管壁均较薄，有利于药物快速、大量吸收。气体、挥发性液体或分散在空气中的固体药物都可穿过肺泡壁迅速吸收。对于某些可局部起效、无须进入血液的药物，如果反复应用可能导致药物进入血液过多而发生全身性不良反应。吸入给药的缺点是药物对呼吸道有刺激性。

（四）舌下给药

舌下给药可通过舌下静脉迅速吸收，药物不经过门静脉而进入全身血液循环，可避开首过效应。但舌下给药吸收面积小，药物不易吸收，只有少数用量小且脂溶性高的药物可采取舌下给药，如硝酸甘油等。

（五）直肠给药

直肠给药时药物以简单扩散方式吸收，吸收面积小，吸收慢而不规则，仅用于少数刺激性强的药物或不能口服给药的患者。直肠给药是否能够避开首过效应，与直肠给药的深度有关。直肠中、下段给药可避开首过效应，而直肠上段给药则不能完全避开首过效应。

（六）皮肤和黏膜给药

皮肤的吸收能力很差，只有脂溶性较高的药物才能通过皮肤吸收。例如，有机磷农药脂溶性较高，可通过皮肤吸收引起中毒。在制剂中加入促皮吸收剂如氮酮等，会促进吸收，经皮肤给药后可达到局部或全身疗效。例如，硝酸甘油贴剂贴于前臂内侧或胸前区可预防心绞痛发作。黏膜吸收能力较皮肤强，如鼻腔黏膜吸收面积大，血管丰富，吸收迅速。

链接

膏 药

膏药是中国传统医学的重要组成部分，是中医丸、散、膏、丹、汤五大药物剂型之一。历代医家崇尚"外治之理即为内治之理"，膏药即是外治法常见的一种，广泛应用于治疗各种疾病，深受人民群众欢迎。它是利用药物施于患者体表，借体表对药物的吸收和经络的通路，发挥药物活血化瘀、生肌止痛、通经走络、开窍透骨、祛风散寒的功能，从而达到治愈疾病的目的。古医言曰："膏药能治病，无殊汤药，用之得法，其响立应。"

二、分 布

药物吸收入血后，从血液跨膜转运到各组织、器官的过程，称为药物的分布（distribution）。药物在体内的分布具有下列特点：一是药物先向血流量相对多的组织器官分布，然后向血流量相对少的组织器官转移，这种现象称为再分布（redistribution）。例如，静脉麻醉药硫喷妥钠进入机体后，迅速分布到血流量相对较大的脑组织中，产生麻醉作用，然后向脂肪组织转移，麻醉作用又迅速消失。二是药物在体内的分布有明显的选择性，多数呈不均匀分布。三是给药后经过一段时间，血液和组织器官中的药物浓度达到相对平衡，此时血浆中的药物浓度水平可间接反映靶器官的药物浓度水平，后者决定药效强弱。

药物的分布部位和作用部位之间并没有绝对的对应关系，如强心苷选择性作用于心脏，却广泛分布在骨骼肌和肝。影响药物分布的因素主要有以下几个方面。

1. 药物与血浆蛋白结合　大多数药物在血浆中可与血浆蛋白产生不同程度的可逆性结合，与血浆蛋白结合的药物称为结合型药物，未与血浆蛋白结合的药物称为游离型药物。结合型药物的分子量变大，不易透过毛细血管壁进入其他组织，妨碍药物的跨膜转运；暂时失去药理活性；不被代谢转化，不被肾脏排泄，作为药物的暂时贮存形式。游离型的药物可透过毛细血管壁分布到组织、器官，具有药理活性。结合型和游离型的药物始终处在动态平衡的状态，当血液中游离型药物的浓度随着分布、消除而降低时，结合型药物可随时释放出游离型药物。因此，药物与血浆蛋白的结合影响药物在体内的分布和转运速度及作用强度和消除速率。药物的血浆蛋白结合率越高，游离型药物越少，发挥作用越慢，但维持时间越长；反之则发挥作用快，但维持时间短。药物与血浆蛋白的结合是非特异性的，同时应用两个结合于同一位点且血浆蛋白结合率都很高的药物，可发生竞争性置换。例如，抗凝血药华法林99%与血浆蛋白结合，当与保泰松合用时，结合型的华法林被置换下来，使血浆内游离型的华法林浓度增加，抗凝血作用增强，可造成严重的出血。

2. 组织器官的血流量　药物必须通过血液循环才能分布到各组织器官，脑、心、肝、肾等器官中血管丰富，血流量大，因此这些器官药物的分布较多，能较迅速地达到较高的浓度。而血流量小的组织如肌肉、皮肤、脂肪和其他多数内脏器官，药物分布的速度较慢，分布的量较少。

3. 体液 pH　药物在体内的分布受体液 pH 的影响，细胞内液 pH 为 7.0，细胞外液 pH 为 7.4。弱酸性药物在细胞外液的解离度比细胞内液高，不容易由细胞外液扩散到细胞内液；相反，弱碱性药物在细胞外液的解离度低于细胞内液，药物容易从细胞外液扩散到细胞内液。改变体液的 pH，则可改变药物的分布方向，如弱酸性药物巴比妥类中毒时，可用碳酸氢钠碱化血液或尿液，促进巴比妥类药物从组织向血液转运,并可使肾小管的重吸收减少,加速药物随尿排出。

4. 药物与组织的亲和力 有些药物对某些组织有特殊的亲和力,使药物集中分布在这些组织中。例如,碘对甲状腺组织有较高的亲和力,在甲状腺中的浓度比血浆中高25倍;氯喹在肝内浓度比血浆中的浓度高200~700倍。有的药物与组织可发生不可逆结合而引起毒性反应,如四环素类与钙形成络合物沉积于骨骼及牙齿中,导致小儿生长抑制、牙齿变黄或畸形。

5. 体内的某些屏障 药物在体内转运过程中可遇到一些特殊的屏障,这些屏障对药物的分布产生一定的影响。其中较重要的是血脑屏障和胎盘屏障。

(1)血脑屏障 脑组织毛细血管壁的内皮细胞紧密相连,其表面由星形胶质细胞包绕,包括血液与脑组织间、血液与脑脊液间及脑脊液与脑组织间的三种隔膜。这些特殊结构形成了天然的生理屏障,对大脑起到保护作用。大多数药物难以透过此屏障,只有分子量小、脂溶性高及少数水溶性药物可以透过血脑屏障。新生儿及炎症患者血脑屏障通透性可增加。例如,青霉素对健康人即使注射大剂量也难以进入脑脊液,而在脑膜炎患者,血脑屏障对青霉素通透性增加,脑脊液中可达到有效治疗浓度。在治疗脑部疾病时,应选择容易透过血脑屏障的药物;反之,则应选择难以透过血脑屏障的药物,以减少中枢神经不良反应。

(2)胎盘屏障 是指由胎盘将母体与胎儿血液隔开的屏障,其通透性和一般细胞膜相似。有些药物有潜在的致畸作用或对胎儿有毒性,故妊娠期妇女用药时应特别谨慎。例如,甲氨蝶呤在妊娠早期可致畸胎,临产妇用吗啡可致新生儿呼吸抑制等。

三、代 谢

药物代谢(metabolism)是指药物在体内发生化学结构或生物活性的改变,也称为生物转化(biotransformation)。代谢是机体终止药物作用、促进药物排泄的重要环节,与药物作用强度及持续时间有着密切关系。各种药物在体内的代谢过程不完全相同,有些药物可经过多次转化。

(一)药物代谢的方式

药物在体内代谢的方式有氧化、还原、水解和结合四种类型。分两步进行,第一步:即氧化、还原或水解反应,是机体向原型药物分子加入或从原型药物分子去除某个极性基团的过程;第二步:即结合反应,药物的代谢产物或少部分药物原型可与体内的某些基团,如葡萄糖醛酸、甘氨酸、硫酸、乙酰基、甲基等结合,结合后的产物一般药理活性降低或消失,水溶性增大,容易经肾排出。

(二)药物代谢的结果

大多数药物经过氧化、还原或水解反应代谢为无活性的物质,称为灭活,如巴比妥类被氧化灭活、氯霉素被还原灭活、普鲁卡因被水解灭活等。少数药物经代谢后仍具有药理活性,如普萘洛尔的代谢物4-羟基普萘洛尔仍然具有β受体阻断效应,但作用较原型药物弱。个别药物本身不具有药理活性,必须经过代谢后才具药理活性,称为活化,如可待因在肝内脱去甲基转变为吗啡后发挥镇痛作用,环磷酰胺必须在体内羟基化后才发挥抗恶性肿瘤作用等。还有一些药物经第一步反应后毒性增加,如异烟肼经肝脏乙酰化代谢后生成乙酰肼,可对肝脏造成损害。

(三)药物代谢的场所及酶系

机体代谢药物的主要器官是肝,其次是肠、肾、肺、血浆等。药物代谢过程需要各种酶的参与并进行催化,其中与代谢有关的酶系主要有两类。

1. 微粒体酶 主要指存在于肝细胞滑面内质网上的细胞色素P450(cytochrome P450,CYP450)酶系,有100余种同工酶,是代谢药物的主要酶系统,故称为肝微粒体药物代谢酶,简称肝药酶,其中有氧化酶、还原酶、水解酶、结合酶等。CYP450参与许多内源性物质和包括药物在内的多数外源性物质的代谢。其特性为：①选择性低，能催化多种药物；②多态性，因种属、民族、地域等不同而呈现多态；③变异性，可受遗传、年龄、营养、机体状态、疾病、用药等因素影响而产生明显的个体差异。

2. 非微粒体酶　主要存在于肝、肠、肾细胞的细胞质、线粒体和血浆中，可催化葡萄糖醛酸结合反应以外的其他化学反应。有些酶具有专一性，如胆碱酯酶水解乙酰胆碱，单胺氧化酶代谢单胺类药物。

（四）药酶诱导和药酶抑制

许多药物可以改变药酶的活性，影响药物的代谢速度，从而改变药物作用强度和维持时间。

1. 药酶诱导　是指使药酶活性增强。能使药酶活性增强或合成增多的药物称为药酶诱导剂。药酶诱导剂可使其本身和另一些药物代谢速率加快，如苯巴比妥能促进苯妥英钠、双香豆素和灰黄霉素的代谢，使后者药效降低。

2. 药酶抑制　是指使药酶活性减弱。能使药酶活性减弱或合成减少的药物称为药酶抑制剂。药酶抑制剂可使其本身和另一些药物代谢速率减慢，如氯霉素可减慢苯妥英钠的代谢，使后者药效增强，甚至引起中毒反应。

药酶诱导剂和药酶抑制剂还可增强或减弱自身的转化，导致效应强弱变化。此外，有些药物，如保泰松对肝药酶活性的改变依药物种类不同而异，其对安替比林、可的松、地高辛等药物是药酶诱导剂，而对甲苯磺丁脲、苯妥英钠则是药酶抑制剂。

四、排　泄

药物排泄（excretion）是指吸收的药物及其代谢产物经排泄器官或分泌器官排出体外的过程。机体排泄药物的主要器官是肾，此外胆道、汗腺、乳腺、唾液腺、肺及胃肠道等也有排泄药物的功能。

（一）肾排泄

药物及其代谢产物通过肾排泄时有三种方式：肾小球滤过、肾小管被动重吸收和肾小管主动分泌。

1. 肾小球滤过　肾小球毛细血管膜孔较大，除血细胞成分、较大分子的物质及与血浆蛋白结合的结合型药物外，未结合的游离型药物及其代谢产物均可经肾小球滤过。

2. 肾小管被动重吸收　随着原尿中水分被重吸收，肾小管中药物浓度升高且超过血浆药物浓度时，一些脂溶性大、极性低的药物被重吸收回血浆，只有那些极性高、水溶性大的代谢物不被重吸收而随尿排泄。弱酸性药物在酸性尿中，解离度小、脂溶性大，易被重吸收，因此排泄较慢；而在碱性尿中，解离度大、水溶性大，不易被重吸收，排泄加快。弱碱性药物则与此相反。因此改变尿液的 pH，可加速或延缓药物的排泄。例如，水杨酸类、巴比妥类等弱酸性药物中毒时，常应用碳酸氢钠碱化尿液，使药物的解离度增加，重吸收减少，排泄加快。

3. 肾小管主动分泌　肾小管有主动分泌功能，分别通过有机酸转运系统和有机碱转运系统向管腔内分泌弱酸类和弱碱类药物。肾小管分泌是有载体参与的主动转运过程，分泌机制相同的两类药物合用时可产生竞争性抑制。例如，青霉素同丙磺舒合用，丙磺舒竞争性抑制青霉素的分泌，则可减少青霉素的排泄，使青霉素的血药浓度升高和作用时间延长。同理，噻嗪类利尿药可与尿酸竞争肾小管分泌机制而引起高尿酸血症，诱发痛风。

药物经肾的排泄受肾功能的影响，当肾功能不全时，以肾为主要排泄途径的药物自肾的清除速率减慢，此时应尽量不选择以肾排泄为主要消除途径的药物，不得已必须选用时，应相应降低给药剂量和（或）延长给药间隔时间。

（二）胆汁排泄

某些药物及其代谢产物可随胆汁进入肠道，然后被肠道重吸收，由肝门静脉重新进入血液循环，称为肝肠循环（hepato-enteral circulation），也称肠肝循环。存在肝肠循环的药物，排泄减慢，易引起蓄积中毒；若中断其肝肠循环，则半衰期和作用时间均可缩短。例如，洋地黄毒苷口服吸收后约有26%形成肝肠循环，使药物作用时间明显延长；洋地黄毒苷中毒时，考来烯胺口服后可在肠内和洋地黄毒苷形成络合物，中断肝肠循环，加快其从粪便中排泄。经胆汁排泄的药物在胆道内的药物浓度较高，可用于治疗胆道疾病，如红霉素、利福平、头孢哌酮、司帕沙星等药物适合用于治疗胆道感染。

（三）乳汁排泄

乳汁较血液偏酸性，因而碱性药物，如吗啡、奎宁、阿托品等生物碱易进入乳腺管。故哺乳期妇女用药时应加以注意。

（四）其他途径排泄

吸入性麻醉药氧化亚氮、异氟烷等具有挥发性，其主要排泄途径为肺脏。有些药物可自唾液排出，且排出量与血药浓度呈正相关，如氨茶碱等药物可通过测定唾液药物浓度来代替血药浓度的检测。

第3节 常用药物代谢动力学基本参数及意义

案例 3-2

张先生，42岁。诊断为咽炎、扁桃体炎。医嘱予复方新诺明片，每次2片，一日2次，口服，首剂加倍。

问题： 为什么复方新诺明的用药要采取首剂加倍？如不采取首剂加倍的方法多长时间能达到稳态血药浓度？

在药物的吸收、分布、代谢和排泄过程中，始终伴随着血浆药物浓度随时间变化而变化的动态过程，称为药物的速率过程或动力学过程。药动学参数的计算能够定量反映药物在体内的动态变化规律，是临床制订给药方案和调整用药剂量的重要依据。

一、血药浓度变化的时间过程

药物在机体分布的房室模型及药物从机体消除的动力学过程，是构成药物浓度-时间关系的基本要素。

（一）浓度-时间曲线

浓度-时间曲线（药-时曲线）是指在单次非静脉给药后，在不同时间采取血液样本，测定血药浓度，再以时间为横坐标，以血药浓度为纵坐标，绘出血药浓度随时间变化而升降的曲线（图3-1）。药-时曲线与坐标轴之间围成的面积即为曲线下面积（area under the curve，AUC）。通过单次给药后的药-时曲线，可以反映出药物在体内吸收、分布、代谢及排泄之间的关系。曲线的上升段表示药物的吸收速度大于消除速度，曲线峰值表示吸收速度等于消除速度，曲线的下降段表示吸收速度小于消除速度。药-时曲线的时间段反映药物在体内的时间过程，包括潜伏期、持续期、残留期。潜伏期是指给药后到开始呈现疗效或刚达到最小有效血药浓度的时间；持续期是药物维持最小有效血药浓度或基本疗效的时间；残留期是指体内药物降至最小有效浓度以下，到自体内完全消除的时间。此外，还能通过达峰时间、药峰浓度等指标，反映药物起效

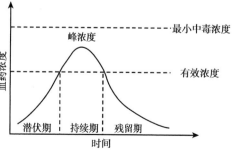

图3-1 非静脉给药药-时曲线示意图

快慢及药效强弱。将图3-1中纵坐标的血药浓度改为药物效应，该曲线可表示药物效应随时间变化的过程，即为时间-效应曲线（时-效曲线），形态和分期不变。

（二）房室模型

房室模型是指定量分析药物在体内动态变化的数学模型。它将机体视为一个系统，系统内部按动力学特点分为若干房室，房室被视为一个假设空间，并非解剖学上分隔体液的隔室，它的划分与解剖学位置或生理功能无关，凡分布特点相同、药物消除速率相似、药物浓度同步增减的脏器组织，均视为同一房室。组织器官的血流量与房室划分有密切的关系。

1. 一室模型（one-compartment model） 假设机体给药后，药物立即在全身各部位分布并达到动态平衡，这时就把整个机体视为一个房室，称为一室模型。

2. 二室模型（two-compartment model） 假设药物进入机体后，瞬时就可在血液供应丰富的组织（如血液、心、肝、脑、肺、肾等）分布达到动态平衡，然后再在血液供应较少或血流较慢的组织（如肌肉、脂肪、皮肤、骨骼等）分布达到动态平衡，此时可把这些组织分别称为中央室和周边室，即二室模型。

（三）消除动力学

药物在体内经代谢、贮存或排泄，使药理活性降低或消失的过程称为药物的消除。按药物消除速率与血药浓度之间的关系特征，药物的消除分为恒比消除（一级动力学消除）和恒量消除（零级动力学消除）两种形式。

1. 恒比消除 是指单位时间内药物按恒定的比例消除，消除速率与血药浓度成正比，血药浓度越高，单位时间内消除药物的量越多，当血药浓度降低后，药物消除量也按比例下降。当机体消除功能正常，用药量又未超过机体的最大消除能力时，绝大多数药物是按恒比方式消除的。

2. 恒量消除 是指单位时间内药物按恒定的量进行消除。药物的消除速率与血药浓度的高低无关，单位时间内消除的药量相等。当机体消除功能低下或用药量超过机体最大消除能力时，机体按恒量方式消除药物；当药物浓度降低到一定程度时，则按恒比方式消除。例如，人在饮酒过量时，血浆乙醇浓度过高，受肝乙醇脱氢酶活性的限制，机体只能以最大能力消除乙醇，即按恒量消除；当乙醇浓度下降至最大消除能力以下时，则按恒比消除。除了乙醇，苯妥英钠、阿司匹林、双香豆素也常出现恒量消除。

二、常用药动学参数及其意义

药物进入机体后在作用部位和体液中的浓度是随时间而不断变化的。药物代谢动力学就是用动力学的基本原理，通过数学的方法推导出体内药量与时间的关系式，求出相应的动力学参数，用来描述药物在体内的吸收、分布、代谢和排泄过程。

（一）生物利用度

生物利用度（bioavailability）是指血管外给药后药物被机体吸收进入体循环的程度和速率，常用 F 来表示。吸收进入体内的速率可用药-时曲线表示，吸收进入体内的程度可用下列公式计算：

$$F = \frac{A}{D} \times 100\%$$

式中，A 为吸收进入体循环的总药量，D 为给药量。

一般来说，血管外给药的 AUC 与血管内给药的 AUC 的比值，即为绝对生物利用度，常以此评价同一种药物不同给药途径的吸收程度。相对生物利用度可用被测制剂的 AUC 与相同剂量的标准制剂的 AUC 相比较而得到，如果有较大差异将导致药效方面的较大改变。相对生物利用度用于评价不同厂家同一种制剂或同一厂家不同批号药品间的吸收情况是否相近或等同。为了保证用药的有效性和安全性，生物利用度被列为药物制剂质量控制标准的重要指标。

绝对与相对生物利用度计算公式分别为：

$$绝对生物利用度 = \frac{血管外给药的AUC}{血管内给药的AUC} \times 100\%$$

$$相对生物利用度 = \frac{被测制剂的AUC}{标准制剂的AUC} \times 100\%$$

（二）半衰期

半衰期（half-life，$t_{1/2}$）通常是指血浆消除半衰期，是指血浆药物浓度下降一半所需要的时间。半衰期反映了药物的消除速度，如青霉素 G 的 $t_{1/2}$ 为 0.5～1.0h，说明消除快，不易蓄积。按恒比消除的药物其 $t_{1/2}$ 是恒定不变的，不受血药浓度和给药途径的影响。但当肝肾功能不全时，药物的 $t_{1/2}$ 延长。可通过测定患者的肝肾功能调整用药剂量及给药间隔时间。

半衰期的意义：①药物分类的依据，根据 $t_{1/2}$ 长短可将药物分为 5 类，即超短效类（＜1h）、短效类（1～4h）、中效类（4～8h）、长效类（8～24h）和超长效类（＞24h）；②确定给药间隔时间，一般情况下多以 $t_{1/2}$ 为给药间隔时间；③预测药物基本消除所需的时间，按恒比消除的药物停药 4～5 个 $t_{1/2}$，即可认为药物基本消除；④若每隔一个 $t_{1/2}$ 用药一次，则经 4～5 个 $t_{1/2}$ 后体内血药浓度可基本达到稳态血药浓度。

（三）稳态血药浓度

临床治疗常需连续给药以维持有效血药浓度。恒比消除的药物在连续恒速给药或分次恒量给药的过程中，血药浓度会逐渐增高，当给药速度大于消除速度时，药物会发生蓄积。如继续给药，当给药速度等于消除速度时，血药浓度维持在一个基本稳定的水平，称为稳态血药浓度（steady-state concentration，C_{ss}），又称坪值（plateau concentration）。其波动的峰值为峰浓度，谷值为谷浓度，二者之间的相对距离为波动幅度。

恒比消除的药物，连续恒速给药或分次恒量给药的药-时曲线的意义如下。

1. 稳态血药浓度的高度与给药总量成正比　恒速静脉滴注时，药-时曲线平稳，稳态血药浓度的高度与静脉滴注的速度成正比。分次恒量给药时，缩短给药间隔时间（图3-2A）或单位时间内给药剂量增加（图3-2B），达稳态血药浓度时，稳态血药浓度高度也增加。

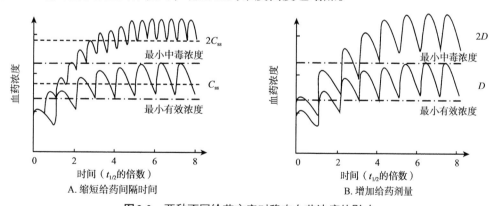

图3-2　两种不同给药方案对稳态血药浓度的影响

D. 每个 $t_{1/2}$ 的给药量；2*D*. 加倍量

2. 稳态血药浓度的波动幅度与给药间隔时间成正比　恒速静脉滴注时，血药浓度可以平稳地维持在稳态血药浓度。分次给药时血药浓度随给药间隔时间长短而上下波动。若单位时间内给药总量不变，延长给药间隔时间，则药-时曲线波动幅度增大。

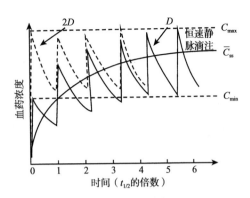

图3-3 连续给药的药-时曲线图

D. 每个 $t_{1/2}$ 的给药量；$2D$. 首剂加倍量

3. 血药浓度达稳态血药浓度的时间 恒速给药时，经 4～5个 $t_{1/2}$ 后可达稳态血药浓度。临床上如病情紧急，需立即达到有效血药浓度时，可用负荷量（loading dose）给药法，即首次剂量加大，给予立即达到稳态血药浓度的剂量，然后再给予维持剂量，使稳态血药浓度提前产生。分次给药时可采取首次剂量加倍，在一个 $t_{1/2}$ 内即可达到稳态血药浓度（图3-3）。静脉滴注时，可将第一个 $t_{1/2}$ 内静脉滴注剂量的1.44倍剂量在静脉滴注开始时静脉注射，即可立即达到稳态血药浓度。

（四）表观分布容积

表观分布容积（apparent volume of distribution，V_d）是指理论上药物均匀分布应占有的体液容积。计算公式：$V_d = D/C$，D 为体内药物总量，C 为血浆和组织内药物达到平衡时的血浆药物浓度。V_d 的单位为 L 或 L/kg。所测得 V_d 并非药物在体内真正占有的体液容积，仅反映药物在组织中分布的广泛程度或与组织中生物大分子结合的程度。

V_d 的临床意义：根据 V_d 可推测药物分布范围，如一个 70kg 体重的成年人，V_d 在 5L 左右时表示药物大部分分布于血浆；V_d=10～20L 时表示药物分布于全身体液中；V_d＞40L 时表示药物分布到组织器官中；V_d＞100L 则表示药物集中分布在某个器官内（如碘集中于甲状腺）或大范围组织内（如骨骼肌或脂肪组织等）。在相同条件下，血药浓度高，V_d 值小；血药浓度低，V_d 值大。

（五）清除率

清除率（clearance，CL）是指在单位时间内有多少容积血浆中的药物被机体清除。清除率以单位时间的容积（L/h 或 ml/min）表示，公式是 $CL = k \cdot V_d$，是药物自体内清除的一个重要指标。公式表明：清除率与消除速率常数及表观分布容积成正比。单位时间内清除的药量等于清除率与血药浓度的乘积。

多数药物是通过肝代谢及肾排泄从体内清除，因此清除率是指体内肝脏、肾脏和其他所有消除器官清除药物的总和，故实际上是总体清除率。清除率可反映肝、肾功能状态，肝代谢多的药物易受肝功能影响，肾排泄多的药物易受肾功能影响，在肝肾功能不全时 CL 值会下降，药物易在体内蓄积。

（王立祥）

对于大多数患者，按某一治疗方案给药后，可以产生预期的药理效应和临床疗效。但对某个具体的患者来说，不仅药物效应强弱会有明显的差异，甚至可以出现完全不同的药物效应。这种因人而异的药物反应称为个体差异（individual variation）。产生个体差异的原因很多，可在药物产生效应的各个环节中发生，包括药物剂型、药动学、药效学、个体生理因素、病理因素、遗传甚至环境因素等。因此，要做到合理用药仅掌握药物的药理作用是不够的，还应掌握影响药物作用的诸多因素。

第 1 节　药物方面的因素

一、药物理化性质

每种药物都有其保存期限，超过期限药物性质可发生改变而失效，甚至引起严重的不良反应，如使用过期变质的四环素类，可引起肾功能不全，出现酸中毒、蛋白尿、糖尿等。通常药物需在常温下干燥、密闭、避光保存，如酵母片、阿司匹林等易吸湿而分解变质；维生素C、硫酸亚铁、鱼肝油等易被氧化或吸收二氧化碳而变质；肾上腺素、毒扁豆碱等见光易分解。个别药物还需低温保存，如胰岛素受热易变性而失效。

二、药物剂型

根据《中国药典》或部颁标准等将药物制成具有一定规格形态的药品称为制剂（preparation）。制剂的形态类型，称剂型。同一药物的不同剂型对药效的发挥可产生影响，如片剂、胶囊、口服液等均可口服给药，但药物崩解、溶出速率不同，吸收快慢和程度就不同。一般来说，口服时液体制剂比固体制剂吸收快，胶囊剂的吸收快于片剂。肌内注射时的吸收快慢顺序为：水溶液＞混悬剂＞油剂。值得注意的是，不同厂家生产相同药物的同一制剂，或即便是同一厂家生产的同一药物若生产批号不同，也可因生产工艺及原辅料的微小差异，导致生物利用度的极大差异。例如，不同药厂生产的相同剂量的地高辛片，服用后其血药浓度可相差 7 倍；微晶螺内酯20mg胶囊的疗效，可与普通晶形的螺内酯100mg胶囊相仿。

近年来，生物药剂学的发展为临床用药提供了许多新的剂型。例如，缓释制剂（sustained release formulation，SLF）和控释制剂（controlled release formulation，CLF）能按要求缓慢而非恒速或恒速地释放有效成分，以达到较长时间维持有效血药浓度，产生持久药效。这样既减少了用药次数，又避免了血药浓度上下波动引起的不良反应。例如，目前临床上多主张用硝苯地平缓释片及控释片等长效制剂代替短效降压药，以减少血压波动造成的心、脑、肾等器官损伤。

三、药物剂量

详见第2章第2节。

第 2 节　机体方面的因素

案例 4-1

　　患儿，男，2 岁半，吃蚕豆后出现微热、头昏、倦怠无力、食欲缺乏、腹痛，继之出现黄疸、贫血、血红蛋白尿，尿呈酱油色，此后体温升高，倦怠乏力加重，经红细胞检查、葡萄糖-6-磷酸脱氢酶活性测定等，诊断为葡萄糖-6-磷酸脱氢酶缺乏症（蚕豆病）。

　　问题：患儿出现上述症状的原因是什么？该患儿除了不能吃蚕豆外，还应注意不能使用哪些药物？

一、生理因素

（一）年龄

1. 小儿　特别是新生儿与婴幼儿，对药物的吸收、分布、代谢、排泄与成年人有很大区别，如新生儿肝脏葡糖醛酸结合能力低下，应用氯霉素或吗啡可分别导致灰婴综合征及呼吸抑制。新生儿肾功能只有成人的 20%，庆大霉素的血浆 $t_{1/2}$ 长达 18h，为成人的 9 倍，易发生蓄积中毒。

　　小儿对药物的敏感性也与成年人有很大差异，如婴幼儿血脑屏障发育不完善，药物易进入中枢神经系统，故对中枢兴奋药或中枢抑制药敏感；小儿正处于生长发育旺盛时期，许多药物可影响其生长发育，如四环素类药物可影响牙齿和骨骼发育，氟喹诺酮类药物可影响软骨组织发育，服用同化激素类药物可影响长骨发育等。

2. 老年人　主要脏器及生理功能均有不同程度衰退，但衰退程度、速度因人而异。因此，没有按老年人年龄计算用药剂量的统一公式。一般来说，老年人剂量为成人剂量的 1/2～3/4。在药动学方面，老年人血浆蛋白含量较低，体内水分较少，脂肪较多，水溶性药物分布容积小而脂溶性药物分布容积大；老年人肝肾功能随年龄增长而衰退，药物清除率下降，各种药物血浆半衰期都有不同程度延长。例如，地西泮在老年人其半衰期较年轻人延长 4 倍，氨基糖苷类抗生素的半衰期则延长 2 倍以上。在药效学方面，老年人对许多药物敏感性增高。例如，老年人服用作用于中枢神经系统的药物易致精神错乱，服用作用于心血管系统的药物易致血压下降及心律失常，服用 M 受体阻断药易致尿潴留、便秘、青光眼发作等。

（二）性别

　　除性激素外，男性与女性对药物的反应通常无明显差别，但在女性的月经期、妊娠期、分娩期和哺乳期则有明显不同。妇女月经期不宜服用作用剧烈的泻药、抗凝血药和刺激性药物以免盆腔充血、月经量增多。妊娠期使用上述药物还会引起流产、早产等。分娩期使用吗啡镇痛可致产程延长和新生儿呼吸抑制。此外，有些药物可通过胎盘进入胎儿体内，对胚胎生长发育和活动造成影响，严重的可导致畸胎，例如，20 世纪 50 年代末期在欧洲因孕妇服用沙利度胺（反应停）而生出多例海豹畸形婴儿，这一悲惨结果引起了公众对孕妇用药的警惕。对于已知的致畸药物如锂盐、乙醇、华法林、抗恶性肿瘤药、抗癫痫药及性激素等，在妊娠第 3 周至第 3 个月末胎儿器官发育期内应严格禁用。此外，在妊娠晚期及哺乳期间还应考虑药物通过胎盘及乳汁对胎儿及婴儿发育的影响。例如，孕妇应用氨基糖苷类抗生素可能导致婴儿听力丧失；应用抗甲状腺药可能导致新生儿甲状腺功能低下；妊娠晚期应用氯霉素、磺胺类药物可分别导致灰婴综合征及新生儿胆红素脑病（核黄疸）。

反应停事件——世界药物开发史上的灾难

反应停，即沙利度胺（thalidomide），1953年瑞士诺华制药的前身Ciba药厂首先合成该药，因无任何抑菌活性，Ciba药厂放弃了对它的进一步研究。在Ciba放弃沙利度胺的同时，联邦德国药厂格兰泰发现该化合物具有一定的镇静催眠作用，还能够显著抑制孕妇的妊娠反应（呕吐等），故称之为"反应停"。1957年沙利度胺正式投放欧洲市场，作为一种"没有任何副作用的抗妊娠反应药物"，成为"孕妇的理想选择"（当时的广告用语）。1960年，有医生发现欧洲畸形婴儿的出生率明显上升，遂展开流行病学调查，发现海豹肢畸形（phocomelia）胎儿出生率与沙利度胺的销售量呈现相关性。1961年，沙利度胺被紧急召回。这起灾难的产生是因为在"反应停"出售之前，并未仔细检验其可能产生不良反应。该事件对人们认识药物不良反应及建立完善的药品审批和不良反应监测制度起到了至关重要的警示作用。

（三）个体差异

有些个体对药物的反应特别敏感，很小剂量就能产生其他人常用量时产生的作用，称为高敏性（hypersensitivity）。相反，若机体对药物反应特别不敏感，需加大剂量才能达到原来的反应，则称为低敏性（hyposensitivity）。某些过敏体质的患者应用某种药物后可发生过敏反应。还有一些特异体质的患者应用某些药物可发生特异质反应。

二、病理因素

疾病可影响药物的药动学过程，如心力衰竭时药物在胃肠道的吸收下降、分布容积减少、消除速率变慢；严重肝功能不全时，可导致经肝代谢的药物代谢减慢、半衰期延长，需经肝脏转化才有活性的药物，如可的松或泼尼松不能起效；肾功能不全时，主要由肾排泄的药物从体内消除变慢，半衰期延长，容易发生蓄积中毒。

疾病也可影响机体对药物的反应，如尿毒症患者常伴有电解质及酸碱平衡紊乱，致使体内各种平衡机制改变，此时机体对药物的反应性也发生了改变，如低钾血症可降低心脏传导性，因而增强洋地黄类、奎尼丁、普鲁卡因胺等药物的传导抑制作用；酸血症和肾小管酸中毒可对抗儿茶酚胺的升压作用；中枢神经系统对镇静药、催眠药和阿片类镇痛药的中枢抑制效应更敏感；由于钠、钾代谢紊乱，使用留钾利尿药、补钾药、血管紧张素转化酶抑制剂等更易引发高钾血症等。

肝功能不全患者应避免或减少使用有肝损害的药物。易引起肝损害药物有异烟肼、利福平、对氨基水杨酸、氟烷、甲氨蝶呤、氯丙嗪、三环类抗抑郁药、苯妥英钠、丙戊酸钠、氯磺丙脲、四环素类、红霉素酯化物、两性霉素B、口服避孕药、雄激素和蛋白同化类固醇等，特别是应避免与有肝毒性的药物联合应用。单胺氧化酶抑制药、排钾利尿药易诱发肝性脑病，肝功能不全患者也应慎用。肝功能不全而肾功能正常的患者可选用肝毒性小，并且从肾排泄的药物。初始用药时宜从小剂量开始，必要时进行血药浓度监测，定期检查肝功能，及时调整治疗方案，做到给药方案个体化。

肾功能不全患者应避免或减少使用肾毒性大的药物，常用的具有肾损害的药物有磺胺类、氨基糖苷类抗生素、第一代头孢菌素、多黏菌素B、两性霉素B、高效能利尿药、抗恶性肿瘤药（如顺铂等）、造影剂等，特别应避免与有肾毒性的药物合用。肾功能不全而肝功能正常者可选用双通道（肝肾）排泄的药物。根据肾功能的情况调整用药剂量和给药间隔时间，设计个体化给药方案。

三、遗传因素

药物反应的个体差异是遗传因素和环境因素共同作用的结果，有的差异是以遗传因素的控制为主，而有的差异则以环境因素的影响较大。虽然多种环境因素能显著影响药物的作用，但在环境因素相同的条件下，药物反应的个体差异主要取决于遗传因素。研究和阐述遗传因素对药物体内过程和机体反应影响的学科称为遗传药理学（pharmacogenetics）。下列遗传因素可显著影响药物的作用。

1. 乙酰化代谢多态性 异烟肼、肼屈嗪、普鲁卡因、磺胺类、咖啡因等在人体内均经肝 N-乙酰转移酶代谢。因 N-乙酰转移酶数量不同，可将人群分为慢、快乙酰化型两类。以异烟肼为例，慢乙酰化者血药浓度高，半衰期长，治疗肺结核适合1周用药 1～2 次，患者易发生周围神经炎；而快乙酰化者，血药浓度低，半衰期短，治疗肺结核必须每日给药，不易发生周围神经炎，但代谢物乙酰肼可损害肝细胞，导致氨基转移酶升高和黄疸发生。快、慢乙酰化者的发生率有明显的种族差异，白种人快乙酰化者占 30%～50%，黄种人快乙酰化者占 70%～80%。

2. 乙醇脱氢酶和乙醛脱氢酶多态性 乙醇在体内主要由乙醇脱氢酶（alcohol dehydrogenase，ADH）水解成乙醛，继而再由乙醛脱氢酶（aldehyde dehydrogenase，ALDH）将乙醛水解成乙酸。饮酒引起的面红、心率加快、皮肤温度升高等症状是由乙醛促进肾上腺素和去甲肾上腺素分泌所致。人群中 ADH 和 ALDH 存在多态性，部分人群对乙醇敏感，易出现面红、心率加快等现象，是 ADH 活性高而 ALDH 活性低，导致血浆中乙醛浓度增高所致。

3. 假性胆碱酯酶缺陷 正常人血浆中的假性胆碱酯酶能迅速水解琥珀胆碱，故其肌松作用仅持续几分钟。某些个体存在遗传性假性胆碱酯酶缺陷，与药物亲和力降低或数量不足，使琥珀胆碱不能被迅速水解，骨骼肌松弛作用增强，甚至造成呼吸肌麻痹。受此代谢缺陷影响的药物还有可卡因、普鲁卡因和阿司匹林等。

4. 过氧化氢酶缺陷 大多数人使用过氧化氢消毒创面时，可产生大量气泡，使创面呈鲜红色。但少数人因遗传缺陷而缺乏过氧化氢酶，不能分解过氧化氢，其创面不产生气泡，并呈黄色。此类人易患齿槽溃疡、口腔感染和牙齿脱落等。

5. 葡萄糖-6-磷酸脱氢酶（G-6-PD）缺陷 生理状态下，红细胞中的 G-6-PD 可催化还原型谷胱甘肽（GSH）的生成。足量的 GSH 可保护血红蛋白和含巯基的酶，维持红细胞的稳定性。G-6-PD 遗传缺陷时，体内 GSH 缺乏，细胞膜上的巯基失去保护，当服用有氧化作用的药物（伯氨喹、维生素K、阿司匹林和磺胺类等）或某些食物（蚕豆）时，可使红细胞破坏而出现急性溶血。不同种族的 G-6-PD 缺陷发生概率不同。

四、精神因素

患者的精神状态与药物疗效关系密切，使用药物不仅要重视患者对药物的生理效应，也要重视患者对药物的心理效应。安慰剂（placebo）是不含药物成分、不具药理活性而外观类似药品的制剂（如含乳糖或淀粉的片剂或含生理盐水的注射剂）。安慰剂对于头痛、心绞痛、手术后痛、感冒咳嗽、神经官能症等能获得 30%～50% 的疗效，正是通过心理因素取得的。安慰剂对心理因素控制的自主神经系统功能影响较大，如血压、心率、胃液分泌、呕吐、性功能等，在患者信心不足时还会引起不良反应。医生的任何医疗活动，包括一言一行等服务态度都可能发挥安慰剂作用，要充分利用这一效应，多关心患者，鼓励患者战胜疾病。

第3节 给药方法方面的因素

一、给药途径

不同的给药途径，可因药物在吸收、分布方面的不同而影响药物作用的速度和强度，甚至可改变药物作用的性质。例如，利多卡因口服给药时首过消除明显，生物利用度低，难以达到有效血药浓度，不能产生抗心律失常作用；若采取静脉注射，则可达到有效血药浓度，迅速产生抗心律失常作用；但若把利多卡因注射于硬脊膜外腔，则只能产生神经阻滞麻醉作用。

各种给药途径起效快慢的一般规律是：静脉注射＞吸入＞肌内注射＞皮下注射＞舌下给药＞直肠给药＞口服＞皮肤黏膜给药。但也有例外者，如地西泮若肌内注射易在局部形成沉淀，吸收慢而不规则，而口服给药则吸收迅速而完全。因此临床用药应根据药物的理化性质、药理作用、病情需要和预期效果而决定给药途径。

二、给药间隔

一般以药物的半衰期为参考依据，再结合药物特点及患者情况进行调整。例如，青霉素半衰期为 $0.5\sim1.0h$，因其对人毒性极小，可将其一日量分 $2\sim4$ 次肌内注射给予，而不以半衰期为给药间隔时间，这是因为青霉素有抗生素后效应（post antibiotic effect，PAE），即细菌与抗生素短暂接触，当药物浓度下降至低于最低抑菌浓度成消除后，细菌的生长仍受到持续抑制的效应。另外肝、肾功能不全者可适当调整给药间隔时间。给药间隔时间过短易致蓄积中毒，反之，给药间隔时间过长血药浓度波动加大。

三、用药疗程

用药疗程即给药持续时间。对于一般疾病和急重症患者，症状消失后即可停药，对于某些慢性病及感染性疾病应按规定持续用药一段时间，以避免疾病复发或加重。例如，癫痫患者的药物治疗应在癫痫症状完全控制后持续 $2\sim3$ 年，即便是停药过程也至少要持续半年甚至 $1\sim2$ 年。疗程过短或突然停药，可导致癫痫复发、加重或癫痫持续状态。

四、用药时间

通常口服给药，为增加药物的吸收程度和速率，大多是饭前空腹服用，但对胃有刺激性的药物宜在饭后服用，如阿司匹林。另外根据病情需要及药物特点决定用药时间，如各种催眠药均应在睡前服用；降血糖药胰岛素在餐前给药；驱虫药空腹或半空腹服用；泻药和利尿药的起效时间应尽量避开患者的睡眠时间等。受生物节律影响的药物则应按其节律用药，如糖皮质激素早上 8 时左右一次用药对肾上腺皮质分泌的抑制作用比其他时间给药要弱。

第 4 节 药物相互作用

两种或两种以上药物同时或先后使用，称为联合用药（drug combination）或配伍用药。联合用药的目的主要是提高药物疗效，扩大治疗范围，减少不良反应，避免或延缓病原体耐药性的产生。联合用药时由于药效学或药动学方面的因素，改变了原有的药理效应，甚至引起毒性反应的发生，称为药物相互作用（drug interaction）。药物相互作用的结果可导致体内或体外药物之间的相互影响。

一、药物在体外的相互作用

药物在体外配伍时可因物理性或化学性的相互作用而影响药物疗效或产生毒性反应，称为配伍禁忌（incompatibility）。在配制药物，尤其是配制液体药物时，药物与药物、药物与辅料、药物与溶媒之间，可出现变色、产气、浑浊、沉淀等物理变化或化学变化，使药物活性降低、消失甚至毒性增加。例如，氨基糖苷类抗生素应避免与青霉素类同瓶滴注，因后者可使氨基糖苷类抗生素失去抗菌活性。乳糖酸红霉素宜用注射用水溶解，而不能用生理盐水作溶媒，否则易析出结晶，产生沉淀。

二、药物在体内的相互作用

（一）影响药动学的相互作用

药物在药动学方面的相互作用可发生于药物吸收、分布、代谢和排泄的任何一个环节。例如，服用抗酸药因改变了胃液 pH 而减少弱酸性药物的吸收；钙、镁、铁、铝等离子能与四环素类药物形成络合物，相互影响吸收；香豆素类抗凝血药、口服降血糖药若与阿司匹林等解热镇痛药合用，可被后者置换出来而使其作用增强，分别出现自发性出血和低血糖反应；肝药酶诱导剂如苯巴比妥、利福平、苯妥英钠及香烟、酒等能加快在肝内代谢药物的消除，而使药效减弱；肝药酶抑制剂如异烟肼、氯霉素、西咪替丁等能减慢在肝内代谢药物的消除，而使药效加强；能改变尿液酸碱度的药物可以减少或增加某些弱酸性药物或弱碱性药物的排泄；共同通过肾小管主动转运分泌排泄的药物联合应用也会发生竞争性抑制，使药物作用时间延长，如水杨酸盐能竞争性抑制甲氨蝶呤自肾小管排泄而增加后者的毒性反应。

（二）影响药效学的相互作用

药物联合应用时在药效学方面可产生协同作用（synergism）和拮抗作用（antagonism）。

1. 协同作用　即配伍用药后药物作用增强，又分为相加作用（addition）和增强作用（potentiation），如两药合用后其总效应等于各药单用时效应之和，称为相加作用。两药合用后其总效应大于各药单用时效应之和，称为增强作用，如复方新诺明便是将磺胺甲噁唑（SMZ）与甲氧苄啶（TMP）联合应用，使磺胺类药物的抗菌作用大大增强，并明显地延缓了细菌耐药性的产生；普鲁卡因注射液中加入微量肾上腺素，后者使用药局部的血管收缩，减少普鲁卡因的吸收，使普鲁卡因的毒性降低、局麻作用时间延长。利用协同作用，特别是增强作用，可在不明显增加毒性的条件下，获得较大的疗效。

2. 拮抗作用　即配伍用药后药物作用减弱。产生拮抗作用时药物的效应小于各药单用的总和。药物的拮抗作用可用于中毒解救或纠正某些药物的不良反应，如应用呼吸中枢兴奋药尼可刹米对抗吗啡中毒时的呼吸抑制；静脉注射碱性鱼精蛋白中和过量的肝素，以纠正后者过量引起的出血症状。但不合理的配伍用药，可使药物的疗效降低或出现明显的不良反应。例如，高效能利尿药与氨基糖苷类抗生素合用，可使耳鸣、耳聋的发生率明显增加；强心苷与排钾利尿药合用，可诱发强心苷中毒等。

总之，掌握药物相互作用的规律可以更好地提高药物治疗效果，避免或减少不良反应。

（王立祥）

第5章
传出神经系统药物概论

传出神经系统主要由自主神经系统和运动神经系统组成。自主神经系统又称为植物神经系统，包括交感神经系统和副交感神经系统，双重支配心脏、平滑肌及腺体等器官的活动，两者的生理功能通常相反，其功能不受意识控制，称为非随意性活动。运动神经系统支配骨骼肌运动，通常为随意活动。一些药物通过模拟或拮抗传出神经系统的活动而发挥疗效，称为传出神经系统药物。

一、传出神经的分类和递质

（一）传出神经的解剖学分类

传出神经主要包括自主神经和运动神经。自主神经分为交感神经和副交感神经。交感神经起源于胸、腰段脊髓，入脊髓两侧与脊髓平行的索状神经节，并与神经节后神经元形成突触，神经节后神经元自神经节发出轴突抵达腺体和内脏器官。肾上腺髓质与交感神经节相似，接受交感神经节前神经元支配，但肾上腺髓质缺乏轴突，在受到神经递质的兴奋后其反应是释放肾上腺素入血，以此影响其他器官的活动。副交感神经起源于颅、骶段脊髓，入副交感神经节形成突触，由神经节发出的节后神经元抵达效应器。与交感神经节相比较，副交感神经节更靠近效应器官。

运动神经的细胞体位于脊髓腹角，其轴突自中枢发出后，中途不更换神经元，直接到达骨骼肌终板，故无节前节后神经元之分。

（二）传出神经的递质分类

根据合成和释放的递质不同，传出神经可分为胆碱能神经和去甲肾上腺素能神经。胆碱能神经可合成并释放乙酰胆碱（acetylcholine，ACh），包括全部副交感神经节后神经元、全部交感神经及副交感神经节前神经元、运动神经元及极少数支配汗腺的交感神经节后神经元。去甲肾上腺素能神经可合成并释放去甲肾上腺素（noradrenalin，NA），几乎包括全部交感神经节后神经元（图5-1）。

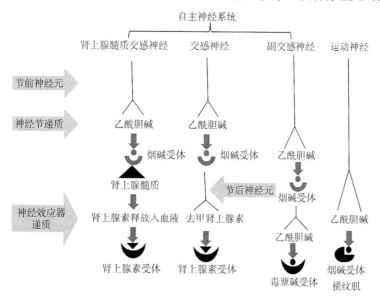

图5-1　传出神经系统递质释放及受体类型

二、传出神经递质的合成、贮存、释放和代谢

（一）传出神经递质的生物合成与贮存

链接

洛伊之梦——乙酰胆碱的发现

1921年复活节前一天的夜晚，奥托·洛伊做了一个奇怪的梦。梦中，他做了一个实验，这个实验竟然证实他的一个设想。而这个设想，已经在他头脑中翻腾17年了。这就是著名的"双蛙心灌注实验"，即当迷走神经兴奋时，可以释放一种物质，这种物质能抑制另一离体蛙心的收缩，后来证实这种物质就是乙酰胆碱。1936年，奥托·洛伊凭借在神经冲动化学传递方面出色的研究，获得诺贝尔生理学或医学奖。

ACh主要在胆碱能神经末梢合成，其合成原料为胆碱和乙酰辅酶A，参与合成的酶为胆碱乙酰化酶，可在细胞体内合成，随轴浆转运至神经末梢。

NA生物合成的主要部位在神经末梢。血液中的酪氨酸经钠依赖性转运体进入去甲肾上腺素能神经末梢，经酪氨酸羟化酶催化生成多巴，再经多巴脱羧酶催化生成多巴胺，后者进入囊泡并由多巴胺β-羟化酶催化，转化为NA并与ATP和嗜铬颗粒蛋白结合，贮存于囊泡中。在上述参与NA合成的酶中，酪氨酸羟化酶是整个合成过程的限速酶。囊泡是NA贮存和最后合成的场所。

（二）递质的释放

1. 量子化释放　量子化释放学说认为：囊泡是运动神经末梢释放ACh的单元，静息时就有少数囊泡释放ACh，此时可见终板电位，但出现的幅度较小，不易引起动作电位。当神经冲动到达末梢时，可有100个以上的囊泡（或量子）同时释放ACh递质，引起动作电位并产生效应。

2. 胞裂外排　当神经冲动到达神经末梢时，钙离子进入神经末梢，促使已停靠在突触前膜的囊泡膜与突触前膜融合，形成裂孔，通过裂孔将囊泡内容物排放至突触间隙，其中递质NA和ACh迅速与突触后膜的各自受体结合而产生效应，此即为胞裂外排过程。胞裂外排的确切机制至今尚未完全阐明。

（三）递质的代谢

传出神经的两种主要递质，即ACh和NA作用的消失主要通过酶的灭活和神经末梢摄取两种途径。

ACh主要被乙酰胆碱酯酶（AChE）水解。AChE水解ACh效率较高，ACh释放后数毫秒即被AChE所灭活。因此，AChE抑制剂能产生拟ACh作用，具有治疗意义。

NA主要通过摄取和降解两种方式失活。摄取分为摄取1和摄取2。摄取1也称神经摄取，NA被摄取入神经末梢是其失活的主要方式，释放后的NA有75%～90%以这种方式摄取。进入神经末梢的NA大部分尚可被摄取入囊泡中，称为囊泡摄取，通过囊泡转运体完成。部分未进入囊泡的NA可被胞质液中线粒体膜上的单胺氧化酶（MAO）破坏。摄取2又称非神经组织摄取，这种摄取方式对NA的容量较大，但亲和力远低于摄取1。被摄取2摄入组织的NA并不贮存而很快被细胞内儿茶酚氧位甲基转移酶（COMT）和MAO所破坏，因此，摄取1为贮存型摄取，摄取2为代谢型摄取。

三、传出神经系统受体的分型、分布及生理效应

传出神经系统受体命名常按传出神经末梢递质的选择性不同而定，与乙酰胆碱结合的受体，称为乙酰胆碱受体；与去甲肾上腺素或肾上腺素结合的受体，称为肾上腺素受体。

（一）乙酰胆碱受体的分型、分布及生理效应

乙酰胆碱受体分为毒蕈碱型胆碱受体（简称M受体）和烟碱型胆碱受体（简称N受体）。早期研究发现，副交感神经节后纤维所支配的效应器细胞膜的胆碱受体对以毒蕈碱为代表的拟胆碱药较敏感，

故把这部分受体称为毒蕈碱型胆碱受体。位于神经节和神经肌肉接头的胆碱受体对烟碱较敏感，故将其称为烟碱型胆碱受体。

1. M受体 根据配体对不同组织M受体亲和力的不同，M受体可分为M_1、M_2、M_3、M_4和M_5五种亚型。M_1受体主要分布于中枢神经系统、外周神经元和胃壁细胞，介导兴奋作用；M_2受体位于心脏和突触前末梢，调节心率；M_3受体主要位于腺体、平滑肌，刺激腺体分泌，引起平滑肌收缩；M_4和M_5受体主要位于中枢神经系统，具体作用尚不清楚。M受体激动产生的效应称为M样作用。M样作用主要表现为心脏抑制、血管扩张、平滑肌收缩、腺体分泌和瞳孔缩小。

2. N受体 根据其分布部位不同可分为N_N和N_M受体。N_N受体主要分布于自主神经节，介导兴奋作用；N_M受体主要分布于骨骼肌，可引起骨骼肌收缩。N受体激动产生的效应称为N样作用。

（二）肾上腺素受体的分型、分布及生理效应

肾上腺素受体主要分为α肾上腺素受体（简称α受体）和β肾上腺素受体（简称β受体）两种。

1. α受体 分为α_1受体和α_2受体两种亚型。α_1受体主要分布于皮肤、黏膜和内脏血管，可引起血管收缩、血压升高；α_2受体主要分布于神经末梢突触前膜，可通过负反馈调节抑制去甲肾上腺素的释放。

2. β受体 可分为β_1、β_2、β_3三种亚型，β_1受体主要分布于心肌、窦房结和传导系统，可引起心率加速、传导加快和心肌收缩力增强；β_2受体主要分布于平滑肌、骨骼肌血管、冠状血管及代谢器官等处，可引起平滑肌舒张、骨骼肌血管及冠状血管舒张、糖原分解、血糖升高和脂肪分解等效应。β_3受体主要分布于脂肪组织，可介导脂肪分解。

机体的多数器官都受去甲肾上腺素能神经和胆碱能神经的双重支配，这两类神经兴奋时产生的效应往往相互拮抗，当两类神经同时兴奋时，则占优势神经的效应会凸显出来。例如，窦房结，当肾上腺素能神经兴奋时，可引起心率加快；胆碱能神经兴奋时则引起心率减慢，但以后者效应占优势，所以当两类神经同时兴奋时，常表现为心率减慢。为了更好地理解传出神经系统的药物作用，必须熟悉传出神经递质与受体结合引起的生理效应（表5-1）。

表5-1 传出神经递质与受体结合引起的生理效应

效应器		生理效应			
		胆碱能神经（副交感作用）		去甲肾上腺素能神经（交感作用）	
		优势受体	效应	优势受体	效应
心脏	心肌	M	收缩力减弱	β_1	收缩力增强
	窦房结	M	心率减慢	β_1	心率加速
	传导系统	M	传导减慢	β_1	传导加快
肾脏	球旁细胞	—	—	β_1	促进肾素分泌
血管	皮肤、黏膜	M	舒张	α_1	收缩
	内脏	—	—	α_1	收缩
	冠状动脉			β_2	舒张
	骨骼肌	M	舒张	β_2	舒张
平滑肌	支气管	M	收缩	β_2	松弛
	胆管及胆囊	M	收缩	β_2	松弛
	胃肠壁	M	收缩	β_2	松弛
	胃肠括约肌	M	松弛	α_1	收缩
	膀胱逼尿肌	M	收缩	β_2	松弛
	尿道括约肌	M	松弛	α_1	收缩
	子宫（妊娠）	—	—	β_2	松弛
	瞳孔括约肌	M	收缩		

续表

效应器		生理效应			
		胆碱能神经（副交感作用）		去甲肾上腺素能神经（交感作用）	
		优势受体	效应	优势受体	效应
平滑肌	瞳孔开大肌	—	—	α_1	收缩
	睫状肌	M	收缩	β_2	松弛
腺体	汗腺	M	分泌	α_1	手脚心出汗
	唾液腺	M	分泌	α_1	分泌
	胃肠道、呼吸道	M	分泌		
代谢	肝脏	—	—	β_2	糖原分解、糖异生
	脂肪组织	—	—	β_3	脂肪分解
肾上腺髓质		N_N	分泌		
自主神经节		N_N	兴奋		
骨骼肌		N_M	收缩	—	—

链接

助 记 口 诀

交感兴奋心跳快，血压升高汗淋漓，瞳孔扩大尿潴留，胃肠蠕动受抑制；
副交兴奋心率慢，支气管窄腺分泌，瞳孔缩小胃肠动，还可松弛括约肌。

四、传出神经系统药物的作用方式和分类

（一）传出神经系统药物的作用方式

1. 直接作用于受体 多数传出神经系统药物能直接与受体结合产生效应。激动药与其受体结合后产生效应与神经末梢释放的递质效应相似。阻断药与其受体结合后产生与神经递质相反的效应。

2. 影响递质的释放 如麻黄碱、间羟胺等通过促进NA释放而发挥拟肾上腺素作用。

3. 影响递质的生物转化 这类药物有抗胆碱酯酶药、胆碱酯酶复活药、MAO抑制药和COMT抑制药。

4. 影响递质的转运和贮存 这类药物有利血平、胍乙啶等。

（二）传出神经系统药物分类

传出神经系统药物根据其作用性质及对受体的选择性分为拟似药和拮抗药（图5-2）。

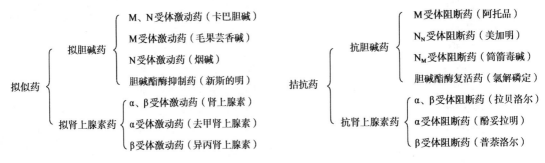

图5-2 传出神经系统药物分类

（杨　杰）

第**6**章
拟胆碱药

传出神经的主要递质是乙酰胆碱和去甲肾上腺素。乙酰胆碱与胆碱受体结合后将产生M样作用和N样作用。拟胆碱药是一类作用与乙酰胆碱相似的药物。根据其作用机制的不同，可分为胆碱受体激动药和抗胆碱酯酶药。

第 1 节　胆碱受体激动药

 案例 6-1

　　患者，女，47 岁。剧烈眼痛，眼红，经眼科医生诊断为急性闭角型青光眼，决定手术治疗。为了迅速降低眼压，使用毛果芸香碱滴眼。

　　问题： 以上案例中，毛果芸香碱用于治疗青光眼的原因是什么？该患者用毛果芸香碱滴眼时应注意什么问题？

　　胆碱受体激动药也称直接作用的拟胆碱药，可直接激动胆碱受体，其效应与乙酰胆碱相似。根据其作用受体的不同，可分为M受体激动药和N受体激动药。

一、M受体激动药

毛果芸香碱

　　毛果芸香碱（pilocarpine，匹鲁卡品）是从南美洲小灌木毛果芸香属植物中提取的一种生物碱。

　　【药理作用】　毛果芸香碱能直接激动M受体，产生M样作用，对眼和腺体的作用尤为明显。

　　1. 眼睛　毛果芸香碱滴眼后能产生缩瞳、降低眼压和调节痉挛等作用（图6-1）。

　　（1）缩瞳　虹膜内有两种平滑肌，一种是瞳孔括约肌，受胆碱能动眼神经的支配，该括约肌的M受体被激动，瞳孔缩小；另一种是瞳孔开大肌，受去甲肾上腺素能神经的支配，兴奋时瞳孔开大肌向外周收缩，瞳孔扩大。毛果芸香碱能直接激动瞳孔括约肌上的M受体，使瞳孔括约肌收缩，瞳孔缩小。

　　（2）降低眼压　房水是由睫状体上皮细胞分泌及血管渗出产生，经瞳孔流入前房，到达前房角间隙，经滤帘流入巩膜静脉窦而进入血液循环。毛果芸香碱通过缩瞳作用，使虹膜向眼中心方向拉紧，虹膜根部变薄，前房角间隙扩大，房水流出量增加，从而使眼压下降。

　　（3）调节痉挛　正常眼睛通过调节晶状体的凹凸度，使物体成像于视网膜上，从而看清物体，此为眼调节作用。毛果芸香碱能激动睫状肌上的M受体，使睫状肌向瞳孔中心方向收缩，造成悬韧带松弛，晶状体因自身弹性而变凸，屈光度增加，物体成像于视网膜之前，导致视近物清楚，而视远物模糊，这一作用称为调节痉挛。毛果芸香碱的调节痉挛作用可在2h内消失。

　　2. 腺体　10～15mg的毛果芸香碱皮下注射可使汗腺和唾液腺分泌明显增加，泪腺、胃腺、胰腺、小肠腺体和呼吸道黏膜分泌也增加。

　　【临床应用】

　　1. 青光眼　青光眼患者以进行性视神经乳头凹陷及视力减退为主要病变特征，并有眼压增高的症状，严重者可导致失明。闭角型青光眼患者前房角狭窄，房水回流受阻，眼压增高，低浓度的毛果芸

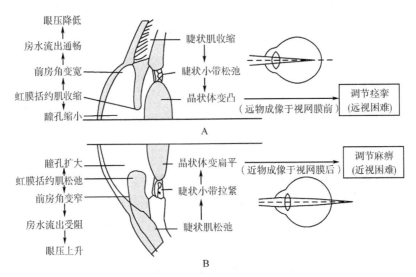

图6-1 M胆碱受体激动药和阻断药对眼的作用
A. M受体激动药的作用；B. M受体阻断药的作用；图内箭头表示房水流向

香碱（≤2%）对闭角型青光眼疗效较好。高浓度的毛果芸香碱可使青光眼症状加重。本药亦可用于治疗开角型青光眼，但作用机制不明。

2. 虹膜炎　与扩瞳药阿托品交替应用，可防止虹膜与晶状体粘连。

3. 其他　解救阿托品等M受体阻断药过量引起的中毒。

【**不良反应**】　吸收过量可出现流涎、多汗、腹痛、腹泻、支气管痉挛等M样症状，可用阿托品对抗，并采取对症治疗。滴眼时应注意压迫眼内眦1min，以避免药物从鼻泪管流入鼻咽部，经鼻黏膜吸收而产生不良反应。

二、N受体激动药

N受体激动药有烟碱、洛贝林、四甲铵和二甲基苯哌嗪。烟碱和洛贝林为天然生物碱。洛贝林是从山梗菜中提取的，作用弱于烟碱，主要具有反射性兴奋呼吸中枢作用，用于各种原因导致的中枢性呼吸抑制。烟碱从烟草中提取，作用复杂，无临床应用价值，仅具有毒理学意义。

第2节　抗胆碱酯酶药

抗胆碱酯酶药能和AChE结合，使酶失活，导致ACh在体内蓄积，表现出M样及N样作用。根据药物与AChE结合的程度，抗胆碱酯酶药可分为两类：一类是易逆性抗胆碱酯酶药，如新斯的明等；另一类是难逆性抗胆碱酯酶药，如有机磷酸酯类。

一、易逆性抗胆碱酯酶药

新 斯 的 明

【**药理作用**】　新斯的明（neostigmine）通过抑制胆碱酯酶的活性，使突触间隙乙酰胆碱蓄积而呈现M样及N样作用。此外，能直接激动骨骼肌上的N_N受体及促进运动神经末梢释放乙酰胆碱，故对骨骼肌兴奋作用最强，对胃肠、膀胱平滑肌兴奋作用较强，对心血管、腺体、眼及支气管平滑肌等兴奋作用较弱。由于新斯的明不易通过血脑屏障，故中枢作用不明显。

【**临床应用**】

1. 重症肌无力　口服给药较常见，也可皮下或肌内注射给药。新斯的明通过兴奋骨骼肌，可改善肌无力症状。

> **链接**
>
> ## 重症肌无力
>
> 重症肌无力（myasthenia gravis，MG）是一种由神经 - 肌肉接头处传递功能障碍所引起的自身免疫性疾病，发病原因尚不明确，可能与感染、药物、环境因素有关。患者发病初期往往感到眼或肢体酸胀不适，或视物模糊，容易疲劳，天气炎热或月经来潮时疲乏加重。随着病情发展，骨骼肌明显疲乏无力，显著特点是肌无力于下午或傍晚劳累后加重，晨起或休息后减轻，此种现象称为晨轻暮重。

2. 手术后腹气胀和尿潴留 通过兴奋胃肠道或膀胱平滑肌上的M受体，促进胃肠道、膀胱平滑肌收缩，促进排气、排尿，常用于减轻因手术或其他原因引起的腹气胀和尿潴留等症状。

3. 阵发性室上性心动过速 新斯的明与β受体阻断药合用可使患者心率减慢及血压下降。在某些心率减慢、血压下降、迷走神经张力升高等患者，应慎用本药。

4. 其他 解救筒箭毒碱等非去极化肌松药过量引起的中毒。

【不良反应】 新斯的明不良反应主要与胆碱能神经过度兴奋有关，常见不良反应包括恶心、呕吐、流涎、腹痛、心动过缓、呼吸困难、肌肉震颤等。过量可引起胆碱能危象，表现为大汗、尿便失禁、瞳孔缩小、肌痉挛、肌无力甚至进行性肌无力，严重者可引起呼吸肌麻痹，乃至死亡。

口服过量的患者应洗胃、维持呼吸，并常规给予阿托品，以控制M受体过度激动效应，必要时可重复肌内注射阿托品，用量可达4mg。但N受体的激动效应不能被阿托品所拮抗。

禁用于机械性肠梗阻、尿路梗阻和支气管哮喘患者。静脉注射氨基糖苷类、林可霉素、多黏菌素和利多卡因可拮抗新斯的明的作用。

毒 扁 豆 碱

毒扁豆碱（physostigmine）作用机制与新斯的明相似，为易逆性抗胆碱酯酶药，但作用较强，无直接兴奋M、N胆碱受体作用，可透过血脑屏障，故对中枢有较强作用，可用于治疗中枢抗胆碱药中毒，如三环类抗抑郁药、抗组胺药、镇吐药和吩噻嗪类抗精神病药物等。一般认为本药解毒作用的特异性不高，并有一定的危险性。对阿托品等药物中毒，可用本药静脉注射或肌内注射给药。

毒扁豆碱局部应用时，对眼睛可产生缩瞳、降低眼压和调节痉挛等作用，主要用于治疗青光眼。毒扁豆碱与毛果芸香碱相比较，其作用特点存在差异（表6-1）。

表6-1 毒扁豆碱与毛果芸香碱作用的比较

比较点	毛果芸香碱	毒扁豆碱
作用机制	直接激动M受体	抑制胆碱酯酶的活性
作用强度	温和而短暂	强而持久
刺激性	弱	强
滴眼时	不需加缓冲剂	需加缓冲剂
毒性	较小	较强
注意事项	滴眼时均需压迫眼内眦	—

二、难逆性抗胆碱酯酶药

难逆性抗胆碱酯酶药为有机磷酸酯类化合物（简称有机磷），详见第8章。

（杨 杰）

第**7**章
抗胆碱药

抗胆碱药能与胆碱受体结合，但不能引发受体介导的细胞内效应。按其作用选择性的不同，可分为M受体阻断药和N受体阻断药。M受体阻断药可阻断腺体、眼睛、平滑肌、心脏、血管及中枢神经系统等效应器的M受体，拮抗其拟胆碱作用。N受体阻断药分为N_N受体阻断药和N_M受体阻断药。N_N受体阻断药能阻断神经节上的N_N受体，称为神经节阻滞药。N_M受体阻断药能阻断骨骼肌上的N_M受体，具有肌肉松弛作用，又称神经肌肉阻滞药。

第1节 M受体阻断药

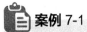

案例 7-1

患者，女，56岁，其丈夫患有哮喘，常用民间土方洋金花卷烟抽吸用于止喘。患者将洋金花误以为茶叶泡浓茶饮下。30min后患者出现意识障碍、躁狂、能言语但思维违反常理、两颊潮红、呼吸急促等临床表现。查体：T37.3℃，P110次/分，BP135/90mmHg，两侧瞳孔散大对称，直径约5mm，对光反射存在。肺部听诊（−），腹软，未引出病理性神经反射。

问题：以上案例中，洋金花含有何种成分？为何患者误服洋金花会出现上述症状？如何治疗？

一、阿托品及其类似生物碱

本类药物包括阿托品、东莨菪碱、山莨菪碱和樟柳碱等。多从茄科植物颠茄、曼陀罗和洋金花等天然植物中提取。

阿 托 品

阿托品（atropine）口服吸收迅速，1h后血药浓度达峰值，生物利用度达50%，亦可经黏膜吸收，但皮肤吸收差。吸收后分布广泛，可通过血脑屏障及胎盘屏障，50%～60%的药物以原型经肾排泄。抗胆碱作用可维持4h，但对眼的作用可持续72h或更久。

【药理作用】 阿托品为非选择性M受体阻断药，其作用广泛，主要表现为以下几个方面。

1. 腺体 阿托品通过阻断M受体而抑制腺体分泌。唾液腺和汗腺对阿托品最敏感；阿托品能抑制唾液腺分泌引起口腔黏膜干燥。汗腺分泌被抑制可引起体温升高。

2. 眼睛 阿托品对眼睛的作用，与毛果芸香碱对眼睛的作用相反，表现为扩瞳、升高眼压和调节麻痹，局部应用及全身应用均可出现，应予以重视。

（1）扩瞳 阿托品能阻断瞳孔括约肌上的M受体，松弛瞳孔括约肌，使去甲肾上腺素能神经支配的瞳孔开大肌功能占优势，导致瞳孔扩大。

（2）升高眼压 由于扩瞳作用，虹膜退向四周外缘，虹膜根部变粗，前房角间隙变窄，阻碍房水回流入巩膜静脉窦，造成眼压升高，故青光眼患者禁用。

（3）调节麻痹 阿托品能阻断睫状肌M受体，使睫状肌松弛而退向外缘，悬韧带拉紧，晶状体处于扁平状态，屈光度降低，物体成像于视网膜之后，导致视远物清楚，而视近物模糊，这一作用称为调节麻痹。

3. 平滑肌 阿托品通过阻断平滑肌上的M受体，松弛多种内脏平滑肌，尤其对处于过度活动或处于痉挛状态的平滑肌作用更为明显。对胃肠道平滑肌松弛作用最强，可解除胃肠道平滑肌痉挛，降低胃肠蠕动，缓解胃肠绞痛。对尿道和膀胱壁平滑肌也有一定的松弛作用，对胆管、输尿管和支气管平滑肌松弛作用较弱，对子宫平滑肌影响很小。

4. 心脏 阿托品对心血管的影响与剂量大小密切相关。低剂量时主要引起心率减慢，可能是由于阿托品阻断了神经心肌接头前抑制性神经元上的M_1受体，导致乙酰胆碱释放。如增加阿托品剂量，心脏窦房结上的M_2受体将被阻断，解除了迷走神经对心脏的抑制，可引起心率加快。一般此时阿托品的用量至少为1mg。

5. 血管 阿托品对血管的影响与阻断M受体无关。治疗量阿托品对血管和血压无明显影响。大剂量阿托品可扩张血管，解除微血管痉挛，改善微循环，增加重要器官的血流灌注，迅速缓解组织缺氧症状。超大剂量阿托品可引起皮肤血管扩张，出现皮肤潮红和温热等症状。

6. 中枢神经系统 治疗量阿托品（0.5～1.0mg）可兴奋延髓与大脑，产生轻度的迷走神经兴奋作用。较大剂量（5mg）对中枢兴奋作用明显增强，中毒剂量（10mg以上）可见明显中枢兴奋症状，如烦躁、定向障碍、幻觉和谵妄等。继续增加剂量则可由兴奋转为抑制，发生昏迷与呼吸肌麻痹，最后死于循环与呼吸衰竭。

【临床应用】

1. 抑制腺体分泌 本药用于全身麻醉前给药，以抑制上、下呼吸道腺体的分泌，防止分泌物阻塞呼吸道及吸入性肺炎的发生；也可用于治疗严重盗汗、重金属中毒、帕金森病的流涎症。用药剂量以不产生口干为宜。

2. 眼科应用

（1）虹膜睫状体炎 0.5%～1.0%阿托品滴眼，可用于治疗虹膜睫状体炎和角膜炎。因为阿托品可松弛瞳孔括约肌和睫状肌，有助于炎症消退；同时预防虹膜与晶状体的粘连，常与缩瞳药交替应用。

（2）验光配镜、眼底检查 眼内滴入阿托品可使睫状肌松弛，具有调节麻痹作用，此时由于晶状体固定，可准确测定晶状体的屈光度。但由于阿托品作用时间较长，可维持2～3天，完全恢复需7～12天，故现已少用，仅在儿童验光时仍需使用阿托品，因儿童睫状体调节功能较强，须阿托品发挥其充分的调节麻痹作用。亦可利用扩瞳作用检查眼底疾病。

3. 解除平滑肌痉挛 本药适用于各种内脏绞痛，对胃肠绞痛及膀胱刺激症状疗效较好。对胆绞痛和肾绞痛单用阿托品疗效较差，应配伍阿片类镇痛药。也可用于治疗小儿遗尿症。

4. 缓慢型心律失常 阿托品可用于治疗迷走神经兴奋过度所致的窦性心动过缓、房室传导阻滞等缓慢型心律失常。

5. 抗休克 大剂量阿托品可用于抢救暴发型流行性脑脊髓膜炎、中毒性菌痢、中毒性肺炎等所致的感染性休克。但对休克伴有高热或心率过快者，不宜用阿托品。

6. 解救有机磷酸酯类中毒 详见第8章。

【不良反应】 阿托品具有多种药理作用，临床应用其中一种作用时，其他作用则成为副作用。治疗量时，常出现口干、视物模糊、畏光、心悸、皮肤干燥潮红、排尿困难和体温升高等。随剂量加大，其症状逐渐加重，甚至出现中枢兴奋症状，表现为烦躁不安、失眠、谵妄，甚至惊厥，重者由兴奋转为抑制，出现昏迷及呼吸肌麻痹等。中毒的解救主要是对症处理，用镇静药或抗惊厥药对抗其中枢兴奋症状；用拟胆碱药毛果芸香碱或毒扁豆碱、新斯的明对抗其外周作用。此外，人工呼吸、吸氧、敷以冰袋及酒精擦浴是必要的解救措施，尤其对儿童中毒者。

禁用于幽门梗阻、青光眼、心动过速患者及前列腺肥大的老年人等。

助 记 口 诀

阻断 M 受体抗胆碱，阿托品作用算样板，一快，二抑，眼有三，四弛缓，

特殊的是"扩血管"，千万莫用青光眼高热心速和肥大前列腺，用途有六点：

肠胃绞痛立即缓；抑制分泌麻醉前；散瞳配镜眼底检；防止"虹晶粘"；

能治心动缓；感染休克解痉挛良循环；有机磷中毒它首选。

山莨菪碱、东莨菪碱和樟柳碱作用机制与阿托品相似，为M受体阻断药，不良反应及禁忌证与阿托品相似。但是在中枢作用、外周作用及临床应用等方面存在差异（表7-1）。

表7-1　阿托品类生物碱作用与应用比较

比较点	阿托品	山莨菪碱（654-2）	东莨菪碱	樟柳碱
中枢作用	++	+	++++	+++
抑制腺体分泌	++	+	+++	+
扩瞳作用	++	+	++	+
解除血管及胃肠道痉挛作用	++	+++	+	+++
临床应用	虹膜睫状体炎、验光配镜、检查眼底、内脏绞痛、缓慢型心律失常、感染性休克和有机磷酸酯类中毒	感染性休克 内脏平滑肌绞痛	麻醉前给药 晕动病 帕金森病 中药麻醉	帕金森病 视网膜血管痉挛 偏头痛型血管性头痛

注：+表示作用较弱；++表示作用中等；+++表示作用较强；++++表示作用很强。

二、阿托品的合成代用品

（一）合成扩瞳药

目前临床主要用于扩瞳的药物有后马托品、托吡卡胺、环喷托酯和尤卡托品等，这些药与阿托品相比较，其扩瞳作用持续时间明显缩短，故适合于一般的眼科检查。

后 马 托 品

后马托品（homatropine）扩瞳和调节麻痹作用较阿托品弱，作用可持续1～3天，视力恢复较快，适用于成人的眼底检查及验光配镜，也可用于虹膜睫状体炎与葡萄球菌角膜炎，以防虹膜与晶状体粘连。滴眼时须压迫眼内眦以防药物从鼻泪管流入鼻咽部而产生吸收中毒。

（二）合成解痉药

合成解痉药分为季铵类M受体阻断药和叔胺类M受体阻断药。前者主要是异丙托溴铵、溴丙胺太林、甲溴东莨菪碱、格隆溴胺和奥芬溴胺等。后者主要为氢溴酸后马托品、贝那替嗪（胃复康）等。

溴 丙 胺 太 林

溴丙胺太林（propantheline bromide，普鲁本辛）对胃肠道M受体选择性高，解除胃肠道平滑肌痉挛作用强且持久，能延缓胃排空，并能抑制胃酸分泌，作用时间约持续6h。主要用于胃、十二指肠溃疡、胃肠绞痛和泌尿道平滑肌痉挛，也可用于遗尿症及妊娠呕吐。不良反应与阿托品相似，中毒量可因神经肌肉接头传递阻滞而引起呼吸肌麻痹。

（三）选择性M受体阻断药

哌 仑 西 平

哌仑西平（pirenzepine）能选择性阻断胃壁细胞上的M_1受体，抑制胃酸分泌和胃蛋白酶的活性，

常用于治疗消化性溃疡。哌仑西平在治疗剂量时较少出现口干和视物模糊等反应。由于其脂溶性低而不易进入中枢，故无阿托品样中枢兴奋作用。

第2节　N受体阻断药

一、N_N受体阻断药

N_N受体阻断药又称神经节阻滞药，对交感神经节和副交感神经节均有阻滞作用，其综合效应视两类神经对该器官的支配以何者占优势而定。因不良反应较多，较少用于临床治疗，常作为工具药用于药理学实验。代表药为美加明、樟磺咪芬等。

二、N_M受体阻断药

N_M受体阻断药是一类作用于神经肌肉接头后膜N_M胆碱受体，并产生神经肌肉阻滞作用的药物，故亦称神经肌肉阻滞药或骨骼肌松弛药。根据其作用机制不同，可分为去极化类肌松药和非去极化类肌松药。

（一）去极化类肌松药

本类药物与神经肌肉接头后膜的N_M受体结合，且在神经肌肉接头不易被胆碱酯酶水解，产生与ACh相似且较持久的除极化作用，从而使神经肌肉接头后膜的N_M受体不能对ACh起反应，从而使骨骼肌松弛。该类药物的主要特点为：①最初可出现短时肌束颤抖；②连续用药可产生快速耐受性；③抗胆碱酯酶药会加强其肌肉松弛作用；④治疗量无神经节阻滞作用。

琥珀胆碱

【药理作用与临床应用】　琥珀胆碱（suxamethonium，司可林）静脉注射后，可见短暂的肌束颤动，1min后转为骨骼肌松弛。肌松作用从颈部肌肉开始，逐渐波及肩胛、腹部和四肢，面、舌、咽喉和咀嚼肌次之，而对呼吸肌麻痹作用不明显。静脉注射给药用于气管内插管、气管镜、食管镜和胃镜检查等短时操作；静脉滴注也可用于较长时间的手术。本药可引起强烈的窒息感，清醒患者禁用，可先用硫喷妥钠静脉麻醉后，再给琥珀胆碱。

【不良反应及注意事项】

1. 窒息　过量可引起呼吸肌麻痹，重者可导致窒息，应用时须备有人工呼吸机。

2. 肌束颤动　琥珀胆碱产生肌肉松弛作用前有短暂肌束颤动，部分患者主诉术后肩胛部及胸腹部肌肉疼痛，一般3～5天可自愈。

3. 血钾升高　常为肌肉持久去极化而释放钾离子所引起。

4. 心血管反应　可兴奋迷走神经及副交感神经节产生心动过缓和低血压，血钾升高也可加重上述症状，严重者心脏停搏。

5. 恶性高热　为常染色体异常的遗传性疾病，是麻醉的主要死因之一。一旦发生，须立即降温，吸入100%氧气，纠正酸中毒。

本药禁用于青光眼、高血钾及遗传性血浆假性胆碱酯酶缺乏患者。

（二）非去极化类肌松药

本类药物能竞争性阻断神经肌肉接头的N_M受体，使骨骼肌松弛。本类药物的主要特点：①肌松前无肌束颤抖；②与抗胆碱酯酶药之间有相互拮抗作用；③有不同程度的神经节阻滞作用。

目前，在用作麻醉辅助药方面，传统的筒箭毒碱已基本被其他药物所取代，如阿曲库铵、多库氯胺、泮库溴铵、罗库溴铵及加拉碘铵等。

筒 箭 毒 碱

筒箭毒碱（tubocurarine）静脉注射后，快速运动肌如眼部肌首先松弛，然后可见四肢、颈部和躯干肌松弛，继之肋间肌松弛，出现腹式呼吸，如剂量加大，最终可致膈肌麻痹，患者呼吸停止。肌肉松弛恢复时，其恢复次序与肌肉松弛时相反，即膈肌麻痹恢复最快。临床主要用于外科麻醉辅助用药，也可用于控制破伤风的肌痉挛。用药剂量过大，可累及膈肌引起呼吸肌麻痹而致呼吸停止，可用新斯的明解救，必要时进行人工呼吸。

（杨　杰）

📋 **案例** 8-1

患者，女，23 岁。2h 前口服 50% 敌敌畏 60ml，大约 10min 后出现呕吐、大汗，随后昏迷，急送入院。检查：呼吸急促，32 次/分，血压 140/100mmHg，心律紊乱，肠鸣音亢进，双侧瞳孔 1～2mm，胸前有肌颤，全血 AChE 活力为 30%。

问题：患者入院后，除给洗胃和氯解磷定治疗外，还应立即注射何种药物抢救？在抢救过程中，应注意什么问题？

📋 **案例** 8-2

患儿，女，5 岁，误把敌敌畏当白开水饮下，生命危在旦夕。

问题：以上案例中，患儿入院后应如何处理？有何特效药？

第 1 节 有机磷酸酯类中毒

有机磷酸酯类主要用作农业和环境卫生杀虫剂（农药），如敌百虫、乐果、马拉硫磷、敌敌畏、内吸磷和对硫磷等，有些则用作战争毒气，如沙林、梭曼等。本类药物临床治疗价值不大，主要为毒理学意义。若经皮肤或呼吸道吸入，称为职业中毒。若经口摄入，称为非职业中毒。一旦发生急性中毒，应迅速、及时抢救。

一、中毒机制

有机磷酸酯类的磷原子与 AChE 酯解部位的丝氨酸羟基的氧原子以共价键牢固结合，形成难以水解的磷酰化胆碱酯酶，导致 AChE 失去水解 ACh 的能力，造成体内 ACh 大量堆积而引起一系列中毒症状。若不及时抢救，AChE 可在几分钟或几小时内发生"老化"。"老化"过程可能是磷酰化胆碱酯酶的磷酰化基团的一个烷氧基断裂，生成更为稳定的单烷氧基磷酰化胆碱酯酶。此时即使使用 AChE 复活药，也难以恢复酶的活性，必须等待新生的 AChE 出现，才可水解 ACh。此过程可能需要几周时间。

二、中毒表现

有机磷酸酯类中毒表现为急性中毒和慢性中毒。根据中毒症状程度的不同，可分为轻度中毒、中度中毒和重度中毒。轻度中毒以 M 样症状为主；中度中毒同时出现明显的 M 样及 N 样症状；重度中毒时除 M 样和 N 样症状加重外，还有明显的中枢症状。死亡原因主要为呼吸肌麻痹及循环衰竭。

（一）急性中毒

1. M 样症状 激动 M 受体表现为恶心、呕吐、腹痛、腹泻、大小便失禁、瞳孔缩小、视物模糊、心动过缓、血压下降、出汗、流涎、呼吸道分泌物增加、肺部湿啰音、胸闷、呼吸困难、发绀等。

2. N 样症状 激动 N_M 受体引起肌肉震颤、不自主肌束抽搐、肌无力，并可导致肌麻痹，严重者可引起呼吸肌麻痹；激动 N_N 受体引起心动过速、血压升高。

3. 中枢症状 除了脂溶性低的毒物外，其他毒物均可透过血脑屏障而产生中枢症状，表现为先兴奋、不安，继而出现惊厥，后可转为抑制，出现意识模糊、共济失调、反射消失、昏迷及中枢性呼吸肌麻痹症状；血管运动中枢抑制可造成血压下降。

（二）慢性中毒

慢性中毒多发生于长期接触农药的人员，主要表现为血中AChE活性持续明显下降，一般为神经衰弱综合征，可出现腹胀、多汗，偶见肌束颤动及瞳孔缩小。

三、急性中毒的治疗

1. 清除毒物 发现中毒时，应立即将患者移出现场。对经皮肤吸收者，应用温水清洗皮肤。经口中毒者，应用微温的2%碳酸氢钠溶液或生理盐水反复洗胃，直至洗出液中不含农药味，然后给予硫酸镁导泻（昏迷者禁用硫酸镁导泻，宜用无中枢抑制作用的硫酸钠导泻）。敌百虫中毒者不宜用碱性溶液清洗，因其在碱性溶液中可转化为毒性更强的敌敌畏。眼部染毒，可用生理盐水清洗数分钟。

2. 对症治疗 对有机磷酸酯类中毒引起的中枢症状，如烦躁、不安乃至惊厥，可用镇静催眠药进行对抗。由兴奋转为抑制，出现昏迷、呼吸肌麻痹和血压下降者，首先应保证生命体征平稳。呼吸困难者，若呼吸道分泌物较多，应吸痰减轻呼吸道阻塞症状；出现喉头水肿者，应立即切开气管并维持呼吸平稳；兴奋呼吸中枢，缓解呼吸微弱症状，可用尼可刹米和洛贝林进行对症治疗。

3. 特效解毒药 主要为M受体阻断药和胆碱酯酶复活药，详见本章第2节。

第2节 常用解毒药物

一、抗 胆 碱 药

（一）M受体阻断药

阿托品为M受体阻断药，是急性有机磷酸酯类中毒的特异性、高效解毒药物。能迅速对抗M受体激动引起的M样作用，表现为松弛多种内脏平滑肌、抑制腺体分泌、扩瞳和兴奋心脏等，减轻或消除有机磷中毒引起的恶心、呕吐、腹痛、尿便失禁、流涎、支气管分泌物增多、出汗、瞳孔缩小和心率减慢等症状。阿托品还能缓解部分 N_N 样症状和中枢症状。

有机磷酸酯类中毒者，对阿托品的使用剂量视中毒程度而定。使用原则为及早、足量、反复给药直至阿托品化，然后改用维持量；但是，阿托品不能缓解 N_M 受体激动引起的肌震颤等症状，也不能使胆碱酯酶复活，故对中度或重度中毒者，必须与胆碱酯酶复活药联合应用。阿托品化的指征为瞳孔较前扩大、颜面潮红、腺体分泌减少、肺部湿啰音显著减少或消失、有轻度躁动不安等。

（二）新型选择性抗胆碱药

戊 乙 奎 醚

【药理作用和临床应用】 戊乙奎醚（penehyclidine hydrochloride）对M受体具有明显选择性，对 N_N、N_M 受体也有一定作用。由于其能透过血脑屏障，故具有较强、较全面的中枢和外周抗胆碱作用。在中枢，能较好地拮抗有机磷酸酯类中毒引起的中枢中毒症状，如烦躁不安、惊厥和呼吸循环衰竭等。在外周，能较强地拮抗有机磷酸酯类中毒引起的M样中毒症状，如支气管平滑肌痉挛、胃肠道平滑肌痉挛、出汗、流涎、分泌物增多及瞳孔缩小等，还能增加呼吸频率和呼吸流量，主要用于有机磷酸酯类中毒急救治疗，以及中毒后期或胆碱酯酶老化后维持阿托品化，还可用于麻醉前给药。

解毒时，根据中毒程度给予不同剂量的戊乙奎醚45min后，如有恶心、呕吐、出汗、流涎等M样症状时仅用戊乙奎醚注射液1～2mg；若有肌颤、肌无力等N样症状或AChE活力低于50%时仅用氯解磷定1000mg；如上述症状均有，重复应用戊乙奎醚和氯解磷定，解除M样和N样症状。中毒后期或AChE老化后可用戊乙奎醚1～2mg维持阿托品化，每次间隔8～12h。

【**不良反应**】 治疗剂量时常伴有口干、颜面部潮红和皮肤干燥等。如用量过大，可出现头晕、尿潴留、谵妄和体温升高等，一般不须特殊处理，停药后可自行缓解。青光眼患者禁用。对前列腺肥大的老年患者，用药时要密切观察。

当本品与其他抗胆碱药（阿托品、东莨菪碱、山莨菪碱等）配伍用时有协同作用，应酌情减量。

二、胆碱酯酶复活药

胆碱酯酶复活药是一类能使被有机磷酸酯类抑制的AChE恢复活性的药物，主要药物有氯解磷定和碘解磷定。

氯 解 磷 定

【**药理作用和临床应用**】 氯解磷定（pralidoxime chloride，PAM-Cl）进入机体后，可与磷酰化胆碱酯酶中的磷酰基共价结合，生成磷酰化胆碱酯酶和氯解磷定的复合物，后者进一步裂解为磷酰化氯解磷定，使胆碱酯酶游离，恢复水解ACh的活性。此外，又可直接与游离的有机磷酸酯类结合，形成无毒的磷酰化氯解磷定经肾排出，阻止毒物继续抑制胆碱酯酶。

氯解磷定用于急性有机磷酸酯类中毒，能迅速解除N_M样症状，消除肌束颤动，但不能对抗体内过多积聚的ACh作用，故须与阿托品联合应用。

本药对不同有机磷酸酯类中毒的疗效存在差异，如对内吸磷、马拉硫磷和对硫磷中毒疗效较好，对敌百虫、敌敌畏中毒疗效稍差，对乐果中毒则无效。

【**不良反应**】 肌内注射时局部有轻微疼痛；静脉注射过快可出现头痛、乏力、眩晕、视物模糊、恶心及心动过速等；由于其使用方便，不良反应少，临床较为常用。

碘 解 磷 定

碘解磷定（pralidoxime iodide，派姆，PAM）的作用和临床应用与氯解磷定相似，但作用弱，不良反应多，只作静脉给药，不能肌内注射。

链接

助 记 口 诀

有机磷中毒症状三，中枢M样骨骼肌，解救用药要适当，N样症状解磷定，外周中枢阿托品，早足反复联合用。

（杨　杰）

第9章
拟肾上腺素药

拟肾上腺素药是一类化学结构及药理作用与肾上腺素、去甲肾上腺素相似的药物，与肾上腺素受体结合并激动受体，产生肾上腺素样作用，又称肾上腺素受体激动药。它们都是胺类，作用与兴奋交感神经的效应相似，故又称拟交感胺类。

一、α、β受体激动药

肾 上 腺 素

链接

肾上腺素的发现与合成

1856 年，哈佛大学生理学和神经病理学教授布朗·塞卡发现切除双侧肾上腺的人很快会因低血压、感染、衰老而死亡，而注射肾上腺提取物后会延缓病情的恶化。因此他提出肾上腺可能是一个分泌激素的器官。1897 年，美国霍普金斯大学药理学系教授艾贝尔首次自肾上腺髓质分离到一种活性成分，并将其命名为 epinephrin（去甲肾上腺素）。1901 年，日本工业化学家塔卡明成功地从一万头公牛的肾上腺中分离出约 4g 结晶，将其命名为 adrenaline（肾上腺素）。医药学家们经过几十年孜孜不倦的探索，终于发现了人类肾上腺髓质的奥秘，发现并合成了肾上腺素。如今，它已经成为抢救室的必备药品，为我们的生命保驾护航。

肾上腺素（adrenaline，AD）是肾上腺髓质分泌的主要激素。肾上腺素化学性质不稳定，在碱性溶液中，易氧化变色而失效。口服给药无效，皮下注射因能收缩血管，故吸收缓慢，作用维持时间约1h。肌内注射吸收速度较皮下注射快，作用维持时间为10～30min。

【药理作用】 肾上腺素主要激动α受体和β受体。主要作用部位为心脏、血管和平滑肌。

1. 心脏 本品可作用于心肌、传导系统和窦房结的β₁和β₂受体，增强心肌收缩力，加速传导，加快心率，增加心排血量。肾上腺素还能激动冠状血管上的β₂受体，舒张冠状血管，改善心肌的血液供应，且作用迅速。肾上腺素兴奋心脏，提高心肌代谢，使心肌耗氧量增加。当患者处于心肌缺血、缺氧及心力衰竭时，肾上腺素可能使病情加重或引起快速性心律失常。

2. 血管 本品可激动血管平滑肌上的α₁受体，使血管收缩；激动β₂受体，使血管舒张。体内各部位血管的肾上腺素受体的种类和密度各不相同，所以肾上腺素对血管的作用取决于各器官血管平滑肌上α及β受体的分布密度及给药剂量的大小。肾上腺素对小动脉及毛细血管收缩较明显；而对静脉和大动脉收缩作用较弱。此外，肾上腺素对体内各部位血管的效应也不一致，对皮肤黏膜血管和肾血管收缩作用显著；对脑和肺血管收缩作用十分微弱。而在骨骼肌和肝脏的血管平滑肌上β₂受体占优势，故小剂量的肾上腺素往往使这些血管舒张。

3. 血压 在皮下注射治疗量（0.5～1.0mg）或低浓度静脉滴注（10μg/min）时，由于心脏兴奋，皮肤黏膜血管收缩，收缩压和舒张压升高；由于骨骼肌血管的舒张作用，抵消或超过了皮肤黏膜血管收缩作用的影响，故舒张压不变或下降，此时脉压加大，身体各部位血液重新分配，有利于紧急状态下机体能量供应的需要。较大剂量静脉注射时，收缩压和舒张压均升高。肾上腺素的典型血压改变多为双相反应,即给药后迅速出现明显的升压作用,而后出现微弱的降压反应,后者持续作用时间较长。

4. 平滑肌 肾上腺素对平滑肌的作用主要取决于器官组织上的肾上腺素受体类型。激动支气管平滑肌的β_2受体,发挥强大的舒张支气管作用。激动支气管黏膜血管的α_1受体,使其收缩,降低毛细血管的通透性,有利于消除支气管黏膜水肿。激动胃肠平滑肌的β_2受体,降低平滑肌张力,自发收缩频率和幅度降低。激动β_2受体,舒张膀胱逼尿肌;激动α受体,收缩括约肌,从而引起排尿困难和尿潴留。

5. 代谢 肾上腺素能提高机体代谢水平,治疗量下,可使耗氧量升高20%～30%。在人体,由于α受体和β_2受体的激动都可能导致肝糖原分解,故肾上腺素有较明显的升高血糖作用。肾上腺素还能激活三酰甘油酶加速脂肪分解,使血液中游离脂肪酸水平升高。

6. 中枢神经系统 肾上腺素不易透过血脑屏障,治疗量无明显中枢兴奋现象,大剂量时出现中枢兴奋症状,如激动、呕吐、肌强直,甚至惊厥等。

【临床应用】

1. 心搏骤停 本品可用于溺水、麻醉和手术过程中的意外、药物中毒、传染病和心脏传导阻滞等所致的心搏骤停,对电击所致的心搏骤停也可用肾上腺素配合心脏除颤器或利多卡因等除颤,同时必须进行有效的人工呼吸、心脏按压和纠正酸中毒等。

2. 过敏性疾病 ①过敏性休克:本品可迅速缓解过敏性休克的临床症状,挽救患者生命,是治疗过敏性休克的首选药。②支气管哮喘:本品不良反应严重,仅用于支气管哮喘的急性发作,皮下或肌内注射数分钟内奏效。③血管神经性水肿及血清病:本品可迅速缓解血管神经性水肿、血清病、荨麻疹、花粉症等过敏性疾病的症状。

3. 局部作用 本品与局麻药配伍,可延缓局麻药的吸收,延长局麻药的作用时间,减少不良反应的发生。本品也可用于局部止血,将浸有肾上腺素的纱布或棉花球填塞出血处,可使微血管收缩,用于治疗鼻黏膜或齿龈出血。

4. 治疗青光眼 本品通过促进房水流出及使β受体介导的眼内反应脱敏感化,降低眼压。

> **链接**
>
> ### 过敏性休克
>
> 过敏性休克指已致敏的机体接触相应的过敏物质后,肥大细胞和嗜碱性粒细胞迅速释放大量的组胺、缓激肽、血小板活化因子等炎性介质,导致全身毛细血管扩张和通透性增加,血浆外渗,有效血容量下降的急性、危及生命的病理生理综合征。严重者1h内可致死亡。

【不良反应】 主要不良反应为心悸、烦躁、头痛和血压升高等。如用量过大或皮下注射误入血管内,或静脉注射太快,可使α受体过度兴奋,引起血压骤升,甚至发生脑出血,故老年人慎用。当β受体过度激动时,可使心肌耗氧量增加,引起心肌缺血和心律失常,甚至心室颤动,故应严格掌握剂量。禁用于器质性心脏病、高血压、脑动脉硬化、甲状腺功能亢进和糖尿病患者。

案例 9-1

患儿,男,10岁,食用海鲜后出现头皮瘙痒、眼睑水肿、口唇肿胀。查体:T36.5℃,呼吸48次/分,血压50/35mmHg。意识不清,压眶尚有反应,呼吸浅促,四肢厥冷,颜面、球结膜水肿,心率120次/分,心音低弱,两肺散在干湿啰音,腹平软,肠鸣音亢进,下肢皮肤发花,神经反射正常。

问题:1. 患儿目前最可能的诊断是什么?

2. 如何进行治疗?

多　巴　胺

多巴胺（dopamine，DA）口服易在肝和肠中破坏而失效。一般采用静脉滴注给药，在体内被迅速代谢而失效，故作用时间短暂。因多巴胺不易透过血脑屏障，故外源性多巴胺无中枢作用。

【药理作用】　多巴胺主要激动α、β受体和外周的多巴胺受体，并促进神经末梢释放去甲肾上腺素。

1. 心血管　低浓度时激动肾、肠系膜和冠状动脉的多巴胺受体，使血管舒张。高浓度时激动心脏β_1受体，使心肌收缩力增强，心排血量增加。

2. 血压　高浓度时可增加收缩压，但对舒张压无明显影响或仅使其轻微增加，故脉压增大。继续增加给药浓度，可激动血管的α受体，使血管收缩，外周阻力增加，因此血压升高。

3. 肾　低浓度时作用于多巴胺受体，舒张肾血管，使肾血流量增加，肾小球的滤过率也增加。尚具有排钠利尿作用，可能与多巴胺激动肾小管多巴胺受体有关。大剂量时，激动肾血管的α_1受体，可使肾血管明显收缩。

【临床应用】　本品可用于各种休克，如感染性休克、心源性休克及出血性休克等，对于伴有心肌收缩力减弱及尿量减少而血容量已补足的感染性休克更适宜。此外，本品尚可与利尿药联合应用于急性肾损伤，也可用于急性心力衰竭。

【不良反应】　不良反应一般较轻，偶见恶心、呕吐。如剂量过大或滴注速度太快可出现心动过速、心律失常和肾血管收缩导致肾功能下降等，一旦发生，应减慢滴注速度或停药。如果仍不消失，可用酚妥拉明拮抗。与单胺氧化酶抑制药或三环类抗抑郁药合用时，多巴胺剂量应酌减。室性心律失常、闭塞性血管病、心肌梗死、动脉硬化和高血压患者慎用。嗜铬细胞瘤患者禁用。

麻　黄　碱

麻黄碱（ephedrine，麻黄素）药用其左旋体或消旋体。

【药理作用】　麻黄碱可直接激动α、β受体，另外可促进去甲肾上腺素能神经末梢释放NA而发挥间接作用。与肾上腺素相比，本品具有以下特点：化学性质稳定，口服有效；拟肾上腺素作用弱而持久；中枢兴奋作用较显著；易产生快速耐受性。

1. 心血管　本品可兴奋心脏，使心肌收缩力增强、心排血量增加。对心率影响不大。本品的升压作用出现缓慢，但维持时间较长。

2. 支气管平滑肌　本品松弛支气管平滑肌作用较肾上腺素弱，起效慢，作用持久。

3. 中枢神经系统　本品具有较显著的中枢兴奋作用，较大剂量可兴奋大脑和皮质下中枢，引起精神兴奋、不安和失眠等。

4. 快速耐受性　本品短期内反复给药，作用逐渐减弱，称为快速耐受性，也称脱敏。停药后可恢复。每日用药少于3次，则快速耐受性一般不明显。

【临床应用】

1. 可用于治疗支气管哮喘轻症，对急性哮喘发作疗效不佳。

2. 消除鼻黏膜充血所引起的鼻塞。

3. 防治某些低血压状态，如用于防治硬膜外和蛛网膜下腔麻醉所引起的低血压。

4. 缓解荨麻疹和血管神经性水肿的皮肤黏膜症状。

【不良反应】　不良反应与肾上腺素相似，但轻而持久。有时出现中枢兴奋所致的不安、失眠等，晚间服用宜加镇静催眠药防止失眠。禁忌证同肾上腺素。

二、α受体激动药

去甲肾上腺素

去甲肾上腺素（noradrenalin，NA）是去甲肾上腺素能神经末梢释放的主要递质，肾上腺髓质也有少量分泌。NA化学性质不稳定，在中性尤其在碱性溶液中迅速氧化成粉红色乃至棕色而失效，在酸性溶液中较稳定。口服会使胃黏膜血管收缩而影响其吸收，在肠内亦可被碱性肠液破坏；皮下注射时，因使局部血管剧烈收缩而吸收很少，且易发生局部组织缺血坏死，故一般采用静脉滴注。由于去甲肾上腺素进入机体被迅速摄取和代谢，所以作用短暂。

【药理作用】 激动α受体作用强大，对α_1和α_2受体无选择性。对心脏β_1受体作用较弱，对β_2受体几乎无作用。

1. 血管 激动血管α_1受体，使血管收缩，主要是使小动脉和小静脉收缩。皮肤黏膜血管收缩最明显，其次是肾血管。此外脑、肝、肠系膜甚至骨骼肌血管也都呈收缩反应。冠状血管舒张主要是由心脏兴奋，心肌的代谢产物（如腺苷）增加所致。

2. 心脏 作用较肾上腺素为弱，激动心脏β_1受体，使心肌收缩力增强，心率加快，传导加速，心排血量增加。在整体情况下，心率可由于血压升高而反射性减慢。较大剂量，会出现心律失常，但较肾上腺素少见。

3. 血压 小剂量静脉滴注血管收缩作用不明显时，由于心脏兴奋使收缩压升高，舒张压升高不多，故脉压加大。较大剂量时，因血管强烈收缩使外周阻力明显增大，故收缩压升高的同时舒张压也明显升高，脉压减小。

【临床应用】 可用于早期神经源性休克及嗜铬细胞瘤切除后或药物中毒时的低血压。用冷生理盐水稀释后口服，可使食管和胃内血管收缩产生止血作用，用于上消化道出血。

【不良反应及禁忌证】

1. 局部组织缺血坏死 静脉滴注时间过长、浓度过高或药液漏出血管，可引起局部组织缺血坏死，如发现外漏或注射部位皮肤苍白，应立即更换注射部位，进行热敷，并用普鲁卡因或α受体阻断药如酚妥拉明作局部浸润注射，以扩张血管。

2. 急性肾损伤 滴注时间过长或剂量过大，可使肾血管剧烈收缩，产生少尿、无尿和肾实质损伤。用药期间需监测尿量，当尿量低于25ml/h时应减量或停用。

3. 禁忌证 心绞痛、心肌梗死、甲状腺功能亢进、嗜铬细胞瘤患者禁用，妊娠期妇女慎用。

间 羟 胺

间羟胺（metaraminol，阿拉明）为α受体激动药，对β_1受体作用较弱。间羟胺可被肾上腺素能神经末梢摄取进入囊泡，通过置换作用促使囊泡中的去甲肾上腺素释放，间接发挥作用。间羟胺可收缩血管，使外周阻力增加，血压升高，心排血量增加，对心率影响不明显，很少引起心律失常和尿量减少。其升高血压作用较去甲肾上腺素弱，但较持久。

间羟胺可静脉滴注，也可肌内注射，已成为去甲肾上腺素的代用品，用于各种休克早期及手术后或脊髓麻醉后休克的辅助治疗，也可用于低血压及阵发性房性心动过速。短期连续使用可产生快速耐受性，小剂量加用去甲肾上腺素可恢复或增加其升压作用。药液外漏也可引起局部组织坏死。

去氧肾上腺素

去氧肾上腺素（phenylephrine，苯肾上腺素）作用机制与间羟胺相似，可直接和间接地激动α_1受体，可显著收缩血管，升高血压，升压作用与去甲肾上腺素相似，但弱而持久。对β受体作用甚弱，几乎无增强心肌收缩力或加快心率的作用。临床用于阵发性室上性心动过速及麻醉、手术等引起的低血压。去氧肾上腺素经眼睛局部用药，可激动瞳孔开大肌的α_1受体，使瞳孔开大肌收缩而散瞳，该作用较阿托品弱，持续时间短，可在眼底检查时用作快速短效的扩瞳药。

三、β 受体激动药

异丙肾上腺素

异丙肾上腺素（isoprenaline，isoproterenol）是人工合成品，是经典的 β₁、β₂ 受体激动药。

【药理作用】 异丙肾上腺素对 β 受体有很强的激动作用，对 β₁ 和 β₂ 受体选择性很低。对 α 受体几乎无作用。

1. 心脏 对心脏 β₁ 受体具有强大的激动作用，表现为正性肌力和正性频率作用，缩短收缩期和舒张期。与肾上腺素相比，异丙肾上腺素加快心率、加速传导的作用较强，心肌耗氧量明显增加，对窦房结有显著兴奋作用，也能引起心律失常，但较少产生心室颤动。

2. 血管和血压 对血管有舒张作用，主要是使骨骼肌血管舒张（激动 β₂ 受体），对肾血管和肠系膜血管舒张作用较弱，对冠状血管也有舒张作用，也有增加组织血流量的作用。由于心脏兴奋和外周血管舒张，使收缩压升高而舒张压略下降，此时冠状动脉血流量增加；但如静脉注射给药，则可引起舒张压明显下降，降低了冠状血管的灌注压，冠状动脉有效血流量不增加。

3. 支气管平滑肌 激动 β₂ 受体，舒张支气管平滑肌，比肾上腺素作用略强，并能抑制组胺等过敏性物质的释放。但对支气管黏膜的血管无收缩作用，故消除黏膜水肿的作用不如肾上腺素。久用可产生耐受性。

4. 其他 本品能增加肝糖原、肌糖原分解，增加组织耗氧量。与肾上腺素比较，其升高血中游离脂肪酸作用相似，而升高血糖作用较弱。不易透过血脑屏障，中枢兴奋作用微弱。

【临床应用】

1. 心搏骤停 本品对停搏的心脏具有起搏作用，使心脏恢复跳动。适用于心室自身节律缓慢、完全性房室传导阻滞或窦房结功能衰竭而并发的心搏骤停，常与去甲肾上腺素或间羟胺合用做心室内注射。

2. 房室传导阻滞 本品适用于任何部位的房室传导阻滞，采用舌下含服，或静脉滴注给药。

3. 支气管哮喘 舌下或喷雾给药，用于控制支气管哮喘急性发作，疗效快而强。

4. 休克 适用于中心静脉压高、心排血量低的感染性休克，但要注意补液及心脏毒性。目前临床已少用。

【不良反应】 常见的有心悸、头痛、头晕和皮肤潮红等。对于支气管哮喘患者，如用量过大，心脏 β₁ 受体过度激动可使心肌耗氧量增加，易诱发心律失常，甚至产生危险的心动过速及心室颤动。禁用于心绞痛、心肌梗死、甲状腺功能亢进及嗜铬细胞瘤患者。

多巴酚丁胺

多巴酚丁胺（dobutamine）化学结构和体内过程与多巴胺相似，口服无效，仅供静脉注射给药。本品主要激动 β₁ 受体。与异丙肾上腺素比较，本品的正性肌力作用比正性频率作用显著。本品很少增加心肌耗氧量，也较少引起心动过速；静脉滴注速度过快或浓度过高时，可引起心率过快。临床主要用于治疗心肌梗死并发心力衰竭。可引起血压升高、头痛、心悸、气短等不良反应，偶致室性心律失常。因其可促进房室传导，梗阻性肥厚型心肌病患者禁用。心房颤动、心肌梗死和高血压患者慎用。

（韩　梅）

抗肾上腺素药又称为肾上腺素受体阻断药，有阻断肾上腺素受体从而拮抗去甲肾上腺素能神经递质或肾上腺素受体激动药的作用。这类药物按照对α、β肾上腺素受体选择性的不同，可分为α受体阻断药、β受体阻断药和α、β受体阻断药三大类。

一、α受体阻断药

α受体阻断药能选择性地与α受体结合，阻碍去甲肾上腺素能神经递质及肾上腺素受体激动药与α受体结合，从而产生抗肾上腺素作用。α受体阻断药能将肾上腺素的升压作用翻转为降压作用，这个现象称为肾上腺素升压作用翻转（adrenaline reversal）。产生的原因为肾上腺素是α、β受体激动药，α受体阻断药选择性阻断了与血管收缩有关的α受体，与血管舒张有关的β_2受体未被阻断，所以肾上腺素的血管收缩作用被取消而血管舒张作用得以表现。对于只作用于血管上α受体的去甲肾上腺素，此类药只能取消或减弱其血管收缩效应而无翻转作用。

α受体阻断药具有较广泛的药理作用，根据这类药物对α_1、α_2受体的选择性不同，可将其分为三类。

$$\text{α受体阻断药} \begin{cases} \text{非选择性α受体阻断药} \\ (\alpha_1、\alpha_2\text{受体阻断药}) \end{cases} \begin{cases} \text{短效类：酚妥拉明、妥拉唑啉} \\ \text{长效类：酚苄明} \end{cases}$$

α受体阻断药 { 选择性α_1受体阻断药：哌唑嗪

选择性α_2受体阻断药：育亨宾

酚 妥 拉 明

酚妥拉明（phentolamine）能竞争性结合并阻断α受体，对α_1和α_2受体具有相似的亲和力。

【药理作用】

1. 血管 本品具有阻断血管平滑肌α_1受体和直接扩张血管作用。静脉注射本品能使血管舒张，血压下降，对静脉和小静脉扩张明显，并可舒张小动脉使肺动脉压下降，外周血管阻力降低。

2. 心脏 本品可兴奋心脏，使心肌收缩力增强、心率加快、心排血量增加。这种兴奋作用部分由血管舒张、血压下降，反射性兴奋交感神经引起；部分是阻断神经末梢突触前膜α_2受体，促进去甲肾上腺素释放，激动心脏β_1受体引起。此外，本药尚具有阻断钾通道的作用。

3. 其他 本品可阻断5-羟色胺受体，激动M受体和组胺受体，促进肥大细胞释放组胺。

【临床应用】

1. 外周血管痉挛性疾病 如肢端动脉痉挛的雷诺病、血栓闭塞性脉管炎及冻伤后遗症。

2. 去甲肾上腺素静脉滴注外漏 静脉滴注去甲肾上腺素外漏时，可致皮肤缺血、苍白和剧烈疼痛，甚至坏死，此时可用酚妥拉明10mg溶于10～20ml生理盐水中做皮下浸润注射。

3. 慢性心力衰竭及急性心肌梗死 心力衰竭时，由于心排血量不足，交感神经兴奋、外周阻力增高、肺充血及肺动脉压力升高，易产生肺水肿。酚妥拉明可扩张血管，降低外周阻力，降低心脏后负荷，左室舒张末期充盈压及肺动脉压下降，心排血量增加，心力衰竭得以减轻。用于治疗其他药物无效的急性心肌梗死及充血性心脏病所致心力衰竭。

4. 抗休克 本品可扩张血管，降低外周阻力，增加心排血量；降低肺循环阻力，防止肺水肿发生，从而改善休克状态时的重要器官血液灌注，解除微循环障碍。对休克而左室充盈压增高者疗效好，适用于感染性、心源性、神经源性休克，但给药前需补足血容量。

5. 肾上腺嗜铬细胞瘤 本品可降低嗜铬细胞瘤所致的高血压，用于肾上腺嗜铬细胞瘤的鉴别诊断、高血压危象及手术前准备。用于鉴别诊断试验时，可引起严重低血压，有致死报告，故需特别慎重。

6. 药物引起的高血压 本品可用于肾上腺素等拟肾上腺素药过量所致的高血压，也可用于突然停用可乐定引起的高血压危象。

7. 其他 口服或直接阴茎海绵体注射用于诊断或治疗阳痿。

> **链接**
>
> ### 肾上腺嗜铬细胞瘤
>
> 肾上腺嗜铬细胞瘤是起源于肾上腺髓质的肿瘤，细胞内颗粒含儿茶酚胺，无调节性分泌大量儿茶酚胺进入血液循环，引起全身性病理生理改变和临床症状。该肿瘤良性居多，临床表现随其内分泌的异常而有所变异，典型病例为分泌大量儿茶酚胺，引起阵发性或持续性高血压、心悸、头痛等。

【**不良反应**】 常见的不良反应为低血压，胃肠道平滑肌痉挛所致的腹痛、腹泻、呕吐和消化性溃疡。静脉给药可引起严重的心律失常和心绞痛，需要缓慢注射或静脉滴注。胃炎、消化性溃疡、冠心病患者慎用。

酚 苄 明

酚苄明（phenoxybenzamine）属于长效α受体阻断药，具有起效慢、作用强而持久的特点。酚苄明通过舒张血管，降低外周阻力，从而降低血压。由于血压下降引起反射性交感神经兴奋，以及对突触前膜α_2受体产生阻断作用等，酚苄明可使心率加快。酚苄明在高浓度时，尚具有抗组胺和抗5-羟色胺作用。主要用于治疗外周血管痉挛性疾病，也可用于休克、嗜铬细胞瘤、良性前列腺增生等疾病的治疗。不良反应有直立性低血压、心动过速、心律失常及鼻塞；口服可出现恶心、呕吐、嗜睡及疲乏等。静脉注射时必须缓慢给药，以免引起血压过度下降。

二、β受体阻断药

β受体阻断药能选择性与β受体结合，竞争性阻断去甲肾上腺素能神经递质或肾上腺素受体激动药的β型拟肾上腺素作用。根据药物的选择性不同，β受体阻断药可分为非选择性β（β_1、β_2）受体阻断药和选择性β_1受体阻断药。

$$\beta\text{受体阻断药} \begin{cases} 1\text{类：非选择性}\beta\text{受体阻断药} \begin{cases} 1A\text{类：普萘洛尔、噻吗洛尔} \\ 1B\text{类：氧烯洛尔、吲哚洛尔} \end{cases} \\ 2\text{类：选择性}\beta_1\text{受体阻断药} \begin{cases} 2A\text{类：阿替洛尔、美托洛尔} \\ 2B\text{类：醋丁洛尔} \end{cases} \end{cases}$$

说明：A类药均无内在拟交感活性（ISA），B类药均有ISA

【**药理作用**】

1. β受体阻断作用

（1）心血管系统 阻断心脏β_1受体，使心肌收缩力减弱、心率减慢、心排血量减少、传导减慢、心肌耗氧量降低，尤其是在交感神经兴奋性增高（如体育运动或病理情况）时作用更明显。对正常人安静休息时的心脏抑制作用较弱。由于其对血管β_2受体的阻断作用，加上心脏受到抑制，本类药物可反射性兴奋交感神经引起血管收缩，使外周阻力略有增加，肝、肾、骨骼肌和冠状动脉血流量减少。

（2）支气管平滑肌　非选择性β受体阻断药阻断支气管平滑肌$β_2$受体，使支气管平滑肌收缩而增加呼吸道阻力。此作用较弱，对正常人影响较小，对支气管哮喘、慢性阻塞性肺疾病患者，可诱发或加重哮喘。选择性$β_1$受体阻断药此作用较弱。

（3）代谢　β受体阻断药对脂肪及糖代谢均有影响。①脂肪代谢：人类脂肪的分解主要与$β_1$、$β_3$受体激动有关，长期应用非选择性β受体阻断药可以抑制脂肪分解，增加冠心病的罹患风险，选择性$β_1$受体阻断药对脂肪代谢作用较弱；②糖代谢：肝糖原的分解与激动$α_1$、$β_2$受体及促进儿茶酚胺释放有关。普萘洛尔对正常人血糖无影响，但可抑制肾上腺素引起的高血糖，并能延缓糖尿病患者在使用胰岛素后血糖水平的恢复。β受体阻断药往往会掩盖低血糖症状如心悸等，从而延误低血糖的及时诊断。

（4）其他　β受体阻断药通过阻断肾球旁细胞的$β_1$受体而抑制肾素的释放，这可能是其导致血压下降的原因之一。甲状腺功能亢进时，β受体阻断药能对抗机体对儿茶酚胺的敏感性增高，并抑制T_4向T_3转变，从而有效控制甲状腺功能亢进的症状。

2. 内在拟交感活性（intrinsic sympathomimetic activity，ISA）　某些β受体阻断药（如吲哚洛尔、醋丁洛尔），除对β受体有阻断作用外，还对β受体具有部分激动作用，称为内在拟交感活性。此作用较弱，通常被β受体阻断作用所掩盖。

3. 降低眼压　治疗青光眼，其作用机制可能是通过阻断睫状体的β受体，减少环磷酸腺苷（cAMP）生成，进而减少房水产生。

【临床应用】

1. 心律失常　对多种原因引起的快速性心律失常有效，尤其对运动或情绪紧张、激动所致心律失常或因心肌缺血、强心苷中毒所致心律失常疗效好。

2. 心绞痛和心肌梗死　对心绞痛有良好的疗效。心肌梗死早期应用普萘洛尔、美托洛尔和噻吗洛尔等均可降低心肌梗死的复发率和猝死率。

3. 高血压　本品能使血压明显下降，同时减慢心率，是治疗高血压的基础药物。

4. 慢性心力衰竭　应用β受体阻断药尤其是$β_1$受体阻断药对伴有扩张型心肌病的心力衰竭有明显治疗作用。

5. 甲状腺功能亢进　近年来普萘洛尔常被用于治疗甲状腺功能亢进（甲亢）。甲亢时儿茶酚胺引起的多种症状与β受体兴奋有关，特别是心脏和代谢方面的异常，因此应用β受体阻断药治疗效果明显。

6. 其他　噻吗洛尔可减少房水生成，降低眼压，治疗开角型青光眼；β受体阻断药还可用于偏头痛、肌束震颤及酒精中毒等。

【不良反应】　常见的不良反应有恶心、呕吐、轻度腹泻等消化道症状，偶见皮疹和血小板减少等。严重的不良反应与应用不当有关，可导致严重后果，主要包括以下几个方面。

1. 心血管反应　心脏功能抑制，对心功能不全患者会引起重度心功能不全、肺水肿、房室传导完全阻滞以至心搏骤停等严重后果。本品可阻断血管平滑肌$β_2$受体，使外周血管收缩甚至痉挛，导致四肢发冷、皮肤苍白或发绀，出现雷诺现象或间歇跛行，甚至可引起脚趾溃烂和坏死。

2. 诱发或加剧支气管哮喘　非选择性β受体阻断药可使呼吸道阻力增加，诱发或加剧哮喘。选择性$β_1$受体阻断药一般不引起上述不良反应，但哮喘患者仍应慎用。

3. 反跳现象　长期应用β受体阻断药时如突然停药，可使原来病情加重，出现血压上升、严重心律失常或心绞痛发作次数增加，甚至急性心肌梗死或猝死，其机制与受体上调有关。病情控制后如要停药，应逐渐减量直至停药，过程以2周为宜。

4. 其他　个别患者有幻觉、失眠、抑郁症状。少数人出现低血糖，因其掩盖低血糖时的出汗和心悸等症状而出现严重后果。

【禁忌证】　禁用于严重左室心力衰竭、窦性心动过缓、三度房室传导阻滞和支气管哮喘患者。心肌梗死、肝功能不良者慎用。

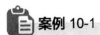

案例 10-1

患者，男，46岁，原发性高血压，遵医嘱口服普萘洛尔治疗 1 年。剂量自 40mg/d 逐渐增至 200mg /d，血压控制较好。3 天前自行停药后，出现胸闷、心悸及心前区疼痛等症状，突然昏厥，急送医院抢救无效死亡。

　　问题：1. 患者最可能的死亡原因是什么？

　　　　　2. 为何普萘洛尔长期用药不能突然停药？

三、α、β 受体阻断药

本类药物对 α、β 受体的阻断作用选择性不强，临床主要用于高血压的治疗，以拉贝洛尔为代表。其他药物还有布新洛尔（bucindolol）、氨磺洛尔（amosulalol）和卡维地洛（carvedilol）等。

拉 贝 洛 尔

【药理作用与临床应用】 拉贝洛尔（labetalol，柳胺苄心定）有 4 种立体异构体，药理学特性较复杂。临床应用的拉贝洛尔为消旋混合物，所以兼有 α、β 受体的阻断作用，对 β 受体的阻断作用是对 α 受体阻断作用的 5～10 倍。由于对 $β_2$ 受体的内在拟交感活性及药物的直接作用，拉贝洛尔可使血管舒张，肾血流量增加。

拉贝洛尔多用于中重度高血压、心绞痛，静脉注射可用于高血压危象。与特异性 β 受体阻断药相比，本品能降低卧位血压和外周阻力，一般不降低心排血量，但可降低立位血压，引起直立性低血压。

【不良反应】 常见的不良反应有眩晕、乏力、恶心等。哮喘及心功能不全者禁用。儿童、妊娠期妇女及脑出血者忌以静脉注射方式用药。本药注射液不能与葡萄糖盐水混合滴注。

（韩　梅）

第**11**章
麻 醉 药

📋 **案例** 11-1

　　患者，女，36 岁。做双手抱头侧向抗阻运动时突感右颈部疼痛，随即不能转头，疼痛逐渐加重。初步诊断为急性颈部肌肉筋膜炎。拟行痛点封闭治疗。

　　问题： 请问该患者需要使用何种药物？使用该药时有何注意事项？

第 1 节　局部麻醉药

　　局部麻醉药（local anaesthetic）简称局麻药，是一类应用于局部神经末梢或神经干周围的药物。本类药物能暂时、完全和可逆性地阻断神经冲动的产生和传导，在意识清醒的条件下抑制触觉、压觉、痛觉而减轻或避免疼痛，局麻作用消失后，神经功能可完全恢复，局麻药对各类组织无损伤性影响。

一、局麻药的药理作用

　　1. 局麻作用　神经冲动的产生和传导是由于神经细胞膜受刺激，大量Na^+内流和K^+外流，形成动作电位而引起。

　　局麻药通过阻断神经细胞膜上的钠通道，抑制Na^+内流，降低膜的兴奋性，阻止神经冲动的产生与传导，从而产生局部麻醉作用。局麻药对不同的神经细胞或神经纤维的麻醉作用不同，一般而言，神经纤维末梢和神经节及中枢神经系统的突触部位对局麻药最敏感，细的神经纤维比粗的神经纤维更易被阻断，无髓鞘神经较有髓鞘的神经纤维更易被麻醉。因此，应用局麻药时神经纤维被麻醉的顺序依次是痛温觉纤维、触压觉纤维、中枢抑制性神经元、中枢兴奋性神经元、自主神经、运动神经，最后是心肌。神经冲动传导的恢复按相反的顺序进行。

　　2. 吸收作用　局麻药从给药部位吸收并达到一定浓度后可出现吸收作用，该作用主要引起毒性反应。

　　（1）中枢神经系统　局麻药对中枢神经系统的作用是先兴奋后抑制。局麻药被吸收后先抑制中枢抑制性神经元而使中枢兴奋，表现为头晕、烦躁不安、肌张力增高、肌肉震颤、阵挛性惊厥等；随后抑制中枢兴奋性神经元，转为中枢抑制，表现为昏迷、呼吸肌麻痹等。过量中毒时应注意维持呼吸。

　　（2）心血管系统　出现心脏抑制和血管扩张。局麻药对心肌细胞膜具有膜稳定作用，使其心肌收缩力减弱、不应期延长、传导减慢。多数局麻药可使小动脉扩张，在血药浓度过高时可引起血压下降，甚至休克等心血管反应，特别是药物误入血管内时更易发生。因此局部注射用药时，一般应加入少量肾上腺素，使局部血管收缩而延缓局麻药的吸收，从而延长局部麻醉作用时间并减少吸收中毒。

二、常用局麻方法

　　1. 表面麻醉　又称黏膜麻醉，是将穿透力强的局麻药直接涂布在黏膜表面，药物穿透黏膜，麻醉黏膜下神经末梢。常用于眼、鼻、口腔、咽喉、食管、气管及泌尿生殖道黏膜部位的浅表手术。表面麻醉要求局麻药有一定穿透黏膜的能力，常选用丁卡因、利多卡因。

2. 浸润麻醉 是将局麻药注入皮下或手术视野周围各层组织，使局部神经末梢麻醉，适用于浅表小手术。根据需要可在溶液中加入少量肾上腺素，可减缓局麻药的吸收，延长作用时间。浸润麻醉时用药量较大，在做较大的手术时，因所需药量较大而易产生全身毒性反应。可选用利多卡因、普鲁卡因、布比卡因。

3. 传导麻醉 又称神经阻滞麻醉，是将局麻药注入外周神经干周围，阻断神经冲动的传导，麻醉神经干所支配的区域。该麻醉方法用药量少，麻醉范围较大，适用于四肢、面部、口腔手术。可选用利多卡因、普鲁卡因、布比卡因。

4. 脊椎麻醉 又称蛛网膜下腔麻醉、腰麻，是将药液注入腰椎蛛网膜下腔产生阻滞作用的方法。脊椎麻醉的主要危险是呼吸肌麻痹和血压下降，后者主要是由于腰麻使交感神经活动减弱，副交感神经活动增强，导致血管扩张所致，可预先应用麻黄碱预防。通过调整患者体位和药液比重，可防止局麻药扩散至颅腔，以减轻头痛及脑膜刺激征等不良反应。适用于下腹部和下肢的手术。可选用布比卡因、罗哌卡因、丁卡因、普鲁卡因。

5. 硬膜外麻醉 是将局麻药注入硬膜外腔，药液经神经鞘扩散，穿过椎间孔阻断附近的脊神经根。硬膜外腔终止于枕骨大孔，不与颅腔相通，药液不扩散至脑组织，很少引起头痛和脑膜刺激征。但硬膜外麻醉用药量较腰麻大5～10倍，如误入蛛网膜下腔，可引起严重的毒性反应。硬膜外麻醉也可引起外周血管扩张、血压下降及心脏抑制，可应用麻黄碱防治。可用于颈部、胸腹部及四肢的手术。常用药物为利多卡因、布比卡因及罗哌卡因等。

6. 区域镇痛 近年来，外周神经阻滞技术及局麻药的发展为患者提供了更理想的围手术期镇痛的有效方法，通常与阿片类药物联合应用，可减少阿片类药物的用量。酰胺类局麻药如布比卡因、左布比卡因及罗哌卡因在区域镇痛中运用最为广泛，尤其是罗哌卡因具有感觉和运动阻滞分离的特点，使其成为区域镇痛的首选药。

> **链接**
>
> ### 镇 痛 泵
>
> 　　镇痛泵是为了减轻患者痛苦而使用的一种液体输注装置，它使镇痛药在血浆中保持相对稳定的浓度，也可让患者自行按压泵阀控制给药，以迅速加强效果，治疗更加个体化。可以用于术后镇痛、癌痛、分娩镇痛等。根据镇痛泵中药物的不同可分为硬膜外泵和静脉泵两种，一般硬膜外泵常使用局麻药、吗啡等，而静脉泵常使用芬太尼等。

三、常用局麻药

常用局麻药分为两类（表11-1）：第一类为酯类，属于这一类的药物有普鲁卡因、丁卡因、苯佐卡因等；第二类为酰胺类，属于这一类的药物有利多卡因、布比卡因、罗哌卡因等。

表11-1 局部麻醉药的分类及作用特点

类别	药物	持续时间（h）	黏膜穿透力	毒性	主要用途
酯类	普鲁卡因	0.5～1.0	弱	+	浸润麻醉、传导麻醉、腰麻、硬膜外麻醉
	丁卡因	2～3	强	++++	表面麻醉、传导麻醉、腰麻、硬膜外麻醉
酰胺类	利多卡因	1～2	强	++	表面麻醉、浸润麻醉、传导麻醉、硬膜外麻醉
	布比卡因	5～10	弱	++++	浸润麻醉、传导麻醉、硬膜外麻醉
	罗哌卡因	2～6	弱	+++	传导麻醉、硬膜外麻醉

普 鲁 卡 因

普鲁卡因（procaine，奴佛卡因）属于短效酯类局麻药，毒性较小，起效快，是常用的局麻药之一。注射后1～3min起效，作用可维持30～45min。本品因脂溶性较低，黏膜穿透力较弱，很少用于表面麻醉。广泛用于浸润麻醉、传导麻醉、腰麻、硬膜外麻醉。另外0.25%～0.50%普鲁卡因溶液注射于病灶有关的神经周围或病变部位，进行封闭治疗即局部封闭，可减轻病灶的炎症或损伤的症状。普鲁卡因过量可引起中枢和心血管的毒性反应，有时可引起过敏反应，用药前需做皮肤过敏试验，对本品过敏者可用利多卡因。

利 多 卡 因

利多卡因（lidocaine，赛罗卡因）属于中效酰胺类局麻药，是目前临床最常用的局麻药。与相同浓度的普鲁卡因相比，利多卡因起效快，作用强而持久，黏膜穿透力好，安全范围较大，可用于各种形式的局部麻醉，有全能麻醉药之称。但由于其扩散力较强，麻醉平面不易掌握，腰麻应慎用。利多卡因也可用于治疗心律失常，是室性心动过速的首选药。

丁 卡 因

丁卡因（tetracaine，地卡因）属于长效酯类局麻药，其麻醉强度比普鲁卡因强10倍，毒性大10～12倍。本药黏膜穿透力强，常用于表面麻醉，作用迅速，1～3min显效，作用持续时间为2～3h。因毒性大，故不用于用药量较大的浸润麻醉。可用于传导麻醉、腰麻和硬膜外麻醉。

布 比 卡 因

布比卡因（bupivacaine，麻卡因，丁哌卡因）属于长效酰胺类局麻药，其结构与利多卡因相似，麻醉作用强度是利多卡因的5～8倍。布比卡因起效快，作用可持续5～10h。黏膜穿透力弱，不用于表面麻醉，适用于浸润麻醉、传导麻醉、硬膜外麻醉。与等效剂量利多卡因相比，可产生严重的心脏毒性，并难以治疗，应予以注意。

左布比卡因为新型长效局麻药，是布比卡因的异构体，相对毒性较低。临床上需要较大剂量局麻药或局麻药持续应用时，左布比卡因的优越性就显得尤为重要。

罗 哌 卡 因

罗哌卡因（ropivacaine）是一类新型酰胺类局麻药，化学结构与布比卡因相似，作用时间短，对心肌的毒性比布比卡因小，有明显的收缩血管作用，使用时无需加入肾上腺素。适用于硬膜外麻醉、臂丛阻滞和局部浸润麻醉。本药对子宫和胎盘血流几乎无影响，故常用于产科手术麻醉。

甲 哌 卡 因

甲哌卡因（mepivacaine）又名卡波卡因（carbocaine），麻醉作用、毒性与利多卡因相似，但维持时间较长（2h以上），有微弱的直接收缩血管作用。本品与利多卡因相比，其血中浓度要高50%，可通过胎盘向胎儿转移，故不适用于产科手术。用于浸润麻醉、传导麻醉、硬膜外麻醉和腰麻。

第2节　全身麻醉药

全身麻醉药（general anesthetic）简称全麻药，是一类抑制中枢神经系统功能，引起暂时性感觉、意识和反射消失，骨骼肌松弛，以便进行外科手术的药物。麻醉作用包括镇痛、催眠、肌肉松弛、遗忘、意识消失、抑制异常应激反应等诸多方面，镇痛作用是其中最基本、最重要的作用。全身麻醉药可分为吸入性麻醉药和静脉麻醉药。

一、吸入性麻醉药

乙 醚

乙醚（ether）为无色澄明易挥发的液体，有特殊的臭味，易燃易爆，易氧化生成过氧化物及乙醛，使毒性增加。

麻醉浓度的乙醚对呼吸、血压几乎无影响，对心、肝、肾的毒性较小。乙醚尚有箭毒样作用，肌肉松弛作用良好。但诱导期与苏醒期较长，易发生麻醉意外。其特异性臭味，可刺激气管黏液分泌，易引起吸入性肺炎。加上易燃、易爆等缺点，目前乙醚在临床上较少应用，但其使用方便，在野战、救灾等情况下仍有重要价值。

氧 化 亚 氮

氧化亚氮（nitrous oxide，笑气）是最早的麻醉药，为无色、味甜、无刺激性液态气体，性质稳定，不燃不爆。在体内不被代谢，绝大多数经肺以药物原型呼出。该药诱导期短，苏醒快，患者感觉舒适、愉快。镇痛作用强，对呼吸和肝、肾功能无影响。但对心肌略有抑制作用。氧化亚氮麻醉效能很低，需与其他麻醉药配伍方可达到满意的麻醉效果，主要用于诱导麻醉或与其他全麻药配伍使用。

氟 烷

氟烷（halothane）为无色透明液体，但化学性质不稳定，遇光、热易降解，临床浓度不燃不爆。氟烷是临床最早使用的含氟吸入麻醉药。本药的优点为诱导期短、苏醒快、麻醉作用强、刺激性小。但氟烷的镇痛、肌肉松弛作用弱，还可扩张脑血管，升高颅内压；使心肌对儿茶酚胺的敏感性增加，易导致心律失常等。能明显松弛子宫平滑肌而导致产后出血，因此禁用于难产或剖腹产患者。现已被更安全的七氟烷等替代。

恩氟烷和异氟烷

恩氟烷（enflurane）和异氟烷（isoflurane）为同分异构体，和氟烷相比，二者的最小肺泡浓度（MAC）稍大，麻醉诱导平稳、迅速和舒适，苏醒也快，肌肉松弛作用良好，不增加心肌对儿茶酚胺的敏感性。反复使用对肝无明显副作用，偶有恶心、呕吐。两药是目前较为常用的吸入性麻醉药，主要用于麻醉维持。异氟烷使用时避免长时间高浓度（>2%）吸入，且不宜用于产科麻醉。

地 氟 烷

地氟烷（desflurane）化学结构与异氟烷相似，异氟烷分子中的氯被氟取代即为地氟烷。具有低脂溶性和低代谢性特点，麻醉效价强度低于上述药物，但麻醉诱导期极短且患者苏醒快（停药后5min患者即可苏醒）。缺点是麻醉诱导期浓度过大，刺激呼吸道引起咳嗽、呼吸暂停和喉头痉挛。适合于成人及儿童的麻醉维持。

七 氟 烷

七氟烷（sevoflurane）结构与异氟烷相似，其特点是对心肺功能影响较小，血/气分配系数低。本药麻醉诱导期短、平稳，麻醉深度易于控制，患者苏醒快，对心脏功能影响小。目前广泛用于成人及儿科患者的院内手术及门诊手术全身麻醉的诱导和维持。

二、静脉麻醉药

静脉麻醉药是通过静脉注射或静脉滴注给药的全麻药。此类药物与吸入性麻醉药相比，其优点是无诱导期，患者迅速进入麻醉状态，对呼吸道无刺激性，麻醉方法简便易行。临床上常用于吸入麻醉的诱导及复合全身麻醉。

硫 喷 妥 钠

硫喷妥钠（pentothal sodium）属超短效巴比妥类药物，脂溶性高，静脉注射后，几秒钟即可进入脑组织，1min内患者神志即消失，无兴奋期。因脑组织中的药物迅速随血流再分布到肌肉、脂肪等组织，故麻醉作用仅维持10min左右。镇痛效果差，肌肉松弛作用不完全。

本药主要用于诱导麻醉、基础麻醉和脓肿切开引流、骨折或脱臼复位等短时手术。硫喷妥钠能明显抑制呼吸中枢，新生儿、婴幼儿禁用。易诱发喉头或支气管痉挛，支气管哮喘患者禁用。

氯 胺 酮

氯胺酮（ketamine）引起的麻醉，与一般全麻药有明显的不同，是一种特殊的麻醉类型。一方面阻断痛觉冲动向丘脑和新皮质的传导，导致意识模糊，短暂记忆缺失，痛觉消失，是唯一具有显著镇痛作用的静脉麻醉药，对环境刺激无反应；另一方面兴奋脑干网状结构和大脑边缘系统，导致眼睛睁开，骨骼肌张力增加，心率加快，血压升高。这种抑制与兴奋并存的麻醉状态称为分离麻醉。

本药适用于短时的体表小手术，如烧伤清创、切痂、植皮等。

丙 泊 酚

丙泊酚（propofol）对中枢神经有抑制作用，可产生良好的镇静、催眠效果，起效快，作用时间短，苏醒迅速，无蓄积作用。能抑制咽喉反射，有利于插管，能降低颅内压和眼压，减少脑耗氧量及脑血流量。镇痛作用微弱，对循环系统有抑制作用，表现为血压下降、外周血管阻力降低，可用于门诊短小手术的辅助用药，也可作为全麻诱导、维持及镇静催眠辅助用药。

依 托 咪 酯

依托咪酯（etomidate）为强效超短效非巴比妥类催眠药。成人静脉给药后几秒钟意识即丧失，睡眠持续达5min，无明显镇痛、肌肉松弛作用。故用作诱导麻醉时常需加入镇痛药、肌松药或吸入性麻醉药。对心功能影响小，尤其适用于冠心病、心脏瓣膜疾病和其他心脏功能差的患者。主要缺点是恢复期出现恶心、呕吐症状，发生率高达30%～50%。

咪 达 唑 仑

咪达唑仑（midazolam，咪唑安定）为苯二氮䓬类镇静催眠药，具有较强的抗焦虑、催眠、抗惊厥、肌肉松弛和顺行性遗忘作用，但无镇痛作用。具有消除半衰期短、注射部位无刺激性等特点。无论口服、肌内注射、静脉注射、小儿鼻腔滴入或直肠灌注均吸收完全，起效迅速。排泄快，作用时间短，故较地西泮更适合临床麻醉。

其主要用途有：①麻醉前给药；②全麻诱导和维持，可代替硫喷妥钠用于危重患者的静脉诱导麻醉；③局部麻醉时作为辅助用药；④重症监护病房（ICU）患者镇静及电转复和心血管造影等。

第3节 复 合 麻 醉

在麻醉药物的临床应用中，各种全麻药单独应用效果不够理想，为了克服其不足，临床上常同时或先后应用两种以上麻醉药物或辅以其他药物，以达到完善的手术中和术后镇痛及满意的外科手术条件，这种麻醉方法称为复合麻醉。

1. 麻醉前给药 如合用苯二氮䓬类、巴比妥类、阿片类和抗组胺类药物，消除患者的紧张、恐惧情绪，加强麻醉效果，减少麻醉药的用量。合用抗胆碱药阿托品等可减少呼吸道分泌物所致的吸入性肺炎和支气管痉挛。

2. 基础麻醉 在进入手术前肌内注射较大剂量的巴比妥类镇静催眠药，使患者达到深睡眠的基础麻醉状态，消除其紧张情绪，使麻醉平稳。主要用于不合作的小儿患者。

3. 诱导麻醉 应用作用迅速的硫喷妥钠或氧化亚氮等，迅速进入外科麻醉期，避免诱导期的各种不良反应，然后改用其他药物维持麻醉。

4. 低温麻醉 在物理降温的基础上配合使用氯丙嗪，使体温下降至正常值以下（28～30℃），降低心、脑、肾等重要器官的耗氧量，提高组织对缺氧的耐受力，用于脑手术和心脑血管手术。

5. 神经安定镇痛术 通常以氟哌利多与芬太尼按50∶1比例混合，静脉注射后，在意识不完全消失的情况下，自主动作停止，痛觉消失，适用于内镜检查，如同时加用肌松药则可达满意的外科麻醉，称为神经安定麻醉。

6. 合用肌松药 根据手术对肌肉松弛的要求，在麻醉时合用骨骼肌松弛药，如阿曲库铵、琥珀胆碱或筒箭毒碱等。

7. 控制性降压 加用短效血管扩张药硝普钠或钙通道阻滞药，使血压适度下降，并抬高手术部位，以减少出血。常用于止血较困难的颅脑手术。

（林雪霞）

镇静催眠药是一类能选择性抑制中枢神经系统的药物。能缓和激动、消除紧张及烦躁、恢复安静情绪的药物称镇静药；能促进和维持近似生理睡眠的药物称催眠药。但二者之间无明显的界线，多数药物小剂量时产生镇静作用，大剂量可产生催眠作用，因此统称为镇静催眠药。本类药物包括苯二氮䓬类、巴比妥类及其他类。镇静催眠药长期应用均可产生依赖性，应按精神药品进行管理。

案例 12-1

王某，男，24 岁，从事房地产销售半年，因业绩不佳而常感到焦躁、不安，多次请教同事并加班熬夜工作，近期出现上班精力不集中，夜晚入睡困难。

问题：以上案例中，王某为何出现睡眠问题？是否需要选用镇静催眠药进行治疗？治疗过程对王某的生活会有怎样的影响？

一、苯二氮䓬类

苯二氮䓬类（benzodiazepine，BZ）药物多为 1，4-苯并二氮䓬衍生物，种类很多。目前临床使用的药物有地西泮、氟西泮、硝西泮、氯硝西泮、劳拉西泮、奥沙西泮、三唑仑、阿普唑仑、艾司唑仑、咪达唑仑等。根据药物消除半衰期的长短，可以将苯二氮䓬类药物分为以下几类。

长效类：$t_{1/2} > 24h$，如地西泮、氯氮䓬、氟西泮。

中效类：$t_{1/2}$ 6～24h，如硝西泮、艾司唑仑、氯硝西泮、劳拉西泮、阿普唑仑。

短效类：$t_{1/2} < 6h$，如三唑仑、奥沙西泮。

本类药物作用相似，但各有侧重，其中地西泮是苯二氮䓬类药物的典型代表。

地 西 泮

【体内过程】 地西泮（diazepam，安定）口服吸收完全，肌内注射吸收缓慢且不规则，情况紧急时应静脉注射。本药脂溶性高，能通过血脑屏障和胎盘屏障。主要经肝代谢，经肾排泄。部分经胆汁排泄，形成肝肠循环，连续用药易蓄积。少量经乳汁排泄，可影响乳儿。

【药理作用和临床应用】

1. 抗焦虑 小于镇静剂量即可产生显著的抗焦虑作用，能改善患者的紧张、恐惧、忧虑、激动和烦躁等焦虑症状，作用发生快而确切，对各种原因引起的焦虑症均有效。麻醉前给药，可缓解恐惧情绪，减少麻醉药物的用量，增加安全性。患者用药后可产生短暂的记忆缺失，临床常用于心脏电复律和内镜检查前用药，多静脉注射。

链接

非快速眼动睡眠和快速眼动睡眠

生理性睡眠是重要的生理现象，失眠是临床常见症状之一。正常生理性睡眠包括非快速眼动睡眠（NREM sleep，NREMS）和快速眼动睡眠（REM sleep，REMS）两个时相。非快速眼动睡眠有利于机体的发育和疲劳的消除，并与机体的合成代谢有关；快速眼动睡眠对脑功能的修复、学习、记忆有重要作用。梦境多发生在快速眼动睡眠时相。生理状态下两种时相在每晚有 3～4 次交替过程。

2. 镇静催眠 随剂量的增加，可产生镇静催眠作用。可缩短睡眠诱导时间，显著延长睡眠持续时间，减少夜间觉醒次数，延长NREMS时相的第2期，对REMS时相的影响较小。其特点是：①缩短NREMS的第3期和4期，减少发生于此期的夜惊或梦游症；②对REMS影响较小，停药后REMS时相反跳性延长现象轻，其依赖性和戒断症状也较轻微；③治疗指数高，安全范围大，对呼吸、循环功能抑制轻。故目前是临床常用的镇静催眠药，可用于各种原因引起的失眠。

3. 抗惊厥、抗癫痫 地西泮有很强的抗惊厥作用，故临床上用于辅助治疗破伤风、子痫、小儿高热和药物中毒引起的惊厥。地西泮静脉注射是目前临床上用于治疗癫痫持续状态的首选药。其他类型的癫痫则以硝西泮和氯硝西泮疗效较好。

4. 中枢性肌肉松弛 剂量较大时地西泮可产生中枢性肌肉松弛作用，但不影响正常活动，主要用于缓解脑血管意外、脊髓损伤等中枢病变引起的肌强直，也可缓解局部病变，如腰肌劳损等引起的肌痉挛。

苯二氮䓬类药物的作用机制：本类药与苯二氮䓬受体结合后，增强γ-氨基丁酸（GABA）能神经传递功能和突触抑制效应，使氯通道开放的频率增加，更多的Cl⁻内流，使神经细胞超极化，产生抑制效应，还能增强GABA与GABA受体相结合的作用，增强了脑内抑制性神经递质GABA的中枢抑制作用。

【不良反应及注意事项】

1. 中枢神经反应 治疗量连续用药可产生头昏、乏力、嗜睡及淡漠等反应，大剂量可导致共济失调。静脉注射速度过快可引起昏迷和呼吸抑制，严重者可致呼吸及心搏骤停。本类药物安全范围大，不易发生严重后果。6个月以下的婴儿及重症肌无力患者禁用。可通过胎盘屏障和经乳汁分泌，妊娠期及哺乳期妇女禁用。

2. 耐受性与依赖性 长期用药可产生耐受性和依赖性，突然停药可产生反跳现象和戒断症状，表现为失眠、焦虑、兴奋、呕吐、出汗、震颤，甚至惊厥。一般情况下，连续应用不应超过4～6周，不可长期用药。与巴比妥类药物相比，戒断症状发生较迟、较轻。

3. 急性中毒 静脉注射或口服过大剂量可致昏迷、呼吸及循环系统重度抑制，甚至呼吸、心跳停止等。如发生急性中毒，须立即对症处理，应用苯二氮䓬受体的阻断剂氟马西尼（flumazenil，安易醒），能有效地催醒患者及改善中毒所致的呼吸及循环抑制。

二、巴比妥类

本类药物根据作用时间的长短分为长效、中效、短效和超短效四类（表12-1）。

表12-1 巴比妥类药物的作用特点与用途

分类	药物	显效时间（h）	作用维持时间（h）	主要用途
长效	苯巴比妥	0.5～1.0	6.0～8.0	抗惊厥、抗癫痫
中效	异戊巴比妥	0.25～0.50	3.0～6.0	抗惊厥
短效	司可巴比妥	0.25	2.0～3.0	抗惊厥
超短效	硫喷妥钠	立即	0.25	静脉麻醉

【体内过程】 巴比妥类为弱酸性药物，无论是口服还是注射均易被吸收，迅速分布于体内各组织及体液中，同时也易进入胎盘分布到胎儿体内。巴比妥类易于通过血脑屏障，静脉注射后立即生效；其进入脑组织的速度主要取决于其脂溶性。脂溶性越高，显效越快；作用持续时间则与其再分布及消除有关。巴比妥类清除主要表现为肝微粒体酶代谢和肾排泄两种方式。例如，戊巴比妥和硫喷妥钠经肝代谢，作用时间短；苯巴比妥部分经肝代谢，部分经肾排泄，在肾排泄时部分可被肾小管重吸收，故作用时间长。

【药理作用和临床应用】 本类药物可模拟GABA的作用，增加Cl⁻的通透性，使细胞膜超极化。与苯二氮䓬类药物增加氯通道的开放频率不同，巴比妥类主要延长氯通道的开放时间，产生中枢抑制作用。巴比妥类药物对中枢的抑制作用选择性低，随剂量的增加依次出现镇静、催眠、抗惊厥、麻醉作用。

1. 镇静催眠 小剂量巴比妥类药物可起到镇静作用，可缓解焦虑和烦躁不安状态。中等剂量可起催眠作用，缩短入睡时间，延长睡眠持续时间，但可明显缩短快速眼动睡眠，久用停药后快速眼动睡眠反跳性延长，伴有多梦，造成停药困难，患者易产生依赖性，故临床已少用于镇静催眠。

2. 抗惊厥、抗癫痫 苯巴比妥有较强的抗惊厥、抗癫痫作用。见第13章。

3. 麻醉 硫喷妥钠可用于静脉麻醉和诱导麻醉。

【不良反应及注意事项】

1. 后遗效应 服药后次晨，血药浓度降至治疗浓度以下，仍可出现头晕、困倦、嗜睡、精神不振和定向障碍等反应。

2. 耐受性和依赖性 苯巴比妥为药酶诱导剂，可加速其他药物的代谢，影响药效。久用可加速自身代谢，产生耐受性。反复应用可产生精神依赖性和躯体依赖性，停药后出现戒断症状，表现为激动、失眠、焦虑甚至惊厥。

3. 急性中毒 服用10倍以上催眠量或静脉注射过量、过速，可引起急性中毒，表现为昏迷、呼吸抑制、血压下降、体温降低甚至呼吸循环衰竭，可危及生命，呼吸衰竭是引起死亡的主要原因。中毒处理原则如下。

（1）加速毒物排出，减少毒物吸收 应用生理盐水洗胃；硫酸钠溶液导泻（禁用硫酸镁溶液）；碳酸氢钠或乳酸钠碱化血液和尿液；应用利尿药氢氯噻嗪及进行血液透析等。

（2）支持和对症治疗 应保持呼吸道通畅，有呼吸抑制时可给氧或进行人工呼吸，必要时行气管切开或气管插管，给予呼吸兴奋药或升压药，以维持呼吸和循环功能。

4. 其他 少数患者可出现荨麻疹、血管神经性水肿、药物热等过敏反应，偶可引起剥脱性皮炎。

【配伍用药】 苯巴比妥为药酶诱导剂，可加速氯丙嗪、氯霉素、地高辛、苯妥英钠等药物的代谢，与之合用时应适当增加剂量。

三、新型非苯二氮䓬类镇静催眠药

唑 吡 坦

唑吡坦（zolpidem）是新型非苯二氮䓬类镇静催眠药。具有较强的镇静催眠作用，而抗焦虑、抗惊厥和肌肉松弛作用较弱，仅用于镇静和催眠，可缩短入睡时间，减少夜间觉醒次数，增加总睡眠时间和改善睡眠质量，对非快速眼动睡眠时相无影响，后遗效应、耐受性、药物依赖性和停药戒断症状轻微。

本品用于偶发、暂时性失眠及慢性失眠症的短期用药治疗，亦可作为治疗原发性失眠的首选药。

佐 匹 克 隆

佐匹克隆（zopiclone）系环吡咯酮类化合物，其药理作用与苯二氮䓬类相似，具有高效、低毒、成瘾性小的特点。新药右旋佐匹克隆药效强而毒性更小。常规剂量具有镇静催眠作用，为速效镇静催眠药。

本品能缩短睡眠潜伏期，增长慢波睡眠，延长睡眠时间，提高睡眠质量及睡眠深度，减少夜间觉醒次数，同时不会引起精神运动性障碍。还具有抗焦虑、肌肉松弛和抗惊厥作用。可用于各种原因引起的失眠，尤其适用于入睡困难和睡眠维持困难的患者。与苯二氮䓬类相比，后遗效应轻，无明显的耐受和停药反跳现象。

扎 来 普 隆

扎来普隆（zaleplon）是继佐匹克隆之后，作用时间更短的速效非苯二氮䓬类镇静催眠药，属于吡唑并嘧啶类化合物。其药理作用与唑吡坦相似，具有镇静催眠、抗焦虑作用。本品起效快、催眠作用强，能快速诱导入睡，而清醒后无宿醉效应和其他不良反应，如日间镇静作用、损害工作能力和专注力等。扎来普隆在维持正常睡眠阶段的同时，对快波睡眠无影响，使正常睡眠周期不受影响。本品适用于入睡困难但需早醒的全日制工作患者；而对经常夜间觉醒或慢性入睡障碍，以及催眠药依赖性患者的疗效一般。

四、其他镇静催眠药

水合氯醛（chloral hydrate）是氯醛的水合物，口服或直肠给药均能迅速吸收，吸收后大部分在肝脏和其他组织内很快被乙醇脱氢酶代谢成为具有活性的三氯乙醇。三氯乙醇的蛋白结合率为35%～40%，血浆 $t_{1/2}$ 为7～10h。口服水合氯醛30min内即能入睡，作用持续时间为4～8h，并经肾排出。水合氯醛及其代谢产物三氯乙醇均有镇静、催眠、抗惊厥作用。用于催眠不影响快波睡眠时相，无明显后遗效应。可用于顽固性失眠或其他催眠药疗效不佳的患者。大剂量可用于破伤风、小儿高热、子痫等引起的惊厥。本药对胃有较明显的刺激性，需稀释（10%溶液）后口服，有消化性溃疡的患者禁用。亦可采用直肠给药。久用可产生耐受性、依赖性和成瘾性。

甲丙氨酯（又称眠尔通）、甲喹酮、格鲁米特也都有镇静催眠作用，但久服都可成瘾。

雷美替胺（ramelteon）是第一个用于临床的褪黑素受体激动药。可用于慢性失眠症的治疗，特别是老年性失眠、睡眠障碍等。是自苯二氮䓬类药物应用以来治疗失眠症的唯一无滥用和依赖性的处方药。

（林雪霞）

第**13**章
抗癫痫药和抗惊厥药

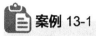 案例 13-1

患者，女，50 岁，车祸后继发癫痫 4 年，每次发作表现为突然大叫，意识丧失，跌倒在地，牙关紧闭，全身肌肉阵挛性收缩，口吐白沫或血沫，每次发作持续 2～5min 后缓解，随后进入沉睡状态，醒后对发病情况无记忆。诊断为癫痫大发作，入院后选用苯妥英钠 0.1g，2 次 / 天，口服，逐渐加量，达到有效剂量后长期维持用药，2 年后患者情况稳定，无发作。

问题：苯妥英钠为何可缓解患者症状？苯妥英钠用药过程中有何注意事项？

第 1 节 抗 癫 痫 药

一、癫痫及临床分类

癫痫（epilepsy）是神经系统常见的慢性疾病之一，人群中患病率为 0.4%～1.0%。大多数癫痫患者通过应用抗癫痫药可有效控制本病的发作，但不能根治。

癫痫是由脑组织局部病灶神经元异常高频放电，并向周围扩散所导致的大脑功能短暂失调综合征。主要特征是慢性、突发性、反复性和短暂性的运动、感觉、意识和（或）精神障碍，发作时多伴有异常的脑电图（EEG）。2017 年国际抗癫痫联盟（ILAE）发布新的癫痫发作及癫痫分类修订指南，将癫痫发作分为全面性发作、局灶（部分）性发作和不能明确的发作三大类（图 13-1）。其中，局灶（部分）性发作中的"单纯部分性发作"又称为"意识清楚的局灶发作"，"复杂部分性发作（精神运动性发作）"又称为"伴意识障碍的局灶发作"。癫痫持续状态是一种以持续的癫痫发作为特征的病理状态，在此状态下，癫痫发作持续足够长的时间或在足够短的时间间隔内反复出现，从而造成不变而持久的癫痫状态。癫痫综合征是由一组症状与体征组成的特定的癫痫，具有独特的临床特征、病因及预后，如儿童失神癫痫、婴儿痉挛等。

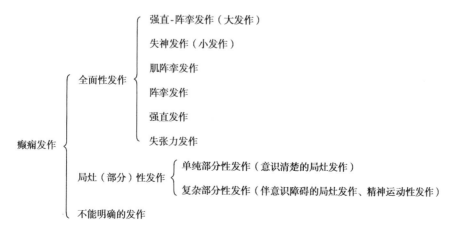

图 13-1 癫痫发作的分类

目前防治癫痫发作的主要方法是长期正规服用抗癫痫药物，可使大部分癫痫患者症状得到控制。抗癫痫药的作用机制主要包括以下几个方面：①增强脑内抑制系统的功能，如苯二氮䓬类、巴比妥类、丙戊酸钠等；②增强神经元细胞膜的稳定性，如苯妥英钠、卡马西平等；③减弱兴奋性传导功能，如苯二氮䓬类、巴比妥类等。通过以上机制，稳定神经元细胞膜或提高癫痫阈，抑制病灶异常放电的扩散，控制癫痫发作。

二、传统抗癫痫药

苯 妥 英 钠

【体内过程】 苯妥英钠（phenytoin sodium，大仑丁）口服首过消除明显，起效慢而不规则，需连服6～10天达到稳态血药浓度，故显效较慢。口服吸收后能快速分布到全身组织，易透过血脑屏障。持续时间长。本品主要在肝内代谢，经尿排出。本品为强碱性，刺激性大，不宜肌内注射。

【药理作用及作用机制】 苯妥英钠的作用机制尚未完全阐明。对大脑皮质运动区有高度选择性的抑制作用，虽不能抑制癫痫病灶的高频放电，但可阻止高频放电向病灶周围的正常脑组织扩散。同时，可降低细胞膜对Na^+和Ca^{2+}的通透性，减少Na^+和Ca^{2+}内流，延缓K^+外流，从而延长不应期，产生膜稳定作用，降低兴奋性。此外，高浓度的苯妥英钠能抑制神经末梢对GABA的摄取而增强GABA能神经功能。

【临床应用】

1. 治疗大发作和局灶性发作，静脉注射用于癫痫持续状态，对精神运动性发作也有效，对小发作无效，有时甚至使病情恶化。

2. 治疗三叉神经痛和舌咽神经痛等中枢疼痛综合征。苯妥英钠可使疼痛减轻，减少发作，可能与其稳定神经细胞膜有关。

3. 治疗强心苷中毒所致的室性心律失常。

【不良反应及注意事项】

1. 局部刺激症状 苯妥英钠碱性较强，刺激性大，口服可引起食欲减退、恶心、呕吐、上腹痛，静脉注射可引起静脉炎。

2. 牙龈增生 多见于儿童和少年，发病率20%。服药期间注意口腔卫生，经常按摩牙龈可防止或减轻牙龈增生，停药3～6个月后一般可恢复。

3. 神经系统反应 为药量过大引起，出现眩晕、共济失调、头痛、眼球震颤等，严重时可致言语障碍、精神错乱或昏迷。

4. 对造血系统的影响 长期应用可抑制二氢叶酸还原酶而影响叶酸的吸收和代谢，发生巨幼细胞贫血，部分患者可见粒细胞缺乏、血小板减少、再生障碍性贫血。患者须定期检查血常规，补充甲酰四氢叶酸治疗。

5. 过敏反应 可发生药物热、皮疹，偶见剥脱性皮炎（全身发红，大量鳞屑不断发生和脱落，严重时头发、指甲等均可脱落）。

6. 骨骼系统反应 本药为肝药酶诱导剂，可加速维生素D的代谢，长期使用可导致低钙血症、佝偻病等，必要时用维生素D预防。

7. 其他 偶见男性乳房增大、女性多毛症、畸胎、淋巴结肿大、肝损伤等。久用骤停可使癫痫发作加剧，甚至诱发癫痫持续状态。

丙 戊 酸 钠

【药理作用及机制】 丙戊酸钠（sodium valproate）的作用机制尚未完全阐明。实验证明本品能促进GABA合成和减少GABA降解，从而升高抑制性神经递质GABA的浓度，降低神经元的兴奋性而抑制发作。在电生理试验中，本品可产生与苯妥英钠相似的抑制钠通道的作用。

【临床应用】 丙戊酸钠为广谱抗癫痫药,对各种类型的癫痫发作都有一定疗效;对大发作疗效不如苯妥英钠和苯巴比妥,但对后两者无效者,丙戊酸钠仍有效;对小发作疗效优于乙琥胺,但因其有严重的肝毒性,故不作首选药;对精神运动性发作疗效与卡马西平相似。可作为大发作合并小发作的首选药,对其他药物未能控制的顽固性癫痫可能奏效。

【不良反应及注意事项】 常见不良反应表现为腹泻、消化不良、恶心、呕吐、胃肠道痉挛,可引起月经周期改变。较少见短暂的脱发、便秘、嗜睡、眩晕、疲乏、头痛、共济失调、轻微震颤、异常兴奋、不安和烦躁。服用期偶见胰腺炎及暴发性肝衰竭。可使血小板减少,引起紫癜、出血和出血时间延长,应定期检查血常规。对肝功能有损害,引起血清碱性磷酸酶和氨基转移酶水平升高,服用2个月要检查肝功能。偶有过敏、听力下降和可逆性听力受损。

卡 马 西 平

【作用机制】 卡马西平(carbamazepine)具有膜稳定作用,能降低神经细胞膜对Na^+和Ca^{2+}的通透性,从而降低细胞的兴奋性,延长不应期;也可能增强GABA的突触传递功能。

【药理作用及临床应用】

1. 抗癫痫 用于精神运动性发作、单纯部分性发作、大发作。其中对精神运动性发作疗效好,为首选药之一。

2. 抗躁狂、抗抑郁作用 对癫痫并发的精神症状,以及锂盐无效的躁狂、抑郁症也有效。

3. 治疗中枢性疼痛综合征(三叉神经痛和舌咽神经痛) 疗效优于苯妥英钠。

【不良反应及注意事项】 常见眩晕、视物模糊、复视、共济失调;也可有恶心、呕吐、水肿、皮疹。不需中断治疗,一周左右可逐渐消退。大剂量引起房室传导阻滞。少见而严重的不良反应有骨髓抑制、肝损害、致畸等。

乙 琥 胺

乙琥胺(ethosuximide)仅对小发作有效,为治疗小发作的首选药,对其他类型癫痫发作无效,其作用机制不明。常见不良反应有胃肠道症状、嗜睡、眩晕等,偶见粒细胞减少、血小板减少及再生障碍性贫血。长期用药应注意定期检查血常规。

苯 巴 比 妥

苯巴比妥(phenobarbital,鲁米那)对大发作及癫痫持续状态(临床主张用戊巴比妥)效果好,对单纯部分性发作及精神运动性发作有效,对小发作和婴儿痉挛效果差。其优点是起效快、疗效好、毒性低、价格低廉。缺点是中枢抑制明显,不作为首选。

苯二氮䓬类

地西泮(diazepam)是治疗癫痫持续状态的首选药物,具有显效快、较其他药物安全的优点。静脉注射偶致呼吸抑制。

氯硝西泮是苯二氮䓬类药物中抗癫痫谱比较广的药物,可用于各型癫痫,尤其适用于小发作,静脉注射也用于治疗癫痫持续状态。对肌阵挛发作、婴儿痉挛也有效果。

硝西泮主要用于小发作、肌阵挛发作及婴儿痉挛等。

链接

抗癫痫药物的选择

根据发作类型和综合征分类选择药物是癫痫治疗的基本原则。

1.局灶性发作 卡马西平、拉莫三嗪、左乙拉西坦、唑尼沙胺可用于成人局灶性癫痫的首选单药治疗。苯妥英钠尽管疗效确切,但由于其容易引起毒性反应,药物之间相互作用多,已经逐渐退出部分性发作治疗的一线药物。

　　2. 全面性发作　丙戊酸钠、托吡酯、拉莫三嗪、左乙拉西坦可用于各种类型全面性发作的单药治疗。卡马西平、苯巴比妥、苯妥英钠、奥卡西平可用于强直 - 阵挛发作的单药治疗。

　　3. 不能明确的发作　丙戊酸钠、拉莫三嗪、托吡酯、左乙拉西坦是广谱的抗癫痫药物，对局灶性发作和全面性发作均有效，可作为不能明确的发作时的选择。几乎所有的新型抗癫痫药物都可以用于局灶性癫痫的辅助治疗。

三、新型抗癫痫药

拉 莫 三 嗪

　　拉莫三嗪（lamotrigine）为新型抗癫痫药，是一种电压依赖性的钠通道阻滞剂，作用范围类似于卡马西平，具有广谱、有效、安全的特点。对反复放电有抑制作用，对其他抗癫痫药不能控制的局灶性发作、大发作、非典型性小发作和儿童肌阵挛发作均有不同程度的治疗作用，但主要用于治疗局灶性发作和大发作，常用于治疗顽固性癫痫，其常见副作用有恶心、头痛、视物模糊、眩晕、共济失调等。偶见皮疹，反应不严重时可不撤药。

奥 卡 西 平

　　奥卡西平（oxcarbazepine）为新型抗癫痫药，为卡马西平的酮基类似物，具有与卡马西平相似的抗癫痫机制及抗癫痫谱。其与卡马西平最显著的区别在于奥卡西平无肝药酶诱导作用，耐受性优于卡马西平。其常见不良反应是低钠血症。奥卡西平导致皮疹的发生率明显低于卡马西平，极少产生严重并发症。可作为卡马西平的替代药用于临床。

托 吡 酯

　　托吡酯（topiramate，妥泰）是新型抗癫痫药，其抗痫机制为抑制电压门控钠通道、钙通道及γ-氨基丁酸能神经元和谷氨酸能神经元作用。托吡酯主要用于局灶性发作和大发作，特别是作为辅助药物治疗难治性癫痫。最常见的不良反应主要为与中枢神经系统相关的症状，包括共济失调、注意力受损、意识模糊、头晕、疲劳、感觉异常、嗜睡和思维异常。因有致畸的危险，故妊娠期及哺乳期妇女禁用，12岁以下儿童慎用。

左乙拉西坦

　　左乙拉西坦（levetiracetam）是常用于成人局灶性发作的新型抗癫痫药，是一种吡咯烷酮衍生物，其化学结构与现有的抗癫痫药物无相关性，不容易与其他抗癫痫药发生相互作用，具有药动学特性好、抗癫痫谱广、与其他药相互作用少、安全性高、长期用药无耐受性或停药综合征表现等特点。左乙拉西坦抗癫痫作用的确切机制尚不清楚。

　　左乙拉西坦主要用于青少年、儿童肌阵挛发作和大发作。对于轻度和中度肝功能受损的患者，无需调整给药剂量。此药耐受性好，常见不良反应为嗜睡、无力及眩晕、头痛、厌食等。

加 巴 喷 丁

　　加巴喷丁（gabapentin）是一种新型抗癫痫药，它是GABA的衍生物，其药理作用与现有的抗癫痫药不同，加巴喷丁的作用是通过改变GABA代谢产生的。与其他抗癫痫药相比，加巴喷丁在药动学方面有很大的优势，它在体内不代谢，不与血浆蛋白结合，不诱导肝药酶，与其他抗癫痫药发生相互作用的可能性较低。

　　加巴喷丁对大发作、单纯部分性发作和精神运动性发作疗效好，且安全性高，对小发作效果差。加巴喷丁还用于治疗各种神经性疼痛，包括糖尿病性神经病、疱疹后神经痛、脊髓损伤痛、幻肢痛和神经性背痛等。

常见不良反应为中枢神经系统反应，可出现嗜睡、头晕、共济失调、疲劳、眼球震颤、头痛、恶心、呕吐和复视。罕见严重不良反应为癫痫持续状态。

四、抗癫痫药的用药原则

癫痫的发作类型一经确定，就应立即开始治疗，及时控制发作，改善患者的生活质量。

癫痫的治疗包括病因治疗、药物治疗、手术治疗、物理治疗和心理治疗。无论是何种病因或何种类型的癫痫发作，药物治疗都是目前最常用、最重要的手段。药物治疗癫痫的目的主要是最大限度地控制发作、最大限度减少不良反应和获得理想的生活。

1. 按发作类型合理选药 常用抗癫痫药对不同类型癫痫有一定的选择性，有些药还可加重某些类型的癫痫发作，故要按癫痫类型选药。

2. 治疗方案个体化 不同患者对药物反应的个体差异较大，因此治疗方案应个体化。一般尽量采用单一药物治疗，从小剂量开始，逐渐增加剂量至产生最佳疗效且不引起严重不良反应为宜，若单药控制不佳，再选择不同作用机制的抗癫痫药联合治疗，一般不超过3种。

3. 长期规律用药 癫痫症状完全控制后，应继续坚持用药2～3年，方可考虑在半年至2年内逐渐停药，否则停药过早易导致复发，甚至引起癫痫持续状态。有些患者需终生用药。

4. 治疗过程中不能随意更换药物 一种药物的疗效不佳需要更换另一种药物时，应采取逐渐过渡的方法，更换药物期间新旧药物重叠使用，即原有药物的剂量逐渐减少，新用药物的剂量逐渐增加，直到完全替代为止。

5. 定期检查 用药期间定期检查患者的血、尿常规和肝功能等，有条件的患者可定期监测血药浓度。

第2节 抗惊厥药

惊厥是各种原因引起的中枢神经过度兴奋的一种症状，表现为全身不自主的骨骼肌强烈收缩，常见于小儿高热、破伤风、癫痫大发作、子痫和中枢兴奋药中毒等。常用抗惊厥药有巴比妥类、水合氯醛、地西泮、硫酸镁等。

硫 酸 镁

【药理作用及临床应用】 硫酸镁（magnesium sulphate）因给药途径不同而产生不同的药理作用。

1. 口服产生导泻和利胆作用 硫酸镁溶液能刺激十二指肠黏膜，反射性地引起胆总管括约肌松弛、胆囊收缩，促进胆囊排空，从而产生利胆作用。口服硫酸镁水溶液到达肠腔后，具有一定渗透压，使肠内水分不被肠壁吸收。肠内保有大量水分，能机械地刺激肠的蠕动而排便，故产生导泄作用。

2. 注射产生抗惊厥和降压作用 神经冲动传递和骨骼肌收缩均需Ca^{2+}参与，Mg^{2+}与Ca^{2+}由于化学性质相似，可以特异地竞争Ca^{2+}结合位点，拮抗Ca^{2+}的作用，干扰ACh的释放，引起中枢抑制，使骨骼肌、心肌、血管平滑肌松弛，产生抗惊厥和降压作用。

3. 其他 硫酸镁粉剂外敷可以消肿，用于治疗肢体外伤后肿胀等。

【不良反应和注意事项】

1. 硫酸镁注射用药安全范围小，血镁过高可引起呼吸抑制、血压下降和心脏停搏。应注意注射剂量及给药速度。

2. 硫酸镁降压作用迅速、强大，仅用于高血压危象和急进性高血压，不作常规降压药使用。

3. 反复连续注射可发生中毒，肌腱反射消失是呼吸抑制的先兆；若发生应立即停药并进行人工呼吸。

（林雪霞）

第**14**章
抗中枢神经系统退行性疾病药

中枢神经系统退行性疾病是指一组由慢性进行性中枢神经组织退行性变性而产生的疾病总称，主要包括帕金森病（Parkinson's disease，PD）、阿尔茨海默病（Alzheimer's disease，AD）及亨廷顿病（Huntington's disease，HD）等。本章重点介绍抗帕金森病药和抗阿尔茨海默病药。

第 1 节　抗帕金森病药

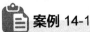

案例 14-1

患者，男，65 岁，患帕金森病 7 年，长期应用左旋多巴类药物控制。用药 5 年后，患者出现"剂末现象（即每次用药的有效作用时间缩短，症状随血药浓度发生规律性波动）""异动症"等运动并发症，如身体不由自主地摇摆、点头等，并且药物疗效逐渐减退。

问题： 如何合理用药，并减少不良反应，为进一步康复治疗打基础？

帕金森病（PD）又称震颤麻痹，是由多种原因引起的以慢性进行性锥体外系功能障碍为特性的中枢神经系统退行性疾病。典型症状为进行性运动迟缓、肌肉强直、静止震颤和共济失调，此外尚有知觉、识别及记忆障碍等症状。

老年性血管硬化、脑炎后遗症及长期服用抗精神病药等均可引起类似帕金森病的症状，称为帕金森综合征，其药物治疗与帕金森病相似。

抗帕金森病药分为拟多巴胺类药和中枢性胆碱受体阻断药两类，通过增强中枢多巴胺能神经功能或降低中枢胆碱能神经功能控制或缓解症状，改善患者的预后，减少并发症，提高患者生活质量和延长生命，但不能根治。除此之外，近年来也有补充 5- 羟色胺的前体 5- 羟色氨酸，选用单胺氧化酶 B 抑制药和维生素 E 等抗氧化药物治疗早期帕金森病。

一、拟多巴胺类药

本类药物按其作用机制可分为 4 类：①多巴胺前体药（左旋多巴）。②左旋多巴增效药（外用脱羧酶抑制药卡比多巴、单胺氧化酶 B 抑制药司来吉兰、儿茶酚胺氧位甲基转移酶抑制药硝替卡朋）。③多巴胺受体激动药（溴隐亭）。④促释多巴胺神经递质药（金刚烷胺）等。

（一）多巴胺前体药

左旋多巴

左旋多巴（levodopa，*L*-dopa）为酪氨酸的羟化物，在体内是左旋酪氨酸合成儿茶酚胺的中间产物，现已可人工合成。

【**体内过程**】 口服左旋多巴后，其通过芳香族氨基酸的主动转运系统被小肠迅速吸收，0.5～2.0h 血药浓度达峰值，血浆 $t_{1/2}$ 为 1～3h。其吸收速率受多种因素影响，如胃排空延缓、胃液酸度高或小肠中有其他氨基酸与之竞争主动转运系统（如高蛋白饮食）等，均可降低其生物利用度。吸收后，首次通过肝脏时大部分即被脱羧，转变成多巴胺；也有相当部分在肠、心、肾中被脱羧生成多巴胺。而多巴胺又不易透过血脑屏障，因此进入中枢神经系统的左旋多巴不到用量的1%。在外周组织中形成大量多巴胺是造成不良反应的原因。若同时服用外周多巴脱羧酶抑制药（卡比多巴），可减少不良反应。

【药理作用及临床应用】 左旋多巴在脑内转变为多巴胺，补充纹状体中多巴胺的不足，因而具有抗帕金森病的疗效。用左旋多巴治疗后，约75%的患者获得较好疗效。治疗初期疗效更显著。左旋多巴的作用特点：①对轻症及较年轻患者疗效较好，对重症及年老衰弱患者疗效差；②对肌肉僵直及运动困难疗效较好，对肌肉震颤症状疗效差，如长期用药及较大剂量对后者仍可见效；③作用较慢，常需用药2～3周才出现症状的改善，1～6个月以上才获得最大疗效，但作用持久，且随用药时间延长而递增。

左旋多巴对其他原因引起的帕金森综合征也有效，但对吩噻嗪类等抗精神病药所引起的帕金森综合征无效，因这类药有阻断中枢多巴胺受体的作用。

【不良反应】 左旋多巴的不良反应较多，因其在体内转变为多巴胺所致。

1. 胃肠道反应 治疗初期约80%的患者出现恶心、呕吐、食欲减退等。用量过大或加量过快更易引起，继续用药可消失。偶见消化道溃疡出血或穿孔。

2. 心血管反应 治疗初期，约30%的患者出现轻度直立性低血压。少数患者出现头晕，继续用药可减轻。多巴胺对β受体有激动作用，可引起心动过速或心律失常。

3. 不自主异常运动 为长期用药所引起的不随意运动，多见于面部肌群，如张口、咬牙、伸舌、皱眉、头颈部扭动等。也可累及肢体或躯体肌群，偶见喘息样呼吸或过度呼吸。另外还可出现"开-关现象"，"开"是指活动正常或者接近正常，而"关"是指帕金森症状突然加重，严重妨碍患者的正常活动。疗程延长，发生率也相应增加。此时宜适当减少左旋多巴的用量。

4. 精神障碍 患者出现失眠、焦虑、梦魇、狂躁、幻觉、妄想、抑郁等。需减量或停药。

5. 其他 维生素B_6是多巴脱羧酶的辅酶，可增强左旋多巴的外周副作用。

（二）左旋多巴增效药

卡比多巴和苄丝肼

卡比多巴（carbidopa）和苄丝肼（benserazide，色丝肼）均是较强的L-芳香氨基酸脱羧酶抑制药，由于其不易透过血脑屏障，故与左旋多巴合用时，仅能抑制外周多巴脱羧酶的活性，从而减少多巴胺在外周组织的生成，同时提高脑内多巴胺的浓度，既提高左旋多巴的疗效，又减轻其外周的副作用，所以是左旋多巴的重要辅助药。两者单独应用基本无药理作用。将卡比多巴与左旋多巴按1:10的剂量混合成复方制剂心宁美（sinemet），将苄丝肼与左旋多巴按1:4制成的复方制剂美多巴（madopar），均可使左旋多巴的有效剂量减少。

（三）多巴胺受体激动药

溴 隐 亭

溴隐亭（bromocriptine，溴麦角隐亭）是一种半合成的麦角生物碱。口服大剂量对黑质-纹状体通路的多巴胺受体有较强的激动作用，其疗效与左旋多巴相似。小剂量激动结节-漏斗部的多巴胺受体，因此可减少催乳素和生长激素的释放。用于回乳、治疗催乳素分泌过多症和肢端肥大症等。

本药不良反应较多，胃肠道反应常见食欲减退、恶心、呕吐、便秘，对消化性溃疡患者可诱发出血；用药初期常见的心血管系统反应为直立性低血压；也可诱发心律失常，一旦出现应立即停药。长期用药可出现无痛性手指血管痉挛，减少药量可缓解。

（四）促多巴胺释放药

金 刚 烷 胺

金刚烷胺（amantadine，金刚胺）原是抗病毒药，后发现其也有抗帕金森病作用，疗效不及左旋多巴，但优于胆碱受体阻断药。见效快而持续时间短，用药数天即可获最大疗效，但连用 6～8 周后疗效逐渐减弱。与左旋多巴合用有协同作用。其抗帕金森病的机制可能在于促使纹状体中残存的完整多巴胺能神经元释放多巴胺，并能抑制多巴胺的再摄取，且有直接激动多巴胺受体的作用及较弱的抗胆碱作用。长期用药后，常见下肢皮肤出现网状青斑，可能是由儿茶酚胺释放引起外周血管收缩所致。偶致惊厥，故癫痫患者禁用。每日剂量超过 300mg，可致失眠、精神不安及运动失调等。

二、中枢性胆碱受体阻断药

胆碱受体阻断药可阻断中枢胆碱受体，减弱纹状体中乙酰胆碱的作用。本类药物曾是沿用已久的抗帕金森病药，但自使用左旋多巴以来，它们已退居次要地位，其疗效不如左旋多巴。目前主要用于：①轻症患者；②不能耐受左旋多巴或禁用左旋多巴的患者；③与左旋多巴合用，可使 50% 患者症状得到进一步改善；④治疗抗精神病药引起的帕金森综合征有效。传统胆碱受体阻断药阿托品、东莨菪碱抗帕金森病有效，但因外周抗胆碱作用引起的副作用大，因此中枢性胆碱受体阻断药更受欢迎，常用药物有苯海索、普罗吩胺和苯扎托品等。

苯 海 索

苯海索（benzhexol，安坦）口服易吸收，通过阻断胆碱受体而减弱黑质-纹状体通路中 ACh 的作用，外周抗胆碱作用为阿托品的 1/10～1/2。抗肌肉震颤疗效好，但改善肌肉僵直及动作迟缓疗效较差，对某些继发性症状如过度流涎有改善作用。不良反应似阿托品，对心脏的影响比阿托品弱，故较安全。但仍有口干、散瞳、尿潴留、便秘等副作用。闭角型青光眼、前列腺增生者禁用。

苯 扎 托 品

苯扎托品（benzatropine）为中枢抗胆碱药，药理作用和临床应用类似于苯海索。另外还具有抗组胺和局麻作用。临床应用于帕金森病和各种原因包括利血平、吩噻嗪类药物引起的帕金森综合征，疗效优于苯海索。不良反应与苯海索相似。偶可引起严重的精神紊乱和不安，此时须停药。

第 2 节　抗阿尔茨海默病药

阿尔茨海默病（AD）俗称老年性痴呆，是发生在老年期及老年前期的一种中枢神经系统原发性退行性脑病，其病理特征为脑内大量的神经元外淀粉样斑块、神经细胞内神经元纤维缠结的形成以及神经元和突触的丢失。临床主要表现为慢性进行性加重的认知功能障碍，并可出现行为和心理障碍。起病隐匿，早期症状为近记忆力减退，人格改变，智能有所下降，空间定向不良，常有走丢、不识归途或主动性减少，情感不稳，但日常生活尚能保持。进一步发展则认知功能减退，出现失语、失认，时有意识障碍，生活起居不能自理。晚期则出现全面智能障碍、卧床、无自主运动、缄默无语或言语支离破碎，生活完全不能自理，最终因并发症导致死亡。

一、胆碱酯酶抑制药

多 奈 哌 齐

多奈哌齐（donepezil）口服吸收良好，进食和服药时间对药物吸收无影响，生物利用度为 100%，达峰时间 3～4h，$t_{1/2}$ 约为 70h，故每天服药一次即可。通过肝药酶代谢，经肾排泄，少数以原型随尿排出。

【药理作用及临床应用】　多奈哌齐通过抑制 AChE 增加 ACh 的含量，对丁酰胆碱酯酶无作用。与第一代药物他克林相比有更高的选择性和专属性，$t_{1/2}$ 更长，对中枢神经毒性比他克林小。能改善患者的认知能力和临床综合功能，延缓病情的发展。主要用于治疗轻、中度阿尔茨海默病。

【**不良反应**】 最常见的是腹泻、恶心和失眠，通常较轻微和短暂，在 1～2 天内可缓解，无需停药。多奈哌齐肝毒性较低，患者耐受性较好。

加 兰 他 敏

加兰他敏（galanthamine）是第二代 AChE 抑制药，对神经元中的 AChE 有高度选择性，抑制神经元中 AChE 的能力比抑制血液中丁酰胆碱酯酶的能力强 50 倍。临床上用于治疗轻、中度阿尔茨海默病，临床有效率为 50%～60%，疗效与他克林相当，但无肝毒性。用药 6～8 周治疗效果开始明显。主要不良反应表现为治疗早期（2～3 周）患者可能有恶心、呕吐及腹泻等胃肠道反应。

二、M 受体激动药

占 诺 美 林

占诺美林（xanomeline）口服易吸收，易透过血脑屏障，大脑皮质和纹状体摄取率较高。占诺美林能选择性激动 M_1 受体，对 M_2、M_3、M_4 受体作用很弱，为目前发现的最有选择性的 M_1 受体激动药之一。本品高剂量可明显改善阿尔茨海默病患者的认知功能和行为能力。常见的不良反应是胃肠道不适和心血管反应。

沙 可 美 林

沙可美林（sabcomeline）口服 1～2h 血药浓度达峰值，$t_{1/2}$ 为 6～10h。沙可美林是 M_1 受体选择性激动药，M_1 受体的选择性比 M_2 受体高 100 倍。本品经过动物实验表明，能逆转多巴胺诱导产生的认知缺陷，提高认知能力。常见的不良反应有轻微出汗等。

（王晓丹）

第15章
抗精神失常药

精神失常是由多种原因引起的精神活动障碍性疾病，表现为思维、精神活动、情感和行为的异常，常见的类型有精神分裂症、躁狂症、抑郁症和焦虑症等。治疗这类疾病的药物统称为抗精神失常药。根据临床用途分为抗精神病药（antipsychotic drug）、抗躁狂症药（antimanic drug）、抗抑郁症药（antidepressant drug）及抗焦虑症药（antianxiety drug）。

第 1 节　抗精神病药

 案例 15-1

患者，女，36 岁，平时上进心强，性格直率，活泼。因为工作失误被公开批评，当晚患者心烦少食，次日说话语无伦次，哭闹不止，时而东奔西走，时而打砸家具。送院初步诊断为躁狂型精神分裂症。

问题： 该患者可采取何种药物进行治疗？使用该药应如何合理治疗？

抗精神病药主要用于治疗精神分裂症及其他精神失常的躁狂症状。

精神分裂症是以基本个性改变，思维、情感、行为的分裂，精神活动与环境的不协调为主要特征的一类最常见的精神病。本病病因未明，多青壮年发病，隐匿起病，主要影响的心智功能包含思考及对现实世界的感知能力，并进而影响行为及情感。临床上表现为思维、情感、行为等多方面障碍及精神活动不协调。患者一般意识清醒，智能基本正常。

目前临床常用的治疗精神分裂症的药物可分为两类。

1. 第一代抗精神病药物　是指主要作用于中枢 D_2 受体的抗精神病药物，包括氯丙嗪、奋乃静、氟奋乃静及其长效制剂、三氟拉嗪、氟哌啶醇及其长效制剂、五氟利多、舒必利等，其治疗幻觉和妄想等精神分裂症阳性症状有效。第一代抗精神病药物的主要不足包括：对患者的认知损害与阴性症状疗效有限；锥体外系不良反应和迟发性运动障碍风险较高等，导致患者的治疗依从性差。

2. 第二代抗精神病药物　如氯氮平、利培酮、奥氮平、喹硫平、齐拉西酮、氨磺必利、帕利哌酮、布南色林等，可有效改善阳性症状、部分阴性症状与认知损害，治疗中断率低于第一代抗精神病药物，其锥体外系不良反应较少。

根据化学结构可将抗精神病药分为吩噻嗪类（phenothiazines）、硫杂蒽类（thioxanthenes）、丁酰苯类（butyrophenones）和其他类。

一、吩噻嗪类

氯 丙 嗪

氯丙嗪（chlorpromazine，冬眠灵）是吩噻嗪类药物的典型代表，也是应用最广泛的抗精神病药。

【体内过程】　口服或注射均易吸收，但吸收速度受剂型、胃内食物的影响，如同时服用胆碱受体阻断药，可显著延缓其吸收。口服氯丙嗪 2～4h 血浆药物浓度达峰值，肌内注射吸收迅速，其生物利用度比口服高 3～4 倍，这与口服具有首过效应有关。吸收后，约90%与血浆蛋白结合。氯丙嗪具有高亲脂性，易透过血脑屏障，脑组织中分布较广。氯丙嗪及其代谢物主要经肾排泄。老年患者对氯丙嗪的消除速率减慢，故老年患者应减量。不同个体口服相同剂量氯丙嗪后，血浆药物浓度相差可达 10 倍以上，因此，临床用药应个体化。氯丙嗪排泄缓慢，停药后 2~6 周，甚至 6 个月，尿中仍可检出。

【药理作用及临床应用】 氯丙嗪主要对多巴胺受体有阻断作用，另外也能阻断 α 受体和 M 受体等。因此，其药理作用广泛而复杂。

多巴胺受体存在于外周神经系统和中枢神经系统。至少有 D_1 和 D_2 两种亚型。D_1 受体在外周神经系统引起血管扩张，心肌收缩力增强。D_2 受体在中枢神经系统见于脑内多巴胺能神经通路。脑内多巴胺通路有多条，其中主要的是黑质-纹状体通路、中脑-边缘叶通路和中脑-皮质通路。前一条通路与锥体外系调节运动功能有关，后两条通路与精神、情绪及行为活动有关。此外还有结节-漏斗通路，与调控下丘脑某些激素的分泌有关。氯丙嗪对脑内多巴胺受体缺乏特异的选择性，因而作用多样。

1. 中枢神经系统

（1）抗精神病作用　正常人一次口服氯丙嗪 100mg 后，出现安定、镇静、情感淡漠和对周围事物不感兴趣，在安静环境中易诱导入睡。精神病患者用药后，在不引起过分镇静的情况下，可迅速控制兴奋躁动。继续用药，可使幻觉、妄想、躁狂及精神运动性兴奋逐渐消失，理智恢复，情绪安定，生活自理。氯丙嗪抗幻觉及抗妄想作用一般需连续用药6周至6个月才能充分显效，且无耐受性。但连续用药后，安定及镇静作用则逐渐减弱，出现耐受性。

临床上主要应用氯丙嗪治疗各型精神分裂症，对急性患者疗效较好，但无根治作用，必须长期服用以维持疗效，减少复发。此外，也可用于治疗躁狂症及其他精神病伴有的兴奋、紧张及妄想等症状。

（2）镇吐作用　氯丙嗪有强大镇吐作用，可对抗去水吗啡的催吐作用。去水吗啡对延髓第四脑室底部极后区的催吐化学感受区（CTZ）的 D_2 受体有强大的激动作用，氯丙嗪的镇吐作用是阻断 CTZ 的 D_2 受体所致。大剂量则直接抑制呕吐中枢。但氯丙嗪对刺激前庭引起的呕吐无效。对顽固性呃逆有效。临床用于治疗多种疾病如癌症、放射病，以及某些药物引起的呕吐。

（3）对体温调节的影响　氯丙嗪抑制下丘脑体温调节中枢，使体温调节失灵，因而体温随环境温度变化而升降。在低温环境中体温降低，而在高温环境则体温升高。氯丙嗪不仅降低发热体温，而且也能略降正常体温。临床上以物理降温配合氯丙嗪用于低温麻醉。如再合用哌替啶、异丙嗪等药物可使患者处于深度睡眠，且体温、代谢及组织耗氧量均降低的状态，称为人工冬眠疗法。氯丙嗪可用于严重感染、感染性高热及甲状腺危象等疾病的辅助治疗。

（4）加强中枢抑制药的作用　氯丙嗪可加强麻醉药、镇静催眠药、镇痛药及乙醇的作用。上述药物与氯丙嗪合用时，应适当减量，以免加深对中枢神经系统的抑制。

（5）对锥体外系的影响　氯丙嗪阻断黑质-纹状体通路的 D_2 受体，导致胆碱能神经功能占优势，因而在长期大量应用时可表现为以肌张力增高为主要特征的锥体外系反应。

2. 自主神经系统　氯丙嗪具有明显的 α 受体阻断作用，可翻转肾上腺素的升压效应，同时还能抑制血管运动中枢，并有直接舒张血管平滑肌的作用，因而可扩张血管，降低血压。但反复用药降压作用减弱，故不适用于高血压的治疗。氯丙嗪尚可阻断 M 受体，但作用弱，无治疗意义。

3. 内分泌系统　结节-漏斗处多巴胺通路的主要功能是调控下丘脑某些激素的分泌。氯丙嗪可阻断该通路的 D_2 受体，减少下丘脑释放催乳素抑制因子，因而使催乳素分泌增加，引起乳房肿大及泌乳。乳腺癌患者禁用氯丙嗪。此外氯丙嗪还能抑制促性腺激素释放激素的分泌，使卵泡刺激素和黄体生成素释放减少，引起排卵延迟；以及抑制促皮质激素和生长激素的分泌。

【不良反应】 氯丙嗪安全范围大，但长期大量应用，不良反应较多。

1. 一般不良反应　有嗜睡、无力、视物模糊、鼻塞、心动过速、口干、便秘等中枢神经及自主神经系统的副作用。长期应用可致乳房肿大、闭经及生长减慢等。氯丙嗪局部刺激性较强，宜深部肌内注射，不能皮下注射。静脉注射可引起血栓性静脉炎，应以生理盐水或葡萄糖溶液稀释后缓慢注射。

大剂量注射后，可出现直立性低血压，应嘱患者卧床 1～2h 后方可缓慢起立。

2. 锥体外系反应 是长期大量应用氯丙嗪治疗精神分裂症时最常见的副作用，其发生率与药物剂量、疗程和个体因素有关。表现为：①帕金森综合征，出现肌张力增高、面容呆板（面具脸）、动作迟缓、肌肉震颤、流涎等；②急性肌张力障碍，多出现于用药后 1～5 天，由于舌、面、颈及背部肌肉痉挛，患者出现强迫性张口、伸舌、斜颈、呼吸运动障碍及吞咽困难；③静坐不能，患者出现坐立不安，反复徘徊。以上三种症状均与氯丙嗪阻断黑质-纹状体通路的 D_2 受体有关，可用中枢抗胆碱药苯海索或苯二氮䓬类药物缓解之。此外长期使用氯丙嗪还可引起一种少见的锥体外系反应（称为迟发性运动障碍或迟发性多动症），表现为不自主、有节律的刻板运动，出现口-舌-颊三联症，如吸吮、舐舌、咀嚼等。这与氯丙嗪长期阻断 D_2 受体引起受体向上调节有关，用中枢胆碱受体阻断药治疗无效。

3. 过敏反应 常见皮疹、光敏性皮炎。少数患者出现肝细胞内微胆管阻塞性黄疸。也有少数患者出现急性粒细胞缺乏，应立即停药，并用抗生素预防感染。

4. 急性中毒 一次吞服超大剂量（1～2g）氯丙嗪后，可发生急性中毒，出现昏睡、血压下降达休克水平，并出现心动过速、心电图异常，应立即进行对症治疗。

5. 其他 氯丙嗪能降低惊厥阈，诱发癫痫，有癫痫史者禁用。昏迷患者（特别是应用中枢抑制药后）禁用。伴有心血管疾病的老年患者慎用，冠心病患者易致猝死，应加以注意。严重肝功能损害者禁用。

奋乃静、氟奋乃静和三氟拉嗪

奋乃静（perphenazine）、氟奋乃静（fluphenazine）及三氟拉嗪（trifluoperazine）是吩噻嗪类中的哌嗪衍生物，其共同特点是抗精神病作用强，锥体外系反应也很显著，而镇静作用弱。其中以氟奋乃静和三氟拉嗪疗效较好，最为常用，而奋乃静疗效较差（表 15-1）。

表15-1 常用抗精神病药作用比较

药物	抗精神病剂量（mg/d）	镇静作用	锥体外系反应	降压作用
氯丙嗪	25～300	+++	++	+++
奋乃静	8～32	++	+++	++
氟奋乃静	2～20	+	+++	++
三氟拉嗪	5～20	+	+++	+

注："+"表示药物作用的强弱程度。

硫 利 达 嗪

硫利达嗪（thioridazine）是吩噻嗪类的哌啶衍生物，疗效不及氯丙嗪，但锥体外系反应少见，而镇静作用强。

二、硫杂蒽类

氯 普 噻 吨

氯普噻吨（chlorprothixene，泰尔登）的抗精神分裂症和抗幻觉、抗妄想作用比氯丙嗪弱，但镇静作用强，而抗肾上腺素作用和抗胆碱作用较弱。因化学结构与三环类抗抑郁药相似，故氯普噻吨有较弱的抗抑郁作用。适用于伴有焦虑或焦虑性抑郁的精神分裂症、焦虑性神经官能症、围绝经期抑郁症等。不良反应主要为锥体外系反应。

三、丁酰苯类及其他药物

氟 哌 啶 醇

氟哌啶醇（haloperidol）的作用及作用机制与吩噻嗪类相似。抗精神病作用及锥体外系反应均很强，镇静、降压作用弱。因抗躁狂、抗幻觉、抗妄想作用显著，常用于治疗以兴奋躁动、幻觉、妄想为主的精神分裂症及躁狂症。镇吐作用较强，用于多种疾病及药物引起的呕吐，对持续性呃逆也有效。锥体外系反应高达80%，常见急性肌张力障碍和静坐不能。长期大量应用可致心肌损伤。

同类药物氟哌利多作用维持时间短，临床上常与镇痛药芬太尼合用于神经安定镇痛术。

四、其他抗精神病药

五 氟 利 多

五氟利多（penfluridol）为长效抗精神病药。口服后8～16h血药浓度达峰值，128h后血药浓度仍为峰值的30%。一次用药后7天，血中仍可检出。其长效原因与贮存于脂肪组织，缓慢释放入血及进入脑组织有关。每周口服一次即可维持疗效。疗效与氟哌啶醇相似，但无明显镇静作用。副作用以锥体外系反应常见。适用于急慢性精神分裂症，尤适用于慢性患者维持与巩固疗效。同类药物尚有匹莫齐特，其作用维持时间较五氟利多短，每日口服一次，疗效可维持24h。

舒 必 利

舒必利（sulpiride）对急慢性精神分裂症有较好疗效，对长期使用其他药物无效的难治病例也有一定疗效。无明显镇静作用，对自主神经系统几乎无影响，不良反应少，锥体外系反应轻微。本药还有抗抑郁作用，也可用于治疗抑郁症。

氯 氮 平

氯氮平（clozapine）是脑内 5-HT$_{2A}$ 和多巴胺受体阻断药，能协调中枢 5-HT 和多巴胺系统的相互平衡而发挥治疗作用，其抗精神病作用较强，对其他药物无效的病例仍有效，也适用于慢性精神分裂症及躁狂症。几乎无锥体外系反应，且对由典型抗精神病药引起的迟发性运动障碍也有明显改善作用；用药早期可引起粒细胞减少或缺乏，应予警惕。

> **链接**
>
> **精神分裂症的治疗原则**
>
> 以精神运动性兴奋、幻觉、妄想、行为紊乱和情感反应为主要症状的精神分裂症患者，应首选镇静作用强、控制兴奋躁动及抗幻觉、妄想效果明显的药物，如氯丙嗪、氟哌啶醇、奋乃静、利培酮等。对思维贫乏、情感淡漠、意识活动明显缺乏、缄默、退缩或被动等阴性症状的患者，应选用具有激活作用的药物，如舒必利、氟奋乃静、利培酮等。阴性症状的患者主要是人格、情感反应、意识、行为和社会功能的障碍，除采取适量抗精神病药物治疗外，应特别注重心理、行为和家庭等方面的治疗。

第2节 抗躁狂症药

氯丙嗪、氟哌啶醇及抗癫痫药卡马西平等对躁狂症也有效，但典型抗躁狂症药物是锂制剂。

碳 酸 锂

碳酸锂（lithium carbonate）口服吸收快而完全，2～4h血药浓度达峰值。锂离子先分布于细胞外液，然后逐渐蓄积于细胞内。锂虽吸收快，但透过血脑屏障进入脑组织和神经细胞需要一定时间。因此，锂盐显效较慢。主要自肾排泄，约80%由肾小球滤过的锂在近曲小管与 Na$^+$ 竞争重吸收，故增加钠摄入可促进其排泄，而缺钠或肾小球滤出减少时，可导致体内锂潴留，引起中毒。

治疗量锂盐对正常人精神活动几乎无影响，但对躁狂症发作者则有显著疗效，使言语、行为恢复正常。实验表明锂盐可抑制脑内 NA 及 DA 的释放，并促进其再摄取，使突触间隙 NA 浓度降低，从而产生抗躁狂作用。

临床主要用于治疗躁狂症。对精神分裂症的兴奋躁动也有效，与抗精神病药合用疗效较好，可减少抗精神病药的剂量；同时抗精神病药还可缓解锂盐所致恶心、呕吐等副作用。

锂盐不良反应较多，有个体差异性。用药初期有恶心、呕吐、腹泻、疲乏、肌肉无力、肢体震颤、口干、多尿。常在继续治疗 1～2 周内逐渐减轻或消失。此外，尚有抗甲状腺作用，可引起甲状腺功能低下或甲状腺肿，一般无明显自觉症状，停药后可恢复。锂盐中毒主要表现为中枢神经系统症状，如意识障碍、昏迷、肌张力增高、深反射亢进、共济失调、震颤及癫痫发作。静脉注射生理盐水可加速锂的排泄。为确保用药安全，对服用锂盐患者，应每日测定血锂浓度，当血锂浓度高至 1.5～2.0mmol/L 时，应立即减量或停药。

第 3 节　抗抑郁症药和抗焦虑症药

一、抗抑郁症药

抗抑郁症药（antidepressant drugs）是主要用于治疗情绪低落、抑郁消极的一类药物。各种抗抑郁症药均可使 70% 左右的抑郁症患者病情显著改善，长期治疗可使反复发作的抑郁症减少复发。

目前常用的抗抑郁症药包括三环类、NA 再摄取抑制药、5-HT 再摄取抑制药及其他抗抑郁症药。

（一）三环类抗抑郁症药

三环类是临床常用的抗抑郁症药，主要包括丙米嗪（imipramine）、地昔帕明（desipramine）、阿米替林（amitriptyline）、多塞平（doxepin）和米安色林（mianserin）等。

丙 米 嗪

【体内过程】　丙米嗪（imipramine，米帕明）口服吸收良好，但个体差异大。血药浓度于 2～8h 达峰值，血浆 $t_{1/2}$ 为 10～20h。广泛分布于全身各组织，以脑、肝、肾及心肌分布较多。主要在肝代谢，侧链脱甲基转化为地昔帕明，后者有显著抗抑郁作用。丙米嗪及地昔帕明最终被氧化成无活性的羟化物与葡糖醛酸结合，自尿排出。

【药理作用】

1. 中枢神经系统　正常人口服丙米嗪后，出现困倦、头晕、口干、视物模糊及血压稍降等。若连续用药数天，以上症状会加重，并出现注意力不集中、思维能力下降。相反，抑郁症患者连续服药后，情绪提高，精神振奋，出现明显抗抑郁作用。但丙米嗪起效缓慢，连续用药 2～3 周后才见效，故不作应急药物应用。

2. 自主神经系统　治疗量丙米嗪能阻断 M 胆碱受体，引起阿托品样作用。

3. 心血管系统　丙米嗪能降低血压，抑制多种心血管反射，易致心律失常，这与它抑制心肌中 NA 再摄取有关。此外还可引起直立性低血压及心动过速。丙米嗪对心肌有奎尼丁样作用，因此心血管疾病患者慎用。丙米嗪对精神分裂症的抑郁状态疗效较差。

【不良反应】　最常见的为阿托品样副作用，如口干、便秘、视物模糊、心悸等。因易致尿潴留及升高眼压，故前列腺增生及青光眼患者禁用。中枢神经系统方面表现为乏力、肌束震颤。某些患者用药后可自抑制状态转为躁狂兴奋状态，剂量大时尤易发生。极少数患者出现皮疹、粒细胞缺乏及黄疸等过敏反应。

三环类药物能增强中枢抑制药的作用及对抗可乐定的降压作用。三环类与苯海索等抗帕金森病药或抗精神病药合用，应注意它们的抗胆碱效应可能相互增强。

（二）其他抗抑郁症药

目前临床常用的其他抗抑郁症药物包括艾司西酞普兰、马普替林、诺米芬新、氟西汀、文拉法辛、度洛西汀、氟哌噻吨、美利曲辛等药物。

马 普 替 林

马普替林（maprotiline）能选择性抑制 NA 的再摄取，为广谱抗抑郁症药，具有奏效快、副作用小的特点。临床用于各型抑郁症，老年抑郁症患者尤为适用。

诺 米 芬 新

诺米芬新（nomifensine）能显著抑制 NA 及 DA 的再摄取，而对 5-HT 再摄取抑制作用微弱。抗胆碱作用及心血管作用极弱。适用于各型抑郁症，老年患者易于接受，疗效比丙米嗪略高或相似。此外，本药缓解抑郁症患者的严重运动迟缓疗效好，这可能与其抑制 DA 的再摄取有关。

二、抗焦虑症药

焦虑症是一种以发作性或持续性情绪焦虑、紧张、恐惧为基本特征的一种精神疾病，常伴有自主神经功能失调、运动性不安和躯体不适感。其焦虑并非由实际威胁所引起，或其紧张惊恐程度与现实情况很不相称。常用的抗焦虑药物除苯二氮䓬类、巴比妥类、三环类抗抑郁药等外，还有新型抗焦虑药丁螺环酮。

丁 螺 环 酮

丁螺环酮（buspirone）是一种新的非苯二氮䓬类药物，抗焦虑作用与地西泮相似，但无镇静、肌肉松弛和抗惊厥作用。丁螺环酮激动突触前膜 5-HT$_{1A}$ 受体，反馈性抑制 5-HT 释放，而发挥抗焦虑作用。口服吸收好，首过效应明显，在肝中代谢，$t_{1/2}$ 为 2～4 小时。临床适用于焦虑性激动、内心不安和紧张等慢性焦虑状态。不良反应有头晕、头痛及胃肠功能紊乱等，无明显的成瘾性。

（王晓丹）

第16章
镇 痛 药

📋 **案例 16-1**

患者，女，28 岁，1h 前无诱因突发右侧腰腹部绞痛，并向下腹部放射，伴恶心、呕吐，呕吐物为胃内容物。尿常规检查：肉眼血尿，无血块，镜检红细胞满视野。B 超示右肾内可见大小约 1.5cm×1.0cm 强回声团伴声影。既往有肾结石病史。诊断为：1. 右肾结石；2. 肾绞痛。

问题：上述案例中，患者宜选用什么药物缓解疼痛？为什么？

疼痛是一种因组织损伤或潜在的组织损伤而产生的痛苦感觉，常伴有不愉快的情绪体验。控制疼痛是临床药物治疗的主要目的之一。广义的缓解疼痛的药物包括阿片类镇痛药、解热镇痛药、局部麻醉药、某些抗抑郁症药和对某些特殊疼痛状态有效的药物（如卡马西平治疗三叉神经痛）等。本章所介绍的镇痛药是指作用于中枢神经系统特定部位，在不影响患者自主感觉和意识状态下选择性地解除或减轻疼痛，并同时缓解疼痛所致不愉快情绪的药物。因其镇痛作用与激动阿片受体有关，且易产生药物成瘾性，故称为阿片类镇痛药或麻醉性镇痛药。

目前，临床上应用的镇痛药可分为3类：天然阿片受体激动药、人工合成阿片受体激动药、其他非阿片受体激动药。

一、天然阿片受体激动药

阿片（opium）也称鸦片，为罂粟科植物罂粟未成熟蒴果浆汁的干燥物，曾广泛用于镇痛、止咳、止泻等。1803年，德国学者 Serturner 首次从阿片中分离出来一种阿片生物碱，自身注射后发现有梦幻般飘飘然的感觉，因此以希腊神话 Morphus（梦神）的名字将其命名为吗啡（morphine），其到19世纪中叶已广泛用于临床。现已证实阿片含有 20 多种生物碱，按化学结构分为菲类和异喹啉两大类，前者以吗啡、可待因为代表，具有镇痛、镇咳作用；后者以罂粟碱为代表，具有松弛平滑肌、舒张血管作用。

吗 啡

吗啡（morphine）是阿片中最主要的生物碱，含量高达 10%，是阿片生物碱中的主要镇痛成分。临床上常用其盐酸盐或硫酸盐。

【体内过程】 吗啡口服后胃肠道吸收快，但首过效应明显，生物利用度低，仅为25%。常注射给药，皮下及肌内注射后吸收迅速，硬膜外或椎管内注射可快速渗入脊髓发挥作用。血浆蛋白结合率为26%～36%，游离型吗啡迅速分布于全身，血流丰富的组织如肺、肝、肾和脾等浓度最高，并可通过胎盘，仅少量透过血脑屏障，但足以发挥中枢药理作用。吗啡大部分在肝内代谢，代谢产物吗啡-6-葡萄糖醛酸具有药理活性，且活性比吗啡强。吗啡主要经肾排泄，少量经乳汁及胆汁排出，血浆半衰期为2～3h。

【药理作用】

1. 中枢神经系统

（1）镇痛作用　吗啡具有强大的镇痛作用，对各种疼痛均有效，对持续性钝痛效果强于间断性锐痛和内脏绞痛，对神经性疼痛的效果较差。皮下注射 5～10mg 即能明显减轻或消除疼痛。单次给药镇痛作用时间可持续 4～6h。

（2）镇静、欣快作用　吗啡能改善由疼痛所引起的焦虑、紧张、恐惧等情绪反应，产生镇静作用，提高对疼痛的耐受力。吗啡还可引起欣快感，表现为满足感和飘然欲仙感等。这既是吗啡镇痛效果良好的重要因素，同时也是造成强迫用药的重要原因。

（3）抑制呼吸　治疗量即可抑制呼吸，使呼吸频率减慢、潮气量降低、每分通气量减少，其中呼吸频率减慢尤为突出，急性中毒时呼吸频率可减慢至 3～4 次/分。吗啡的呼吸抑制与降低呼吸中枢对血液 CO_2 张力的敏感性，以及抑制脑桥呼吸调整中枢有关。呼吸抑制是吗啡急性中毒致死的主要原因。

（4）镇咳作用　直接抑制咳嗽中枢，使咳嗽反射减弱或消失，产生镇咳作用。其镇咳作用与其镇痛和呼吸抑制作用无关，具体机制尚不清楚。

（5）其他作用　吗啡可兴奋支配瞳孔的副交感神经，引起瞳孔括约肌收缩，使瞳孔缩小。吗啡中毒时瞳孔极度缩小，针尖样瞳孔为其中毒特征。吗啡可兴奋延髓催吐化学感受区，引起恶心和呕吐；能作用于下丘脑体温调节中枢，改变体温调定点，使体温略有降低，但长期大剂量应用，体温反而升高。

2. 平滑肌

（1）胃肠道平滑肌　吗啡可兴奋胃平滑肌，提高张力，使胃蠕动减慢和排空延迟，易导致食物反流，减少其他药物吸收；提高小肠及大肠平滑肌张力，减弱推进性蠕动，导致肠内容物通过延缓，水分吸收增加，并抑制消化腺的分泌；提高回盲瓣及肛门括约肌张力，使肠内容物通过受阻。吗啡通过上述局部作用及中枢抑制作用，减弱便意和排便反射，因而易引起便秘。

（2）胆道平滑肌　治疗量吗啡可引起胆道奥迪括约肌痉挛性收缩，使胆道排空受阻，胆总管压及胆囊内压明显提高，可致上腹不适甚至胆绞痛。

（3）其他平滑肌　吗啡能提高输尿管平滑肌及膀胱括约肌张力，可引起尿潴留；能降低子宫平滑肌张力，可延长产程，禁用于分娩镇痛；治疗量对支气管平滑肌兴奋作用不明显，但大剂量可引起支气管收缩，诱发或加重哮喘。

3. 心血管系统　吗啡对心率及节律均无明显影响，能扩张血管，降低外周阻力，当患者由仰卧位转为直立时可发生直立性低血压。吗啡对脑循环影响很小，但因抑制呼吸使体内 CO_2 蓄积，引起脑血管扩张和阻力降低，导致脑血流增加和颅内压增高。

4. 免疫系统　吗啡对免疫系统有抑制作用，包括抑制淋巴细胞增殖，减少细胞因子分泌，减弱自然杀伤细胞的细胞毒作用。也可抑制人类免疫缺陷病毒（human immunodeficiency virus，HIV）蛋白诱导的免疫反应，这可能是吗啡吸食者易感染 HIV 的主要原因。

【作用机制】　在中枢神经系统中存在由内阿片肽（如脑啡肽、内啡肽等）和阿片受体等共同组成的内源性镇痛系统。疼痛刺激使感觉神经末梢释放的谷氨酸、P物质（SP）等兴奋性递质与相应的受体结合，将痛觉冲动传入中枢。

阿片类药物的药理效应主要由 μ、δ、κ 三类阿片受体介导。吗啡通过激动脊髓胶质区、丘脑内侧、脑室及导水管周围灰质等部位的阿片受体，主要是 μ 受体，模拟内源性阿片肽对痛觉的调制功能而产生镇痛作用（图 16-1）。

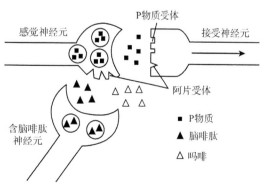

【临床应用】

1. 镇痛　吗啡对多种疼痛均有效，可缓解或消除严重创伤、烧伤、手术等引起的剧痛和晚期癌症疼痛；对内脏平滑肌痉挛引起的绞痛如胆绞痛和肾绞痛加用解痉

图 16-1　内源性镇痛系统及吗啡镇痛作用机制

药如阿托品可有效缓解；但对神经压迫性疼痛疗效较差。对心肌梗死引起的剧痛，如患者血压正常可用吗啡镇痛。吗啡除了能缓解疼痛和减轻焦虑、恐惧情绪外，其扩血管作用可减轻患者心脏负担。久用易成瘾，除癌症剧痛外，一般仅用于其他镇痛药无效时的短期应用。诊断未明前慎用，以免掩盖病情而延误诊断。

链接

癌痛三阶梯疼痛治疗

根据世界卫生组织（WHO）癌痛三阶梯治疗指南，癌症疼痛治疗有五项基本原则：①首选无创途径给药。②按阶梯给药，轻度疼痛首选第一阶梯非甾体抗炎药；中度疼痛选弱阿片类药物，可合用非甾体抗炎药；重度疼痛选强阿片类药物，同时合用非甾体抗炎药。③按时用药。④个体化给药。⑤注意具体细节：注意监护，密切观察疼痛缓解程度和身体反应，及时采取必要措施，减少药物的不良反应，提高镇痛治疗效果。

---

2. 心源性哮喘 左心衰竭突发急性肺水肿所致呼吸困难，除应用强心苷、氨茶碱及吸氧等措施外，静脉注射吗啡可迅速缓解患者气促和窒息感。其机制可能是：①吗啡可扩张外周血管，降低外周阻力，减轻心脏前、后负荷，有利于肺水肿的消除；②其镇静作用有利于消除患者的焦虑、恐惧情绪；③吗啡可降低呼吸中枢对 CO_2 的敏感性，减弱过度的反射性呼吸兴奋，使急促浅表的呼吸得以缓解。但当患者伴有休克、昏迷、严重肺部疾病或痰液过多时禁用。

3. 止泻 适用于急、慢性消耗性腹泻。可选用阿片酊或复方樟脑酊以减轻腹泻症状。如伴有细菌感染，应同时服用抗生素。

【不良反应】

1. 一般不良反应 治疗量吗啡可引起眩晕、恶心、呕吐、便秘、呼吸抑制、尿少、排尿困难（老年人多见）、胆道压力升高甚至胆绞痛、直立性低血压（低血容量者易发生）等。偶见烦躁不安等情绪改变。

2. 耐受性及依赖性 长期反复应用阿片类药物易产生耐受性和药物依赖性。吗啡按常规剂量连用 2～3 周即可产生耐受性。剂量越大，给药间隔时间越短，耐受性发生越快越强，且与其他阿片类药物有交叉耐受性。吗啡连续使用 1～2 周就能产生依赖性，主要表现为生理依赖性，一旦突然停药则出现戒断症状。

3. 急性中毒 吗啡过量使用可引起急性中毒，成人中毒量为 60mg，致死量为 250mg。主要表现为昏迷、深度呼吸抑制及瞳孔极度缩小呈针尖样（双侧对称，极度缺氧则散大）。常伴有血压下降、严重缺氧及尿潴留。呼吸肌麻痹是致死的主要原因。抢救措施为人工呼吸、适量给氧及静脉注射阿片受体阻断药纳洛酮。

4. 禁忌证 吗啡禁用于分娩镇痛、哺乳期妇女镇痛；禁用于支气管哮喘及肺心病患者；颅脑损伤所致颅内压增高的患者、肝功能严重减退患者及新生儿和婴儿禁用。

可 待 因

可待因（codeine，甲基吗啡）的药理作用与吗啡相似，但较吗啡弱。镇痛作用为吗啡的 1/12～1/7，但强于一般解热镇痛抗炎药；镇咳作用为吗啡的 1/4，对呼吸中枢抑制也较轻，镇静作用不明显。临床上用于中等程度疼痛和各种原因引起的干咳及刺激性咳嗽，尤适用于伴有胸痛的剧烈干咳。无明显便秘、尿潴留及直立性低血压等副作用，欣快感及成瘾性也低于吗啡。

二、人工合成阿片受体激动药

吗啡等阿片类镇痛药的镇痛作用虽然强大，但因成瘾性和呼吸抑制等不良反应限制了其临床应用。人工合成的阿片类镇痛药成瘾性较小、安全性较高，在临床上广泛应用。本类药物常用的有哌替啶、美沙酮、芬太尼及其同系物、喷他佐辛等。

哌 替 啶

哌替啶（pethidine，度冷丁）是目前临床常用的人工合成镇痛药，常用其盐酸盐。

【体内过程】 口服或注射均易吸收，皮下或肌内注射吸收更迅速，起效更快，临床常选择注射给药。能透过胎盘屏障，进入胎儿体内。主要在肝内代谢，代谢产物主要经肾排泄，少量经乳汁排泄，仅少量以原型排出。

【药理作用】 药理作用与吗啡基本相同，镇痛作用弱于吗啡，效价强度为吗啡的 1/10～1/7，作用持续时间短于吗啡，为 2～4h。镇静、呼吸抑制、致欣快和扩血管作用与吗啡相当。哌替啶也能兴奋平滑肌，提高平滑肌和括约肌的张力，但因作用时间短，较少引起便秘和尿潴留。大剂量哌替啶也可引起支气管平滑肌收缩，无明显中枢性镇咳作用。有轻微兴奋子宫作用，但对妊娠末期子宫正常收缩无影响，也不对抗缩宫素的作用，故不延缓产程。

【临床应用】

1. 镇痛 哌替啶镇痛作用虽弱于吗啡，但成瘾性比吗啡弱，产生也较慢，常用于创伤、术后及晚期癌症等各种原因引起的剧痛；用于内脏绞痛须与解痉药如阿托品合用；可用于分娩镇痛，但临产前 2～4h 内不宜使用，以防止发生新生儿窒息。

2. 心源性哮喘 哌替啶可用于心源性哮喘的辅助治疗，其机制与吗啡相同。

3. 麻醉前给药 麻醉前给予哌替啶，能使患者安静，消除患者术前紧张和恐惧情绪，减少麻醉药用量及缩短诱导期。

4. 人工冬眠 哌替啶与氯丙嗪、异丙嗪组成人工冬眠合剂，用于需人工冬眠的患者，以减少基础代谢。

【不良反应】 哌替啶治疗量时不良反应与吗啡相似，可致眩晕、出汗、口干、恶心、呕吐、心悸和直立性低血压等。剂量过大可明显抑制呼吸。偶可致震颤、肌肉痉挛、反射亢进甚至惊厥，可能与其代谢产物去甲哌替啶的中枢兴奋作用有关，中毒解救时可合用抗惊厥药。久用产生耐受性和依赖性。禁忌证与吗啡相同。

美 沙 酮

美沙酮（methadone）镇痛作用强度与吗啡相当，持续时间较长，镇静作用较弱，抑制呼吸、缩瞳、引起便秘及升高胆道内压等作用也较吗啡弱。其致欣快作用不如吗啡，耐受性与成瘾性发生较吗啡慢，戒断症状较轻。因此，美沙酮除用于创伤、术后及晚期癌症等所致剧痛外，亦被广泛地应用于吗啡、海洛因等成瘾的脱毒治疗。

不良反应与吗啡相似，但相对较轻，一般为恶心、呕吐、便秘、头晕、口干和抑郁等。长期用药易导致多汗、淋巴细胞数增多、血浆白蛋白和糖蛋白及催乳素含量升高。皮下注射有局部刺激作用，可导致疼痛和硬结。禁用于分娩镇痛，以免影响产程和抑制胎儿呼吸。

芬太尼及其同系物

芬太尼（fentanyl）为 μ 受体激动药，属短效镇痛药。作用与吗啡相似，镇痛效力为吗啡的 75～125 倍。脂溶性高，易于透过血脑屏障。起效快，静脉注射后 1～2min 血药浓度达高峰，维持约 10min；肌内注射15min 起效，维持 1～2h。主要用于麻醉辅助用药和静脉复合麻醉或与氟哌利多合用于神经安定镇痛术。亦可通过硬膜外或蛛网膜下腔给药治疗急性术后痛和慢性痛。此外，芬太尼透皮贴剂可使作用时间维持 72h，镇痛效果稳定，使用方便，适用于中、重度癌症疼痛患者。不良反应有眩晕、恶心、呕吐及胆道括约肌痉挛。大剂量产生明显肌肉僵直，可用纳洛酮拮抗。静脉注射过快可致呼吸抑制。禁用于支气管哮喘、重症肌无力、颅脑肿瘤或颅脑外伤引起昏迷的患者及 2 岁以下小儿。

舒芬太尼（sufentanil）和阿芬太尼（alfentanil）均为芬太尼的类似物。舒芬太尼的镇痛作用强于芬太尼，是吗啡的 1000 倍，而阿芬太尼弱于芬太尼。两药起效快，作用时间短，尤以阿芬太尼突出，故称为超短效镇痛药。对心血管系统影响小，常用于心血管手术麻醉。阿芬太尼很少蓄积，短时间手术可分次静脉注射，长时间手术可持续静脉滴注。

瑞芬太尼（remifentanil）为新型的芬太尼衍生物，镇痛作用与芬太尼相似，注射后起效迅速，1min 可达有效血药浓度，但维持时间短，仅5～10min。临床主要用于全麻诱导和全麻中维持镇痛，也可用于术后镇痛和分娩镇痛。本药只能静脉给药，特别适用于静脉持续滴注给药。

喷 他 佐 辛

喷他佐辛（pentazocine，镇痛新）为阿片受体部分激动药，可激动 κ 受体和拮抗 μ 受体。

【药理作用】 喷他佐辛的镇痛作用为吗啡的 1/3，呼吸抑制作用为吗啡的 1/2，但剂量超 30mg 时，呼吸抑制程度并不随剂量增加而加重，故相对较为安全。用量达 60～90mg，则可产生精神症状，如烦躁不安、梦魇、幻觉，可用纳洛酮对抗。对胃肠道平滑肌的兴奋作用比吗啡弱。大剂量可加快心率和升高血压，这与升高血中儿茶酚胺浓度有关。冠心病患者静脉注射本药能提高平均主动脉压、左室舒张末压，增加心脏做功。

【临床应用】 喷他佐辛对 μ 受体有一定的拮抗作用，因而成瘾性小。适用于各种慢性疼痛，对剧痛的镇痛效果不及吗啡。本药能增加心脏负荷，因此不适用于心肌梗死时的疼痛。本药仍有产生依赖性的倾向，因此不能作为理想的吗啡替代品。

【不良反应】 常见不良反应有镇静、嗜睡、眩晕、出汗、轻微头痛，恶心、呕吐少见。剂量增大能引起烦躁、幻觉、噩梦、血压升高、心率增快、思维障碍和发音困难等。局部反复注射，可使局部组织发生无菌性脓肿、溃疡和瘢痕形成，故注射时应常更换注射部位。经常或反复使用，可产生吗啡样生理依赖性，但戒断症状比吗啡轻，此时应逐渐减量至停药。

羟 考 酮

羟考酮（oxycodone）是在生物碱蒂巴因基础上合成的半合成阿片类药物，属阿片受体激动药，其药理作用及作用机制与吗啡相似，镇痛效力中等。临床用于中度疼痛的镇痛或解痉，常与解热镇痛抗炎药或解痉药配伍使用。不良反应与吗啡相似，包括眩晕、恶心、呕吐、便秘等，但反应较轻；过量使用可引起呼吸中枢抑制；长期连续使用可产生依赖性。

三、其他非阿片受体激动药

曲 马 多

曲马多（tramadol）为中枢性镇痛药，镇痛强度与喷他佐辛相当，镇咳效力为可待因的 1/2，呼吸抑制作用弱，对胃肠道无影响，也无明显的心血管作用。临床用于中、重度的急、慢性疼痛，如手术、创伤、分娩及晚期癌症疼痛等，推荐的最大剂量为 400mg。不良反应有多汗、头晕、恶心、呕吐、口干、疲劳等。静脉注射过快可出现颜面潮红、一过性心动过速。长期应用也可成瘾。

布 桂 嗪

布桂嗪（bucinnazine，强痛定）为速效镇痛药，口服后 10～30min 或皮下注射后 10min 起效，20min 作用达高峰，持续 3～6h。镇痛作用为吗啡的 1/3，但比解热镇痛抗炎药作用强，对皮肤、黏膜和运动器官的疼痛有明显抑制作用，无抑制肠蠕动作用，对平滑肌痉挛的镇痛效果差。呼吸抑制和胃肠道反应较轻。临床多用于偏头痛、三叉神经痛、炎症性及外伤性疼痛、关节痛、痛经及晚期癌症疼痛。

偶有恶心、呕吐、头痛、眩晕、困倦、黄视等神经系统反应，停药后即消失。有一定的成瘾性，属于一类精神药品。

罗 通 定

罗通定（rotundine）为左旋四氢巴马汀，有镇静、安定、镇痛和中枢性肌肉松弛作用。镇痛作用较哌替啶弱，但较解热镇痛抗炎药作用强。镇痛作用与脑内阿片受体及前列腺素系统无关，无明显的成瘾性。罗通定对慢性持续性钝痛效果较好，对创伤或手术后疼痛或晚期癌症的镇痛效果较差，可用于治疗胃肠及肝胆系统等引起的钝痛、一般性头痛及脑震荡后头痛，也可用于痛经及分娩镇痛。对产程及胎儿均无不良影响。

四、阿片受体阻断药

纳 洛 酮

纳洛酮（naloxone）对各型阿片受体都有竞争性拮抗作用，作用强度依次为 $\mu > \delta > \kappa$ 受体。口服易吸收，但首过效应明显，故常静脉给药。静脉注射 2min 显效，作用持续 30～60min，在肝脏与葡糖醛酸结合而失活。

纳洛酮无内在活性，本身不产生药理效应。临床用于阿片类药物急性中毒，解救呼吸抑制及其他中枢抑制症状。芬太尼类、哌替啶等作静脉复合麻醉或麻醉辅助用药时，术后呼吸抑制仍明显者，纳洛酮可反转呼吸抑制。本品能诱发戒断症状，可用于阿片类药物成瘾者的鉴别诊断。还可用于急性酒精中毒、休克、脊髓损伤、脑卒中及脑外伤的救治。此外，纳洛酮还是研究疼痛与镇痛的重要工具药物。

不良反应少，大剂量偶见轻度烦躁不安。

纳 曲 酮

纳曲酮（naltrexone）作用与纳洛酮相似，对 κ 受体阻断作用强于纳洛酮。口服生物利用度较纳洛酮高，作用维持时间较长，可达 24h。临床应用同纳洛酮。

（王晓丹）

第**17**章
解热镇痛药和抗痛风药

第1节 解热镇痛药

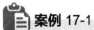案例 17-1

患者，女，22 岁。因发热伴周身疼痛及食欲不振，两膝、踝关节红肿，行走困难就诊。查体：体温 39℃，脉搏 101 次 / 分，呼吸 23 次 / 分，血压 109/70mmHg。两踝关节红肿、运动受限；神经系统检查无阳性所见。初步诊断为急性风湿性关节炎。药物治疗方案为：口服阿司匹林 4 次 / 天，8g/d；泼尼松 1 次 / 天，10mg/d。当患者服用阿司匹林总量达 6g 时，突感双侧耳鸣，呈高音调 1h 后，听力完全丧失；因未发现耳聋原因，又继续服用阿司匹林 2g。

音叉试验：双耳表现为重度感音性耳聋。即停服阿司匹林，静脉滴注碳酸氢钠。次日听力开始好转，至停药后第 4 天完全恢复。

问题： 1. 请分析该患者耳聋的原因。静脉滴注碳酸氢钠的原因是什么？

2. 此给药方案有哪些不合理之处？大剂量应用阿司匹林还可引起哪些不良反应？

解热镇痛药（antipyretic analgesic）具有解热、镇痛作用，大多数还有抗炎、抗风湿作用。由于其化学结构及抗炎特点与甾体类抗炎药糖皮质激素不同，又称为非甾体抗炎药（non-steroidal anti-inflammatory drug，NSAID）。本类药物化学结构虽然不同，但具有共同的作用机制，即抑制环氧化酶（cyclooxygenase，COX，又称为前列腺素合成酶），减少局部组织前列腺素（prostaglandin，PG）的生物合成（图 17-1）。根据 NSAID 对 COX 作用的选择性不同，将其分为非选择性 COX 抑制药和选择性 COX-2 抑制药。

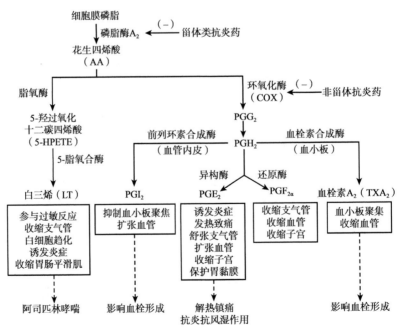

图 17-1 花生四烯酸的代谢途径及抗炎药物的作用环节

一、基本药理作用

1. 解热作用 感染、组织损伤、炎症等疾病状态时，多种细胞因子产生，这些细胞因子可刺激机体产生并释放内热原，使下丘脑PG合成释放增加，促使体温调定点升高，机体产热增加，引起发热。NSAID通过抑制COX，抑制PG合成，使体温调定点恢复正常，通过增加散热，产生解热作用。这与氯丙嗪对体温的影响不同。NSAID临床广泛用于各种原因引起的发热。

发热热型是诊断疾病的重要依据，在发热原因未明前，不可滥用解热药物，以免掩盖病情。但是持久发热或体温过高，可过度消耗患者体力，引起全身不适甚至危及生命，应及时应用NSAID对症治疗。需注意年老体弱者及婴幼儿宜小量应用，避免大量出汗引起虚脱，同时应多饮水和补充电解质。

2. 镇痛作用 炎症或组织损伤时，机体会产生和释放致痛性化学物质，如缓激肽、组胺、PG、5-羟色胺等，这些物质可刺激痛觉感受器引起疼痛。PG还能增加痛觉感受器对致痛物质的敏感性。NSAID通过抑制PG合成，减轻致痛和痛觉增敏作用，产生镇痛作用。其特点是对炎症和组织损伤引起的疼痛尤为有效；对手术后的慢性疼痛有效，常与阿片类药物联用且可以减少阿片类药物的用量；对尖锐的一过性刺痛（直接刺激感觉神经末梢引起）、各种严重创伤性剧痛、内脏绞痛无效；不抑制呼吸，无成瘾性。这与吗啡的镇痛作用明显不同。NSAID临床上广泛应用于慢性钝痛，如头痛、牙痛、神经痛、肌肉痛、关节痛及痛经。

3. 抗炎抗风湿作用 PG是参与炎症反应的活性物质，可致血管扩张和组织水肿，并能增强缓激肽等活性物质的致炎作用。NSAID（除苯胺类外）通过抑制PG合成发挥抗炎、抗风湿作用。临床上主要用于缓解风湿热、风湿性关节炎与类风湿关节炎的症状，疗效肯定，但不能根治，也不能阻止病程的发展或并发症的发生。

二、非选择性COX抑制药

（一）水杨酸类

阿 司 匹 林

阿司匹林（aspirin，乙酰水杨酸）从1897年迄今仍在临床广泛应用，并且用途不断扩大，是医药史上三大经典药物之一，被称为20世纪最伟大的药物。

【体内过程】 本药口服后吸收迅速，小部分在胃，大部分在小肠中吸收。1～2h达到血药浓度峰值。肠溶片剂、胃肠道pH、食物等多种因素可影响药物的吸收。吸收过程中或吸收后，迅速水解为水杨酸发挥作用，血浆半衰期短，约为15min。水解后的水杨酸广泛分布到机体的组织和细胞间液，包括关节腔、脑脊液、乳汁和胎儿的血液循环。血浆蛋白结合率高达80%～90%。大部分水杨酸在肝内氧化代谢，因为肝对水杨酸的代谢能力有限，所以不同剂量的水杨酸盐的血浆半衰期不同，小剂量时为2～3h，大剂量时可达15～30h。代谢产物主要经肾排泄，碱化尿液可促进排泄。

【药理作用和临床应用】

1. 解热镇痛及抗风湿 一般剂量（325～650mg/次）有较强的解热、镇痛作用，常与其他药物组成复方制剂，用于感冒等引起的发热症状及头痛、牙痛、神经痛、肌肉痛、关节痛、痛经等慢性钝痛。大剂量（3～5g/d）有较强的抗炎、抗风湿作用，可使急性风湿热患者的症状在用药24～48h后明显好转，可作为急性风湿热的鉴别诊断依据。

2. 影响血栓形成 小剂量（50～100mg/d）主要抑制血小板中的COX，减少血栓素 A_2（TXA_2）的生成，可以防止血小板聚集及血栓形成，发挥抗凝作用。而高浓度阿司匹林可抑制血管壁中的COX，抑制 PGI_2 的合成（PGI_2 与 TXA_2 是生理拮抗剂），反而促进血栓的形成。所以临床常用小剂量的阿司匹林防治缺血性心脏病（如心肌梗死）、脑缺血病、心房颤动等血栓性疾病，长期应用能降低病死率及再梗死率。

3. 其他 用于治疗小儿皮肤黏膜淋巴综合征（川崎病），减少炎症反应，预防血管内血栓形成。

【不良反应】

1. 胃肠道反应 最常见。表现为上腹部不适、恶心、呕吐等。大剂量应用阿司匹林、与甾体类抗炎药联合应用及饮酒均易诱发并加重消化道溃疡和无痛性胃出血。服用肠溶片、餐后服用或同服抗酸药可减轻胃肠道反应，使用 PGI_2 衍生物米索前列醇可降低溃疡的发生率。消化性溃疡患者禁用。

2. 凝血障碍 小剂量可抑制血小板聚集，致出血时间延长。大剂量或长期服用，可抑制肝脏凝血酶原的形成，引起凝血障碍，加重出血倾向，使用维生素K可以预防。严重肝病、有出血倾向的疾病如血友病、血小板减少症患者及孕产妇禁用。手术患者术前1周停用阿司匹林。

3. 水杨酸反应 剂量过大（5g/d以上）时易发生中毒，表现为头痛、眩晕、恶心、呕吐、耳鸣、听力减退等，严重者可出现过度呼吸、高热、脱水、酸碱平衡失调，甚至精神紊乱乃至昏迷，此种现象称水杨酸反应。严重中毒者应立即停药，静脉滴注碳酸氢钠溶液以碱化尿液，加速其排泄。

4. 过敏反应 少数患者可出现荨麻疹、血管神经性水肿等。某些哮喘患者可诱发出现特殊的阿司匹林哮喘（服用阿司匹林或其他非甾体抗炎药数分钟至数小时后诱发的哮喘发作）。肾上腺素治疗无效，可用抗组胺药和糖皮质激素治疗。哮喘、鼻息肉及慢性荨麻疹患者禁用。

5. 瑞氏综合征（Reye syndrome） 又称脑病合并内脏脂肪变性综合征，以肝衰竭合并脑病为突出表现，病死率高，见于少数病毒性感染（如流感、水痘、麻疹、流行性腮腺炎等）伴发热的儿童和青少年。病毒感染患儿不宜用阿司匹林，可用对乙酰氨基酚替代。

6. 对肾的影响 阿司匹林对正常肾功能影响不明显。但少数人，特别是老年人，伴有心、肝、肾功能损害的患者，可引起水肿、多尿等肾小管功能受损的症状。偶见间质性肾炎、肾病综合征，甚至肾衰竭，其机制未明。

【药物间相互作用】 阿司匹林与双香豆素类、磺酰脲类等合用，可加重出血、低血糖的不良反应；与甲氨蝶呤、青霉素、呋塞米等药合用，会增强各自毒性；与肾上腺皮质激素类药物合用，更易诱发消化道溃疡，加重消化道出血。应避免与上述药物联合应用。

（二）苯胺类

对乙酰氨基酚

对乙酰氨基酚（acetaminophen，扑热息痛）口服吸收快而完全，起效缓慢但作用持久，解热镇痛作用与阿司匹林相仿，几乎无抗炎、抗风湿作用。主要用于退热和镇痛及对阿司匹林不能耐受或过敏的头痛发热患者。

短期使用不良反应少，偶见皮疹、药物热、粒细胞缺乏症等过敏反应。过量（成人10～15g）急性中毒可致肝坏死。长期反复应用可致肾损害。

（三）吲哚类

吲哚美辛

【药理作用与临床应用】 吲哚美辛（indomethacin，消炎痛）是最强的COX抑制药之一，有显著抗炎及解热作用，其抗炎作用比阿司匹林强10～40倍，对炎性疼痛有明显镇痛效果。一般用于其他解热镇痛药物不能耐受或疗效不显著的病例，对急性风湿性及类风湿关节炎作用强，对关节强直性脊柱炎、骨关节炎也有效，也可用于癌性发热及其他难以控制的发热。

【不良反应】 多且重，发生率高（30%～50%），与剂量过大有关，表现与阿司匹林相同且更加严重，尤其是消化道反应，严重者可导致消化道穿孔，是停药的主要原因。故限制其应用。

（四）芳基乙酸类

双氯芬酸

双氯芬酸（diclofenac）作用较吲哚美辛、萘普生强，具有显著的抗炎、解热镇痛作用。临床适用于各种中等程度疼痛、风湿性及类风湿关节炎、粘连性脊柱炎、非炎性关节痛、椎关节炎等引起的疼痛，各种神经痛、癌症疼痛、手术和创伤后疼痛，以及各种炎症所致发热的治疗。不良反应轻，类似于阿司匹林，偶见肝功能异常、白细胞减少。

（五）芳基丙酸类

布 洛 芬

布洛芬（ibuprofen）口服易吸收，血浆蛋白结合率约99%，可缓慢进入滑膜腔并保持较高浓度，血浆半衰期为2h。具有较强的抗炎、解热及镇痛作用，主要用于治疗风湿性及类风湿关节炎、骨关节炎、强直性关节炎、急性肌腱炎、滑液囊炎、痛经等。

不良反应少，临床应用广泛。消化道反应最常见，较轻，表现为上腹部不适、恶心，但长期服用仍应注意胃出血；偶见头痛、眩晕和耳鸣等中枢神经系统症状。少数患者有皮肤黏膜过敏、血小板减少及视力障碍等不良反应。

由于布洛芬的半衰期短，每日需用药多次，因此临床常使用其控释剂型，如芬必得等。

同类药物还包括萘普生（naproxen）、酮洛芬（ketoprofen）、非诺洛芬（fenoprofen）、氟比洛芬（flurbiprofen）等。

（六）烯醇酸类

吡 罗 昔 康

吡罗昔康（piroxicam）口服吸收好，半衰期长，用药剂量小，每日口服1次。主要用于治疗风湿性及类风湿关节炎，对急性痛风、腰肌劳损、肩周炎、原发性痛经也有一定疗效。不良反应较少，偶见头晕、水肿、胃部不适、腹泻或便秘、粒细胞减少、再生障碍性贫血等，停药后一般可自行消失。剂量过大或长期服用可致胃溃疡及大出血，不宜长期服用。

同类药物还有美洛昔康（meloxicam），其属于选择性COX-2抑制药，适应证与吡罗昔康相同。

（七）吡唑酮类

保 泰 松

保泰松（phenylbutazone）具有很强的抗炎、抗风湿作用，而解热作用较弱，并能促进尿酸排泄。临床主要用于风湿性及类风湿关节炎、强直性脊柱炎和痛风。由于不良反应较多，已少用。

（八）烷酮类

萘 丁 美 酮

萘丁美酮（nabumetone）为前体药，吸收后迅速代谢，其代谢产物为强效COX抑制药。临床用于治疗类风湿关节炎，疗效较好，不良反应较轻。

三、选择性COX-2抑制药

塞 来 昔 布

治疗剂量塞来昔布（celecoxib）对体内COX-1无明显影响，故胃肠道不良反应、出血和溃疡发生率较非选择性COX抑制药低。抗炎、镇痛和解热作用与阿司匹林相当。主要用于骨关节炎的治疗，也可用于术后镇痛、牙痛、痛经等。

近年来，多项大规模临床试验证实部分选择性COX-2抑制药有明显增加心血管不良反应的可能性，因此应高度重视此类药物心血管等方面的不良反应监测。

同类药物还包括罗非昔布（rofecoxib）、尼美舒利（nimesulide）、美洛昔康（meloxicam）等。

环氧化酶

环氧化酶是催化花生四烯酸转化为前列腺素的关键限速酶。目前发现 3 种亚型。COX-1 是结构酶，主要存在于血管、肾、胃和血小板中，通过合成 PG 参与保护胃肠黏膜、调节血管舒缩、血小板聚集和肾血流量等；COX-2 主要是诱导酶，被诱导急剧升高而引起炎症组织中 PG 含量升高，致炎、致痛，具有病理诱导作用，也具有一定的生理作用；COX-3 为变异型，存在于大脑皮质和心脏等处，其功能尚未完全明确。选择性 COX-2 抑制药在减少胃肠道不良反应的同时，也导致了心血管系统更严重不良反应的发生。数项大规模前瞻性研究都对 COX-2 抑制药的风险 - 效益比提出了质疑，需综合考虑，权衡利弊，减少不良反应的发生。

四、解热镇痛药的合理应用

解热镇痛药是临床常用药，不合理用药既影响药物作用的发挥，也会引起各种不良反应。临床应注意遵循以下原则。

1. 对一般发热患者可不急于使用药物退热。体温过高者应及时应用，以防高热及并发症。嘱咐患者严格按医嘱用药，特别是小儿、老年人和体弱者，剂量不能太大，间隔时间也不要太短，防止大量出汗、体液丢失过多而引起虚脱，并告知患者多喝水。小儿宜选对乙酰氨基酚。

2. 治疗风湿性及类风湿关节炎时，尤应注意监控大剂量使用的不良反应，如出现腹痛、便血、牙龈出血、眩晕、耳鸣等症状，应立即停药，对症治疗，必要时静脉滴注碳酸氢钠碱化尿液。应告知患者，治疗药物不会使风湿病的症状立即消失，需要 1～2 周的疗程，本药只能缓解症状，不能根治，也不能防止疾病发展及合并症的发生。

3. 本类药物口服常见胃肠道不良反应，应嘱咐患者在餐后服药，避免空腹服药。肠溶片可减轻胃肠刺激，应嘱咐患者在餐前整片吞服。服药期间不宜饮酒，消化性溃疡患者禁用阿司匹林、吲哚美辛等，可选对乙酰氨基酚。选择性 COX-2 抑制药胃肠道反应较轻，但可能带来心血管系统等更严重的不良反应，对有血栓形成倾向的患者需慎用。

4. 阿司匹林久用可延长出血时间，导致出血倾向，可用维生素 K 对抗。凡有严重肝病、维生素 K 缺乏、出血性疾病患者禁用，术前一周停用阿司匹林。

5. 本类药物易引起过敏反应，给药前应认真询问患者的过敏史，如有无哮喘、慢性荨麻疹、鼻息肉、花粉过敏等，有过敏史者应禁用。若出现阿司匹林哮喘应用抗组胺药和糖皮质激素对抗。

6. 若出现困倦、头晕等中枢神经系统不良反应，应避免驾驶车船或操作机器。

7. 此类药物用于解热一般限服 3 天，用于镇痛一般限服 5 天，嘱患者如症状未缓解，应及时就医。

五、解热镇痛药的复方制剂

为增强疗效，减少不良反应，解热镇痛药常制成复方制剂应用，以非处方药（OTC）中的抗感冒药最常见，其主要作用及常用成分有：①解热镇痛作用，如阿司匹林、对乙酰氨基酚等；②收缩上呼吸道毛细血管，消除鼻塞、流涕等鼻黏膜症状，如伪麻黄碱等；③收缩脑血管，缓解头痛，并能对抗抗组胺药引起的嗜睡，如咖啡因等；④对抗病毒引起的卡他等过敏症状和促进睡眠，如氯苯那敏（扑尔敏）、苯海拉明等；⑤中枢性镇咳作用，如右美沙芬等；⑥刺激性祛痰药，如愈创甘油醚等；⑦抗病毒作用，如金刚烷胺、利巴韦林等。另外，人工牛黄、维生素 C 和维生素 B 族，以及某些中药如金银花、连翘等也经常出现在感冒药配方中。

常用感冒药复方制剂见表 17-1。

表17-1　常用感冒药复方制剂

复方制剂名称		解热镇痛药	缩血管药	镇咳药	抗过敏药	中枢兴奋药	抗病毒药
酚麻美敏片		对乙酰氨基酚	伪麻黄碱	右美沙芬	氯苯那敏	—	—
氨麻美敏片		对乙酰氨基酚	伪麻黄碱	右美沙芬	氯苯那敏	—	—
美扑伪麻片		对乙酰氨基酚	伪麻黄碱	右美沙芬	氯苯那敏	—	—
氨酚伪麻美芬片Ⅱ/氨麻苯美片	日用	对乙酰氨基酚	伪麻黄碱	右美沙芬	—	—	—
	夜用	对乙酰氨基酚	伪麻黄碱	右美沙芬	苯海拉明	—	—
复方氨酚烷胺片		对乙酰氨基酚	—	—	氯苯那敏	咖啡因	金刚烷胺 人工牛黄
氨咖黄敏片		对乙酰氨基酚	—	—	氯苯那敏	咖啡因	人工牛黄
复方酚咖伪麻胶囊		对乙酰氨基酚	伪麻黄碱	氯哌丁	氯苯那敏	咖啡因	—

选择抗感冒药时应注意以下原则：①根据症状选择，如鼻塞、流涕感冒初起应选择含盐酸伪麻黄碱成分的药物。②根据特殊人群选择，儿童选用感冒药需慎重，不宜选用成人感冒药，宜针对症状选择单一成分，避免使用咖啡因、镇咳药、阿司匹林和复方制剂；妇女妊娠前3个月慎用感冒药；哺乳期宜选用单一成分药物，禁用苯海拉明、金刚烷胺；老年人应注意药物间相互作用。③根据职业特点选择，如高空作业、司机及其他精细工种患者白天不可用含有抗组胺药的感冒药，避免药驾。④避免诱发严重不良反应，如消化性溃疡、哮喘患者慎用阿司匹林，高血压、甲亢、心绞痛患者应慎用或禁用含伪麻黄碱成分的感冒药。⑤避免重复用药，包括中成药在内，非处方药中的复方制剂，主要组成成分多数相同，联合应用也会出现重复用药的问题。⑥服用对乙酰氨基酚期间禁酒。⑦没有明确细菌感染不要滥用抗生素。

第2节　抗痛风药

痛风是嘌呤代谢紊乱，尿酸在体内堆积所引起的一种代谢性疾病，表现为高尿酸血症。尿酸盐在关节、肾及结缔组织中析出结晶，可引起关节局部炎症及粒细胞浸润，导致痛风性关节炎和肾结石等病变。临床用药的目的是控制急性发作；纠正高尿酸血症，防止关节炎复发；预防尿酸盐沉积造成的关节破坏、肾损伤及痛风石的形成。临床常用药物及特点见表17-2。

表17-2　抗痛风药的分类及常用药物

分类	常用药物	主要作用特点及应用
抑制尿酸生成药	别嘌醇	减少尿酸生成和排泄，避免尿酸盐结晶沉积，并能使痛风患者组织内的尿酸结晶重新溶解。主要用于慢性痛风
促进尿酸排泄药	丙磺舒 苯溴马隆	增加尿酸排泄而抗痛风，因没有镇痛及抗炎作用，主要用于慢性痛风
抑制痛风炎症药	秋水仙碱	通过抑制痛风急性发作时的粒细胞浸润，对急性痛风性关节炎产生选择性抗炎作用。对血中尿酸浓度及其排泄无影响。主要用于痛风性关节炎的急性发作，对一般性疼痛及其他类型关节炎无效
镇痛抗炎药	吲哚美辛 布洛芬	缓解痛风性关节炎的症状

（于　雷）

第**18**章
中枢兴奋药和大脑功能恢复药

第1节　中枢兴奋药

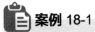 **案例** 18-1

> 患者，男，63岁，退休工人。肺源性心脏病史5年，近期自感胸闷气短，1日前因呼吸困难、发绀而入院。查体：体温36.7℃，呼吸80次/分，血压90/50mmHg，PO_2 50mmHg，PCO_2 56mmHg。诊断为慢性呼吸衰竭。
>
> **问题**：该患者的治疗原则是什么？选用什么药物治疗？

中枢兴奋药是一类能提高中枢神经功能活动的药物。根据治疗量时主要选择作用的部位将药物分为三类：①主要兴奋大脑皮质的药物，如咖啡因等；②主要兴奋延髓呼吸中枢的药物，如尼可刹米等；③主要兴奋脊髓的药物，如士的宁等，毒性大，无临床应用价值。中枢兴奋药对作用部位的选择性是相对的，随着剂量增大，作用范围扩大，作用增强，使中枢神经系统广泛兴奋，甚至导致惊厥，严重者转为抑制，因呼吸肌麻痹而死亡。需控制用量，并严密监测患者生命体征，确保用药安全有效。中枢性呼吸衰竭时，采用人工呼吸机更加安全有效，本类药物的治疗用途逐步减少。

一、主要兴奋大脑皮质的药物

咖 啡 因

咖啡因（caffeine）是咖啡豆和茶叶中的主要生物碱，难溶于水，可加入苯甲酸钠助溶，制成苯甲酸钠咖啡因（安钠咖）。临床多用人工合成品。

【药理作用和临床应用】

1. 中枢神经系统　小剂量（50～200mg）可兴奋大脑皮质，使睡意消失，疲劳减轻，精神振奋，思维敏捷，工作效率提高。较大剂量（200～250mg）直接兴奋延髓呼吸中枢和血管运动中枢，使呼吸加深加快，心脏兴奋，血压升高。主要用于解除镇静催眠药、麻醉药中毒或严重传染病引起的中枢性呼吸抑制。

2. 收缩脑血管　咖啡因可收缩脑血管，减少脑血流量，减少脑血管搏动的幅度，缓解头痛。临床常用麦角胺咖啡因制剂治疗脑血管扩张所致的偏头痛。与对乙酰氨基酚配伍治疗一般性头痛。

3. 其他　咖啡因还可舒张支气管平滑肌，兴奋心脏，产生利尿作用及刺激胃酸和胃蛋白酶分泌。

【不良反应】　一般少见，常见胃部不适、恶心呕吐及胃酸分泌过多。但剂量较大时可引起激动不安、兴奋失眠、心悸、头痛、呼吸加快等，过量中毒可导致惊厥。婴幼儿高热和消化性溃疡患者禁用，妊娠期、哺乳期妇女慎用。长期大量应用易产生耐受性及依赖性。

哌 醋 甲 酯

哌醋甲酯（methylphenidate，利他林）作用温和，能提高精神活动，消除疲劳，缓解抑郁状态，大剂量可致惊厥。临床用于解除中枢抑制药中毒引起的昏迷和呼吸抑制，也用于轻度抑郁症、小儿遗尿及注意缺陷多动障碍（儿童多动症）。治疗量时不良反应少，偶有焦虑、失眠、心悸、厌食、口干，大剂量可致血压升高、头痛、眩晕甚至惊厥。久用可致耐受性和依赖性，抑制儿童生长发育。癫痫、高血压患者及妊娠期妇女慎用。

二、主要兴奋延髓呼吸中枢的药物

尼可刹米

尼可刹米（nikethamide，可拉明）主要直接兴奋延髓呼吸中枢，也可刺激颈动脉体和主动脉体化学感受器，反射性兴奋呼吸中枢，并能提高呼吸中枢对CO_2的敏感性，使呼吸加深加快，通气量增加，呼吸功能改善。临床常用于各种原因引起的中枢性呼吸抑制。对吗啡等阿片类药物过量引起的呼吸抑制及肺源性心脏病引起的呼吸衰竭疗效较好，对巴比妥类中毒者效果较差。尼可刹米作用温和短暂，安全范围较大，治疗量时不良反应较少，过量可引起血压升高、心动过速、呕吐、震颤、惊厥等。

洛贝林

洛贝林（lobeline，山梗菜碱）通过刺激颈动脉体和主动脉体化学感受器，反射性兴奋呼吸中枢，使呼吸加深加快。起效迅速，作用短暂，安全范围大，不易导致惊厥。主要适用于新生儿窒息、小儿呼吸衰竭和一氧化碳中毒。常用量不良反应少，剂量较大可兴奋迷走神经而致心动过缓和传导阻滞。剂量过大则可兴奋交感神经导致心动过速，甚至惊厥。

二甲弗林

二甲弗林（dimefline，回苏灵）直接兴奋呼吸中枢使呼吸加深加快，起效迅速，比尼可刹米强100倍。该药还能增加肺换气量，提高动脉血氧饱和度，降低血中CO_2分压。主要用于各种传染病和药物中毒所致中枢性呼吸抑制，也可用于肺性脑病。安全范围小，易致惊厥，有惊厥史者、吗啡中毒者禁用。

多沙普仑

多沙普仑（doxapram）为人工合成的新型呼吸兴奋药。小剂量刺激颈动脉体和主动脉体化学感受器，反射性兴奋呼吸中枢。较大剂量直接兴奋呼吸中枢，作用较尼可刹米强，具有起效快、作用强、安全有效等优点，主要用于麻醉药及中枢抑制药引起的呼吸抑制。不良反应少见，有头痛、乏力、恶心呕吐、腹泻、呼吸困难等，中毒时可致惊厥。高血压、冠心病、脑水肿、甲状腺功能亢进、嗜铬细胞瘤及癫痫患者禁用，妊娠期妇女及12岁以下儿童慎用。

第2节　促大脑功能恢复药

爱维治

爱维治（actovegin，小牛血去蛋白提取物肠溶片）为不含蛋白质的小牛血液提取物，含有低分子肽和核酸衍生物。主要作用是促进生物合成与转化，增加葡萄糖摄入率和利用率，提高葡萄糖的使用量，也能增加氧的摄取和利用，从而提高ATP的周转率，促进细胞代谢，改善细胞的能量状态。临床主要用于脑血管疾病、脑外伤及大脑器质性疾病后遗症、阿尔茨海默病，还可以用于外周血管阻塞性疾病、周边血流紊乱引起的疾病、皮肤烧烫伤、糜烂、压力性损伤（压疮）等。

甲氯芬酯

甲氯芬酯（meclofenoxate，氯酯醒）为人工合成品。主要作用于大脑皮质，促进脑细胞的氧化还原，调节神经细胞的代谢，增加对糖类的利用，对抑制状态的中枢神经系统有明显的兴奋作用。临床多用于治疗外伤性昏迷、新生儿缺氧症、小儿遗尿症、脑动脉硬化及酒精中毒等所致的意识障碍、老年性精神错乱等。本药作用缓慢,需反复给药。不良反应少,可见胃部不适、血压波动、易激惹、失眠、头痛等。

吡 拉 西 坦

吡拉西坦(piracetam)为脑代谢改善药,能促进脑组织对葡萄糖、氨基酸和磷脂的利用,促进脑内蛋白质和核酸的合成,具有激活、保护和修复脑细胞的作用。临床主要用于急慢性脑血管病、脑外伤、各种中毒性脑病等多种原因所致的思维及记忆力减退,也可用于儿童智能发育迟缓。偶见失眠、口干、食欲低下、呕吐等不良反应。

胞 磷 胆 碱

胞磷胆碱(citicoline)为核苷酸衍生物,主要是作为辅酶参与脑细胞内卵磷脂的生物合成,并能增加脑血流量及脑中氧代谢率,对改善脑组织代谢,促进大脑功能恢复与促进苏醒有一定作用。主要用于颅脑外伤和脑手术后引起的意识障碍等,也用于耳鸣及神经性耳聋。偶见恶心、一过性血压下降、失眠及给药后发热等,停药后可消失。颅内出血的急性期不宜大剂量使用。

吡 硫 醇

吡硫醇(pyritinol)为吡哆醇(维生素B_6)衍生物,在多个环节参与脑代谢,促进大脑对葡萄糖的摄取,提高脑细胞的能量代谢,增加脑血流量,改进氨基酸代谢。临床可用于脑功能障碍引起的记忆力减退、注意力不集中等症状的改善,也可用于脑动脉硬化等精神症状。

(于　雷)

第1节 利 尿 药

案例 19-1

　　患者，男，68岁，原发性高血压病史10余年，一直坚持非药物治疗，近2年出现双下肢水肿，开始服用利尿药，病情有好转。近2天心慌、气促，有无力感，且水肿加重，诊断为原发性高血压、慢性心力衰竭伴低血钾。

　　问题：1.该患者在应用地高辛治疗心功能不全时，可否配合利尿药联合治疗？

　　　　　　2.使用利尿药对血钾有何影响？应注意什么问题？

　　利尿药（diuretics）是选择性作用于肾脏，增加电解质和水的排出，使尿量增多的药物。临床上主要用于治疗各种原因引起的水肿，也用于高血压、慢性心功能不全、尿崩症等非水肿性疾病的治疗。

链接

水　肿

　　组织间隙或体腔内过量的体液积聚潴留称为水肿。临床通常所称的水肿指组织间隙内的体液增多，体腔内体液增多则称积液。全身性水肿时液体在体内组织间隙呈弥漫性分布，可分为心源性水肿、肾源性水肿、肝源性水肿、营养缺乏性水肿、内分泌性水肿等。心源性水肿是由各种原因的心脏病出现心功能不全时，体循环淤血所致，往往从下肢开始逐渐向上蔓延；肝源性水肿由各种原因引起的肝病造成低白蛋白血症引起，往往从腹水开始，而双下肢足踝部位水肿表现不明显；肾源性水肿由肾脏疾病导致肾功能不全引起，可从眼睑开始逐渐向全身蔓延。

一、利尿药作用的生理学基础

　　尿液的生成要通过肾小球的滤过、肾小管和集合管的重吸收及分泌三个环节。利尿药通过作用于肾单位的不同部位而产生利尿作用。肾小管功能和利尿药作用部位见图19-1。

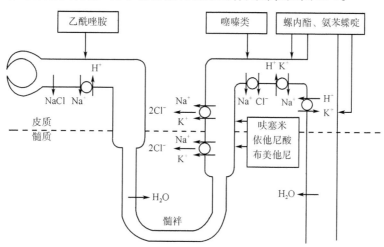

图 19-1　肾小管功能和利尿药作用部位

（一）肾小球滤过

正常成人每日经肾小球滤过产生的原尿量约180L，但排出的终尿仅为1～2L，说明约99%的原尿在肾小管和集合管被重吸收，仅1%左右形成终尿而排出体外。由于肾脏存在球-管平衡的调节机制，因此单纯通过增加肾小球滤过率的药物（如氨茶碱、多巴胺、强心苷等），其利尿作用并不明显。

（二）肾小管和集合管的重吸收与分泌

肾小管的不同部位对Na^+、水重吸收的量和机制不同，与利尿药的作用强弱密切相关。

1. 近曲小管 对Na^+、水均通透，管腔内液等渗。原尿中65%～70%的Na^+在近曲小管被重吸收，Na^+的重吸收主要通过Na^+-H^+交换，水随之被吸收。近曲小管上皮细胞内含有丰富的碳酸酐酶。碳酸酐酶催化CO_2和H_2O结合生成H_2CO_3，并解离成H^+和HCO_3^-，H^+和原尿中的Na^+进行交换，乙酰唑胺（acetazolamide）能抑制碳酸酐酶的活性，抑制Na^+-H^+交换，使Na^+重吸收减少而利尿，但利尿作用弱，现已少用。

2. 髓袢升支粗段 髓袢降支细段对Na^+不通透，只对水通透，与利尿药作用关系不大。髓袢升支粗段与利尿药关系密切，只对Na^+、Cl^-通透，对水不通透，对尿液的稀释和浓缩具有重要意义。原尿中20%～30%的Na^+在此部位被重吸收。当原尿流经髓袢升支粗段的皮质部和髓质部时，通过Na^+-K^+-$2Cl^-$共转运子，Na^+、K^+被重吸收，但不伴有水的重吸收，管腔内尿液逐渐由高渗变为低渗，这是肾脏的稀释功能。同时离子被重吸收到髓质间液，形成髓质高渗。当低渗尿液流经集合管的髓质部时，由于管腔内尿液与高渗髓质间存在着较大的渗透压差，在抗利尿激素（ADH）作用下，水被大量重吸收，这是肾脏的浓缩功能。高效能利尿药呋塞米等通过抑制髓袢升支粗段Na^+-K^+-$2Cl^-$共转运子，降低肾脏的稀释和浓缩功能，可产生强大的利尿作用。

3. 远曲小管和集合管 5%～10%的Na^+在此部位被重吸收。①远曲小管近端对Na^+、Cl^-通透，对水不通透，管腔液继续稀释。原尿中10%的Na^+被重吸收，主要通过Na^+-Cl^-共转运子进行转运。中效能利尿药噻嗪类药物等可抑制此处的Na^+-Cl^-共转运子，抑制肾脏的稀释功能而产生利尿作用。②远曲小管远端和集合管在抗利尿激素作用下，对水的通透性增强，尿液浓缩。原尿中2%～5%的Na^+通过Na^+-H^+交换、Na^+-K^+交换的方式被重吸收。醛固酮促进Na^+-K^+交换，引起水钠潴留。弱效能利尿药螺内酯可拮抗醛固酮的作用产生利尿作用；此段有向管腔分泌H^+和K^+的功能，均可与尿液中的Na^+进行交换。氨苯蝶啶、阿米洛利等药物可直接抑制K^+、Na^+交换，有弱的利尿作用。

二、利尿药的分类

根据利尿药的效能及其作用部位和机制，将利尿药分为三类（表19-1）。

表19-1　利尿药的分类、作用部位和常用药物

分类	作用部位及机制	常用药物
高效能利尿药	髓袢升支粗段皮质部和髓质部 抑制Na^+-K^+-$2Cl^-$共转运子	呋塞米、依他尼酸、布美他尼
中效能利尿药	髓袢升支粗段皮质部和远曲小管近端 抑制Na^+-Cl^-共同转运子	氢氯噻嗪、环戊噻嗪、苄氟噻嗪
低效能利尿药	远曲小管和集合管 醛固酮受体拮抗药 钠通道阻断药	螺内酯 氨苯蝶啶、阿米洛利

三、常用利尿药

（一）高效能利尿药

本类药物利尿作用快速而强大，其作用部位主要在肾小管髓袢升支粗段，所以又称袢利尿药。常用药物有呋塞米、布美他尼、托拉塞米、依他尼酸等。

呋 塞 米

呋塞米（furosemide，呋喃苯胺酸，速尿）口服易吸收，30min 显效，维持时间 6～8h；静脉注射 2～10min 显效，维持 2～3h。血浆蛋白结合率为95%以上，大部分药物以原型随尿液排出。

【药理作用】

1. 利尿作用 呋塞米能特异性抑制髓袢升支粗段髓质部和皮质部的 Na^+-K^+-$2Cl^-$ 共转运子，减少 Na^+、Cl^- 的重吸收，降低肾脏对尿液的稀释和浓缩功能，排出近似于等渗的尿液而产生强大的利尿作用。Na^+ 重吸收减少，使到达远曲小管尿液中的 Na^+ 浓度升高，促进 Na^+-K^+ 交换导致 K^+ 排出增加。同时由于 K^+ 重吸收减少，降低了 K^+ 再循环导致的管腔正电位，减少了 Ca^{2+}、Mg^{2+} 重吸收的驱动力，使它们重吸收减少，排泄增加。

2. 扩血管作用 静脉注射呋塞米可扩张肾血管，降低肾血管阻力，显著增加肾血流量，改善肾皮质内血流分布，对受损的肾功能有保护作用；还可扩张容量血管，降低心脏前负荷。扩张肺部容量血管，降低左心室充盈压，减轻肺水肿。

【临床应用】

1. 急性肺水肿和脑水肿 呋塞米利尿作用强大，可迅速降低血容量，使回心血量减少，左心室充盈压降低；同时扩张血管，减轻心脏负荷，是治疗急性肺水肿的首选药。因利尿作用强大，机体排泄了大量的水分，使血液浓缩，血浆渗透压升高，有助于消除脑水肿，降低颅内压，对脑水肿合并左心衰竭者尤为合适。

2. 严重水肿 呋塞米对心、肝、肾等病变所引起的各类水肿均有效。主要用于其他利尿药无效的严重或顽固性水肿。因其利尿作用强大，易引起水与电解质紊乱、酸碱平衡失调、低血压等，一般不作首选药。

3. 急、慢性肾衰竭 呋塞米通过降低肾血管阻力，增加肾血流量，改善急性肾损伤所致的少尿和肾缺血，使尿量增加，冲洗肾小管，防止肾小管的萎缩和坏死，用于防治各种原因如休克、中毒、麻醉意外、失水、循环功能不全所致的急性肾损伤。大剂量呋塞米还可用于治疗慢性肾衰竭，增加尿量，在其他药物无效时，仍然有效。

4. 高钙血症 呋塞米可抑制 Ca^{2+} 重吸收，降低血钙。高钙血症危象时，可静脉注射。

5. 加速毒物排泄 急性中毒时常用高渗葡萄糖或甘露醇加呋塞米静脉滴注，可产生强大利尿作用，加速毒物排泄，主要用于经肾排泄的巴比妥类、氟化物、碘化物、水杨酸类等药物急性中毒的抢救。

【不良反应】

1. 水与电解质紊乱 常因过度利尿所致，表现为低血容量、低血钾、低血钠、低氯性碱血症，其中低钾血症最常见，表现为恶心、呕吐、腹胀、乏力及心律失常等，应注意补钾或与保钾利尿药合用。长期应用还可引起低血镁、低血钙，应给予相应的补充。

2. 耳毒性 是本药最严重的不良反应。与剂量有关，长期大剂量静脉给药或给药速度过快时，可引起耳鸣、听力下降或耳聋，一般为暂时性，少数为不可逆，肾功能不全或同时联用其他耳毒性药物时更易发生，作用机制可能与内耳淋巴液电解质成分的改变有关。

3. 胃肠道反应 表现为恶心、呕吐、上腹部不适、腹泻，大剂量可引起胃肠道出血，久服可诱发溃疡。

4. 高尿酸血症 呋塞米和尿酸均由近曲小管有机酸转运系统分泌，两者存在竞争抑制，用药期间可减少尿酸排泄。此外，呋塞米可增强近曲小管对尿酸的重吸收，导致高尿酸血症。

5. 其他 少数人可发生血小板减少、白细胞减少，亦可发生过敏反应，表现为皮疹、嗜酸性粒细胞增多等，偶有间质性肾炎等。

6. 严重肝肾功能不全、糖尿病、痛风患者及小儿慎用。

布 美 他 尼

布美他尼（bumetanide，丁苯氧酸）是目前作用最强的利尿药，作用强度是呋塞米的40～60倍。其作用机制及利尿作用、临床应用与呋塞米相似。特点是用药剂量小、起效快、作用强而持久，主要作为呋塞米的代用品，用于各种顽固性水肿和急性肺水肿，对急性肾损伤尤为适宜。不良反应与呋塞米相似而较轻，耳毒性更小，为呋塞米的1/6，听力有缺陷者可选本品。大剂量时可出现肌肉疼痛和痉挛。

依 他 尼 酸

依他尼酸（ethacrynic acid，利尿酸）的利尿作用、作用机制及临床应用与呋塞米相似，利尿作用弱于呋塞米。耳毒性、胃肠道反应较严重，故临床应用受到限制。

（二）中效能利尿药

中效能利尿药主要是噻嗪类，为临床广泛应用的一类口服利尿药和降压药。本类药物基本结构相同，利尿作用相似，其主要区别是作用快慢及持续时间长短不同。常用药物有氢氯噻嗪、氯噻酮、环戊噻嗪、环噻嗪、苄氟噻嗪、美托拉宗，其中以氢氯噻嗪最为常用。

氢 氯 噻 嗪

氢氯噻嗪（hydrochlorothiazide，双氢克尿噻）口服吸收迅速完全，1～2h起效，作用维持6～12h。主要分布于肾脏，经肾小管分泌，95%以原型从尿中排出。可通过胎盘屏障。

【药理作用】

1. 利尿作用　氢氯噻嗪可抑制髓袢升支粗段皮质部和远曲小管近端Na^+-Cl^-共转运子，减少NaCl的重吸收，降低肾脏对尿的稀释功能，但不影响尿浓缩功能。产生温和而持久的利尿作用。由于转运至远曲小管的Na^+增加，促进Na^+-K^+交换，导致K^+排出增加，长期服用可引起低血钾。

2. 抗利尿作用　氢氯噻嗪能明显减少尿崩症患者尿量。其作用机制可能是药物促进Na^+排泄，降低血浆渗透压，改善患者烦渴症状，减少饮水量，使尿量减少。

3. 降压作用　噻嗪类利尿药是最常用的一线降压药，用药早期通过利尿、减少血容量降压，长期用药则通过扩张血管而降压。

【临床应用】

1. 各型水肿　氢氯噻嗪对轻、中度心源性水肿疗效较好，是慢性心力衰竭的主要治疗药物之一，既能消除组织水肿，又能使血容量减少，减轻心脏负荷，改善心功能。对肾性水肿的治疗效果与肾功能损害程度有关，损害轻者效果较好。肝性水肿应慎用，要防止低血钾诱发肝性脑病。

2. 尿崩症　氢氯噻嗪能明显减少尿崩症患者的尿量，主要用于治疗肾性尿崩症及加压素无效的中枢性尿崩症。

3. 高血压　氢氯噻嗪为基础降压药，多与其他降压药合用，以提高疗效，减少不良反应。

【不良反应】

1. 电解质紊乱　可出现低血钾、低血钠、低血镁、低氯性碱血症。以低血钾多见。

2. 高尿酸血症　因药物增加近曲小管对尿酸的重吸收所致。

3. 代谢异常　与用药剂量有关，可导致高血糖、高血脂。

4. 其他　长期用药可出现胃肠道反应、过敏反应、血尿素氮升高等。

（三）低效能利尿药

螺 内 酯

螺内酯（spironolactone，安体舒通）是人工合成的甾体化合物，其化学结构与醛固酮相似。

【药理作用】 螺内酯在远曲小管末端和集合管与醛固酮竞争醛固酮受体，拮抗醛固酮作用，抑制 Na^+ 的重吸收和减少 K^+ 的分泌，从而发挥留钾排钠的利尿作用。其利尿作用弱、缓慢而持久。服药 1 天后起效，2～3 天出现最大利尿效应，停药 2～3 天后仍有利尿作用。利尿作用与体内醛固酮水平有关。

【临床应用】

1. 顽固性水肿 螺内酯用于治疗与醛固酮水平增高有关的水肿，对肝硬化腹水、肾病综合征等水肿疗效较好。单用效果较差，常与噻嗪类利尿药合用，可提高疗效并减少或避免血钾紊乱。

2. 慢性心力衰竭 螺内酯用于心力衰竭的治疗，不仅可排钠利尿，消除水肿，还可通过逆转心血管重构等多方面的作用改善患者的状况。

【不良反应】

1. 高血钾 久用可引起高血钾，表现为嗜睡、疲乏、心率减慢等，肾功能不全者更易发生。

2. 性激素样作用 久用可致男性乳房发育、女性多毛、月经紊乱等，停药后可消失。

3. 中枢神经系统反应 久用可见头痛、倦怠、步态不稳及精神错乱。

4. 胃肠道反应 可出现恶心、呕吐、腹泻，有报道可致胃溃疡出血。

氨苯蝶啶、阿米洛利

氨苯蝶啶（triamterene）、阿米洛利（amiloride）均作用于远曲小管末端和集合管，直接抑制 Na^+ 重吸收，抑制 Na^+-K^+ 交换，从而产生留钾排钠的利尿作用。常与排钾利尿药合用治疗顽固性水肿，如心力衰竭、肝硬化和肾炎等引起的水肿。因氨苯蝶啶可促进尿酸排泄，可用于伴有痛风的水肿患者。

不良反应较少，常见的有恶心、呕吐、腹泻等胃肠道反应。长期应用可引起高血钾，肾功能不全、糖尿病患者及老年人较易发生。氨苯蝶啶抑制二氢叶酸还原酶，可引起叶酸缺乏。肝硬化患者服用此药易致巨幼细胞贫血。糖尿病、低钠血症患者及妊娠期妇女慎用。严重肝肾功能不全、高血钾者禁用。

第2节 脱 水 药

脱水药（dehydrant agent）又称渗透性利尿药，其特点有：①静脉注射后不易透过血管壁进入组织；②多数在体内不被或很少被代谢；③易经肾小球滤过；④静脉注射后，使血浆渗透压增加，产生组织脱水和利尿作用。临床常用药物有甘露醇、山梨醇、高渗葡萄糖等。

甘 露 醇

甘露醇（mannitol）为一种己六醇，临床主要用 20% 高渗溶液静脉注射或静脉滴注。

【药理作用】

1. 脱水作用 甘露醇静脉注射后，能迅速提高血浆渗透压，导致组织间液的水分向血浆转移而产生组织脱水作用，可降低颅内压、眼压，同时增加血容量和肾血流量。

2. 利尿作用 甘露醇起效迅速，静脉滴注甘露醇 10～20min 后即出现利尿作用，持续 6～8h。其作用机制是：静脉给药后，血浆渗透压升高，血容量及肾小球滤过率增加。经肾小球滤过而不被肾小管重吸收，在肾小管腔内形成高渗，增加水和电解质的排出。此外，可降低髓质高渗区渗透压，减少水的重吸收，也有助于利尿。

【临床应用】

1. 脑水肿 甘露醇治疗脑肿瘤、脑外伤、脑组织炎症及缺氧等引起的脑水肿，是安全有效的首选药。

2. 青光眼 甘露醇不易进入眼前房内，但其脱水作用可降低眼压。青光眼术前应用可降低眼压，亦可作为急性青光眼的应急治疗。

3. 预防急性肾损伤 由休克、创伤、严重感染、溶血、药物中毒等各种原因所引起的急性少尿，若不及时治疗，易导致急性肾损伤，及时应用甘露醇可防治急性肾损伤。

【不良反应】 静脉注射过快时可引起一过性头痛、眩晕、恶心、视物模糊等。静脉注射切勿漏出血管外，否则可引起局部组织肿胀，严重时可导致组织坏死。一旦发生，应更换输液部位，并及时热敷。心功能不全、活动性颅内出血患者禁用。

山 梨 醇

山梨醇（sorbitol）是甘露醇的同分异构体，常用 25%高渗溶液。药理作用、临床应用及不良反应同甘露醇。因本品进入体内后部分在肝内转化为果糖而失去脱水作用，故脱水作用较弱。

葡 萄 糖

葡萄糖（glucose）作为脱水药常用其50%高渗溶液，静脉注射后产生脱水及渗透性利尿作用，但因部分葡萄糖可从血管弥散到组织中，且易代谢，故脱水作用较弱，持续时间较短。停药后可出现反跳现象。故治疗脑水肿时，常与甘露醇交替使用，以巩固疗效。临床上主要用于脑水肿和急性肺水肿。

（马俊利）

第**20**章
抗高血压药

案例 20-1

叶某，女，70岁，原发性高血压10年，2型糖尿病6年，尿蛋白阳性，BP170/100mmHg，P56次/分，心律整齐，否认有支气管哮喘病史。

问题：1. 以上案例中，叶女士宜选用什么药物？为什么？
2. 如选用卡托普利后患者夜间咳嗽严重，有什么药物可以替代？

第1节 概 述

高血压是以体循环动脉血压增高为主要表现的临床综合征，是常见的心血管疾病，也是严重危害人类健康的常见病、多发病。随着年龄增长发病率逐渐增高，高血压可引起严重的心、脑、肾并发症，是脑卒中、冠心病的主要危险因素。我国现采用的高血压诊断标准为：在未使用抗高血压药的情况下，非同日3次测量血压，收缩压（SBP）≥140mmHg（18.7kPa）和（或）舒张压（DBP）≥90mmHg（12.0kPa）即可诊断为高血压。

高血压按其发病原因分为原发性及继发性两大类。原发性高血压又称为高血压病，占患病人群的90%～95%，病因尚未阐明，与遗传、环境等多种因素有关；继发性高血压占5%～10%，是某些疾病如肾动脉狭窄、肾实质病变、嗜铬细胞瘤等的继发表现，或由药物、妊娠所致，治疗重点在于祛除病因，减少并发症。此外，根据血压水平高血压又可分为1级（轻度）、2级（中度）和3级（重度），见表20-1。

表20-1 高血压分类和分级定义

分类	收缩压（mmHg）		舒张压（mmHg）
正常血压	<120	和	<80
正常高值	120～139	和（或）	80～89
高血压	≥140	和（或）	≥90
1级高血压（轻度）	140～159	和（或）	90～99
2级高血压（中度）	160～179	和（或）	100～109
3级高血压（重度）	≥180	和（或）	≥110
单纯收缩期高血压	≥140	和	<90

注：当收缩压和舒张压属于不同分级时，以较高的级别作为标准。

合理应用抗高血压药不仅能有效控制血压，改善症状，还可减少心功能不全、脑血管意外、肾衰竭等并发症的发生，提高患者生活质量、降低病死率、延长寿命。若能配合非药物治疗，如低盐饮食、减少饮酒、控制体重、改变生活方式等，将取得更好的效果。

形成动脉血压的基本因素是心排血量和外周血管阻力。心排血量受心脏功能、回心血量和血容量的影响，外周血管阻力受小动脉紧张度的影响。血压调节有赖于神经调节和体液调节系统，前者主要包括交感神经-肾上腺素系统，后者则包括肾素-血管紧张素-醛固酮系统、血管内皮松弛因子-收缩因子系统、血管舒缓肽-激肽-前列腺素系统等，如上述调节功能失调，则可发生高血压。抗高血压药是通过影响上述血压调节系统中的不同环节，产生降压作用。根据药物作用的部位或机制，可将抗高血压药分为以下几类（表20-2）。

表20-2　抗高血压药的分类及常用药物

分类		常用药物
利尿药		氢氯噻嗪、吲达帕胺
钙通道阻滞药（CCB）		硝苯地平、氨氯地平、乐卡地平
肾素-血管紧张素系统抑制药	（1）血管紧张素 I 转化酶抑制药（ACEI）	卡托普利、培哚普利、贝那普利
	（2）血管紧张素 II 受体阻断药（ARB）	氯沙坦、厄贝沙坦、坎替沙坦
肾上腺素受体阻断药	（1）α₁受体阻断药	哌唑嗪、特拉唑嗪、多沙唑嗪
	（2）β受体阻断药	普萘洛尔、美托洛尔、阿替洛尔
	（3）α、β受体阻断药	拉贝洛尔
交感神经抑制药	（1）中枢性降压药	可乐定、甲基多巴、莫索尼定等
	（2）去甲肾上腺素能神经末梢阻滞药	利血平、胍乙啶
血管扩张药	（1）直接扩张血管药	肼屈嗪、硝普钠
	（2）钾通道开放药	米诺地尔、二氮嗪
新型抗高血压药	（1）5-HT 受体阻断药	酮色林
	（2）前列环素合成促进药	西氯他宁

第2节　常用抗高血压药

目前临床常用抗高血压药包括利尿药、β受体阻断药、钙通道阻滞药、血管紧张素 I 转化酶抑制药及血管紧张素 II 受体阻断药，因疗效确切、安全有效，称为一线抗高血压药。

一、利　尿　药

利尿药是治疗高血压的常用药物，称为基础抗高血压药，既可单用，也可联合用药，常用药物有氢氯噻嗪和吲达帕胺。

氢 氯 噻 嗪

【药理作用】　氢氯噻嗪（hydrochlorothiazide）为中效能利尿药，其降压作用缓慢、温和、持久，对患者立位和卧位均有降压作用，长期用药无明显耐受性，多数患者用药2～4周达到最大疗效。降压机制：①用药初期通过排钠利尿，减少细胞外液和有效循环血量，导致心排血量减少而降压；②长期用药则因持续排钠，降低血管平滑肌细胞内 Na^+ 浓度，使 Na^+-Ca^{2+} 交换减少，细胞内 Ca^{2+} 浓度降低，导致血管平滑肌对缩血管物质如去甲肾上腺素等的敏感性降低，血管扩张而降压；③诱导动脉壁产生扩血管物质如前列环素（PGI_2）、激肽等，血压下降。

【临床应用】　轻度高血压可首选单独使用，中、重度高血压也可与其他抗高血压药联合应用。尤其适用于老年高血压、单纯性收缩期高血压或伴有心力衰竭患者，也是难治性高血压的常用药物之一。

【不良反应】 小剂量应用不良反应少。长期大剂量应用可引起低血钾、高尿酸血症、高血糖、血浆胆固醇升高等，并可提高血浆肾素活性。小剂量（12.5～25.0mg/d）氢氯噻嗪配合留钾利尿药、ACEI可减少不良反应。用药时注意补钾或与留钾利尿药合用，并定期检测血糖、血脂、电解质等。糖尿病、痛风患者慎用。

吲 达 帕 胺

吲达帕胺（indapamide）为新型的强效、长效降压药，具有利尿和钙通道阻滞双重作用。口服后30min血药浓度达峰值，作用可持续24h。单独用于轻、中度高血压，长期应用可减轻和逆转左心室肥厚，对糖和脂肪代谢影响小，伴有高脂血症患者可用本品代替氢氯噻嗪。不良反应轻，可有上腹不适、恶心、食欲减退、头痛、嗜睡、皮疹等。妊娠期妇女慎用，严重肝、肾功能不全和急性脑血管病患者禁用。

二、钙通道阻滞药

钙通道阻滞药（calcium channel blocker，CCB）也称钙拮抗药，是一类选择性阻滞电压依赖性钙通道，抑制细胞外Ca^{2+}内流，降低细胞内游离Ca^{2+}浓度，抑制心肌收缩力，减慢心率，松弛血管平滑肌，扩张小动脉，使血压下降的药物。根据其化学结构可分为苯烷胺类（如维拉帕米）、二氢吡啶类（如硝苯地平）和地尔硫草三类，各类钙通道阻滞药对心脏和血管的选择性不同，二氢吡啶类对血管的作用较强，常用于高血压的治疗。其降压效果与基础血压水平有关，基础血压越高，降压效果越好。常用药物有硝苯地平（nifedipine）、尼群地平（nitrendipine）、氨氯地平（amlodipine）等。

硝 苯 地 平

【药理作用】 硝苯地平（nifedipine，硝苯吡啶）主要选择性扩张小动脉，使血压下降。其降压作用快、强而短暂，对正常血压无明显影响。口服10～20min见效，1～2h达最大效应，作用维持6～7h；舌下含服5～10min显效。长期使用无耐受性，但降压时常伴有反射性心率加快和血浆肾素活性增高。

【临床应用】 临床用于治疗轻、中、重度高血压，尤其适用于老年高血压、单纯性收缩期高血压、伴有周围血管病、心绞痛、哮喘、肾功能不全、糖尿病和高脂血症等患者。可单用或与β受体阻断药、血管紧张素Ⅰ转化酶抑制药或利尿药合用。目前临床长期降压多用缓释剂和控释剂，可平稳降压并延长作用时间。

【不良反应】 一般较轻，初服者有颜面潮红，其次有头痛、眩晕、心悸、肢端麻木、牙龈增生、踝部水肿等，停药后可自行消失。因降压作用快而强，宜从小剂量开始逐渐增加剂量，防止血压急剧下降；过量可出现低血压，应注意防护。低血压患者慎用，妊娠期及哺乳期妇女禁用。

尼 群 地 平

尼群地平（nitrendipine）为第二代长效二氢吡啶类钙通道阻滞药。作用与硝苯地平相似。对血管平滑肌有较高的选择性，反射性心率加快作用较弱。降压作用温和而持久，每天口服1～2次。可用于治疗各型高血压，尤其适用于老年人高血压或伴有心绞痛患者。不良反应与硝苯地平相似，肝功能不良者应慎用。

氨 氯 地 平

氨氯地平（amlodipine）为第三代长效二氢吡啶类钙通道阻滞药，为长效制剂。对血管平滑肌选择性高，对心率、房室传导及心肌收缩力均无明显影响。降压作用较硝苯地平平缓而持久，每天服药一次，口服1～2周呈现降压作用，6～8周达最大降压效果。临床用于高血压和心绞痛的治疗。

乐 卡 地 平

乐卡地平（lercanidipine）为全新的第三代二氢吡啶类钙通道阻滞药，具有较强的血管选择性，其降压作用起效平缓，降压作用强而持久，反射性心率加快作用较弱；具有抗动脉粥样硬化和保护终末器官作用，对肾脏也有保护作用。临床用于治疗轻、中度原发性高血压。严重肝肾功能不全者、18岁以下患者、妊娠期及哺乳期妇女禁用。

三、肾素-血管紧张素系统抑制药

肾素-血管紧张素系统（RAS）是由肾素、血管紧张素及其受体构成的重要体液系统，在调节心血管系统的正常生理功能与高血压、心肌肥大、慢性心力衰竭的病理过程中有着重要影响。

肾素由肾球旁细胞合成和释放。在肾素的作用下，血管紧张素原转化为血管紧张素 I（Ang I），Ang I 在血管紧张素 I 转化酶（ACE）的作用下转化为血管紧张素 II（Ang II）。Ang II 激动血管紧张素受体亚型1（AT_1受体），产生收缩血管、促进醛固酮释放、增加血容量、升高血压的作用；还能促进血管平滑肌细胞增生和心肌细胞肥大，引起血管重塑和心室肥厚、重塑等。肾素-血管紧张素系统抑制药通过抑制肾素、血管紧张素 I 转化酶或阻断 AT_1 受体而发挥降压作用（图20-1）。

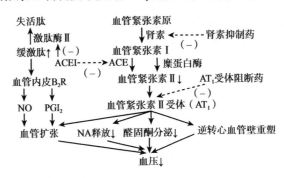

图20-1 肾素-血管紧张素系统及其抑制药的作用环节示意图
——→肾素-血管紧张素系统作用；·····→肾素-血管紧张素系统抑制药作用环节及效应

（一）血管紧张素 I 转化酶抑制药

血管紧张素 I 转化酶抑制药（angiotensin converting enzyme inhibitor，ACEI）能抑制ACE的活性，减少血管紧张素 II 的生成，从而扩张血管，降低血压。特别是能防止和逆转心血管重构，对高血压患者的并发症及一些伴发疾病具有良好作用。此类药物是伴有糖尿病、左心室肥厚、左心功能不全及急性心肌梗死等高血压患者的首选药。

卡 托 普 利

【药理作用】 卡托普利（captopril，巯甲丙脯酸）为第一代ACEI，通过抑制血管紧张素 I 转化酶（ACE），减少血管紧张素 II 生成及醛固酮分泌，抑制循环和局部组织中的肾素-血管紧张素-醛固酮系统（RAAS），致血容量减少；同时还能抑制激肽酶 II，减少缓激肽降解，从而使血管扩张，血压下降。

与其他类降压药相比，其降压作用具有以下特点：①迅速、显著，口服 15min 起效，作用维持3～4h；在降压同时不伴有反射性心率加快，对心排血量无明显影响。②降低肾血管阻力，增加肾血流量；减轻糖尿病、肾病患者肾小球损害。③不引起直立性低血压，也无耐受性。④增加机体对胰岛素的敏感性，长期应用不引起电解质紊乱和脂质代谢障碍。⑤减少醛固酮释放，减少水钠潴留。⑥防止或逆转心血管壁重塑，保护靶器官。

【临床应用】 卡托普利适用于各型高血压，特别适合伴有糖尿病、左心室肥厚、心力衰竭、心肌梗死、胰岛素抵抗的高血压患者，对血浆肾素活性高者疗效较好。重型及难治性高血压宜与利尿药或β受体阻断药合用。此外，卡托普利还可用于治疗糖尿病肾病。

【不良反应】

1. 刺激性干咳 为最常见的不良反应，发生率为 5%～20%，咳嗽并非剂量依赖性，通常在开始用药几周内出现，夜间更为多见。这也是导致患者被迫停药的主要原因之一，一般停药后数日咳嗽便可缓解。刺激性干咳可能与肺部的缓激肽及前列腺素等物质堆积，刺激气管而引起的气管痉挛有关。

2. 低血压 与开始剂量过大有关，宜从小剂量开始。

3. 高血钾 与长期应用卡托普利抑制醛固酮分泌有关。避免与保钾利尿药及其他补钾药物合用。

4. 急性肾衰竭 主要发生于肾动脉阻塞或肾动脉硬化者，由于卡托普利扩张肾小球出球小动脉的效应更为明显，因此可使该类患者的肾灌注压、肾小球滤过率降低，甚至出现急性肾衰竭。双侧肾动脉狭窄患者禁用。

5. 其他 少数患者可出现咽喉、唇部等部位的血管神经性水肿，与缓激肽体内蓄积有关；因含有巯基（—SH），可产生味觉障碍、皮疹等；卡托普利可引起胎儿畸形，妊娠期妇女禁用。

依 那 普 利

依那普利（enalapril）为第二代ACEI。降压作用较卡托普利强10倍，口服易吸收，在体内需转化为依那普利拉发挥作用，因此起效缓慢，口服后4～6h小时作用达高峰，作用维持24h，每日给药1次。不良反应轻且短暂，干咳发生率低，因不含巯基，味觉障碍少见。

其他ACEI类药物还有赖诺普利（lisinopril）、喹那普利（quinapril）、培哚普利（perindopril）、雷米普利（ramipril）、福辛普利（fosinopril）等。这些药物的共同特点是作用维持时间长，每日只需服用1次。药理作用及临床应用与依那普利相似。

（二）血管紧张素Ⅱ受体阻断药

血管紧张素Ⅱ受体分为AT_1受体和AT_2受体两种亚型。血管紧张素Ⅱ受体阻断药（angiotensin Ⅱ receptor blocker，ARB）选择性阻断AT_1受体，拮抗血管紧张素Ⅱ的作用，产生扩张血管、减少血容量、降低血压的作用，长期用药还可防止和逆转心脏及血管壁重塑，并对肾脏具有保护作用。

氯 沙 坦

氯沙坦（losartan，洛沙坦）为强效选择性AT_1受体阻断药。口服易吸收，降压作用1周起效，平稳而持久，作用可持续24h，一般6～8周达最大作用。可促进尿酸排泄是其所特有的作用；本品不影响缓激肽代谢，故刺激性干咳、血管神经性水肿等不良反应明显低于ACEI。临床用于治疗各型高血压，尤其适用于伴左心室肥厚、心力衰竭、糖尿病肾病及不能耐受ACEI所致干咳的高血压患者。少数患者可出现眩晕、心动过速、低血压和高血钾等。肾动脉狭窄患者、妊娠期及哺乳期妇女禁用。

同类药物中缬沙坦、厄贝沙坦（伊贝沙坦）、坎替沙坦、替米沙坦、奥美沙坦等均为强效AT_1受体阻断药，其中坎替沙坦作用强、应用剂量小，是目前本类药物中评价最优者。

四、肾上腺素受体阻断药

（一）β受体阻断药

普 萘 洛 尔

【**药理作用**】 普萘洛尔（propranolol，心得安）对β_1、β_2受体均有阻断作用，其降压机制为：①阻断心肌β_1受体，使心肌收缩力减弱、心率减慢、心排血量减少而发挥降压作用；②阻断肾球旁细胞的β_1受体，使肾素分泌减少，从而抑制RAS系统，使血管扩张，血压下降；③阻断去甲肾上腺素能神经突触前膜β_2受体，抑制其正反馈作用，减少NA的释放；④阻断血管运动中枢的β受体，使外周交感神经张力降低，血管扩张，血压降低。降压作用缓慢、温和而持久，对立位和卧位均有降压作用，长期使用无耐受性。

【**临床应用**】 适用于治疗各种程度的高血压。对伴有心排血量偏高或血浆肾素活性增高者效果好，尤其适用于伴有心绞痛、心动过速或脑血管疾病的患者。治疗重度高血压时需与利尿药或扩血管药合用，以增强降压效果，减少不良反应。

【不良反应】 常见恶心、呕吐、腹泻、头痛、头晕、忧郁、失眠等。可导致心动过缓、房室传导阻滞等心脏抑制反应，还可引起外周血管痉挛如四肢发冷、皮肤苍白等。因阻断支气管 β_2 受体可诱发支气管哮喘。长期用药还可见血糖下降、血脂升高等。支气管哮喘、严重左心室衰竭及重度房室传导阻滞者禁用。

美托洛尔、阿替洛尔

美托洛尔（metoprolol）、阿替洛尔（atenolol）能选择性阻断 β_1 受体，无内在拟交感活性。降低血压同时也可保护靶器官，降低心血管事件风险；对血管、支气管影响较小。适用于各型高血压的治疗。对哮喘患者仍需慎用。

（二）α_1 受体阻断药

哌 唑 嗪

【药理作用及临床应用】 哌唑嗪（prazosin）能选择性地阻断突触后膜 α_1 受体，舒张静脉及小动脉，发挥中等偏强的降压作用。口服 30min 起效，1～2h 达高峰浓度，作用可维持 6～10h。降压时不加快心率和增加肾素分泌，还可降低血浆总胆固醇和低密度脂蛋白、升高高密度脂蛋白的浓度。适用于各型高血压，尤其是伴有前列腺增生及高脂血症的患者，与 β 受体阻断药及利尿药合用可提高疗效。

【不良反应】 部分患者首次服药 30～90min 可出现恶心、头晕、心悸、直立性低血压，甚至晕厥、意识丧失，称为首剂现象。在直立体位、饥饿、低盐时较易发生。若首次用量减为 0.5mg，睡前服用，可避免发生。与钙通道阻滞药合用时，可使血压急剧下降，应慎用并注意严密监护。

同类药物还有特拉唑嗪（terazosin）、多沙唑嗪（doxazosin）等，与哌唑嗪比较作用维持时间长，每天给药一次即可，不良反应较哌唑嗪少。

（三）α、β 受体阻断药

拉 贝 洛 尔

拉贝洛尔（labetalol）兼有 α、β 受体阻断作用，阻断 β_1 和 β_2 受体作用强度相似，对 α_1 受体作用较弱，对 α_2 受体则无阻断作用。起效快，降压作用中等偏强，适用于各型高血压，高血压急症（如高血压危象）可采用静脉给药，还可用于治疗嗜铬细胞瘤、妊娠期高血压等。常见眩晕、乏力、幻觉、胃肠道反应等不良反应，大剂量可致直立性低血压。支气管哮喘患者禁用。

第 3 节　其他抗高血压药

一、交感神经抑制药

（一）中枢性降压药

可 乐 定

【药理作用及临床应用】 可乐定（clonidine）通过激动延髓腹外侧核吻侧端咪唑啉 I_1 受体，降低外周交感神经张力，使血压下降。还可激动外周交感神经突触前膜 α_2 受体，增强负反馈作用而减少 NA 的释放。降压作用中等偏强，临床用于治疗中度高血压，因有镇静、镇痛、抑制胃肠道分泌和运动的作用，故适用于伴有消化性溃疡的高血压患者，也用于阿片类镇痛药成瘾者的脱瘾和偏头痛治疗，滴眼可治疗开角型青光眼。

【不良反应】 常见口干、便秘等症状，少数患者出现嗜睡、眩晕、头痛、抑郁、食欲缺乏、心动过缓等，久用有水钠潴留。长期服用如突然停药可出现心悸、出汗、血压突然升高等短时的交感神经功能亢进现象，继续用药或用α受体阻断药能缓解。精神抑郁、高空作业及驾驶人员慎用或禁用。

莫 索 尼 定

莫索尼定（moxonidine）为第二代中枢性降压药，能选择性激动中枢咪唑啉I_1受体，降压作用强度与可乐定相当，一次服用可维持24h。无直立性低血压和反跳现象，也无显著镇静作用，且能逆转高血压患者的左心室肥厚。适用于治疗轻、中度高血压。不良反应有口干、乏力、头晕等。房室传导阻滞、重度心力衰竭、不稳定型心绞痛患者禁用。

（二）去甲肾上腺素能神经末梢阻滞药

利 血 平

利血平（reserpine，利舍平）能抑制去甲肾上腺素能神经末梢转运体，使囊泡内递质NA耗竭，具有降压和镇静作用。降压作用缓慢、温和而持久。但因不良反应较多，长期应用可导致抑郁、消化性溃疡等，故很少单独应用，常与其他药物组成复方制剂治疗轻、中度高血压。

不良反应主要表现为副交感神经功能亢进及中枢抑制症状，如鼻塞、胃酸分泌过多、心率减慢和嗜睡、乏力等。高空作业者和驾驶员慎用。帕金森病、消化性溃疡及抑郁症患者禁用。

二、血管扩张药

（一）直接扩张血管药

直接扩张血管药能松弛血管平滑肌，扩张血管，降低外周阻力，降低血压。

硝 普 钠

【药理作用】 硝普钠（sodium nitroprusside）通过促进血管平滑肌产生NO，激活鸟苷酸环化酶，使cGMP增多而扩张小动脉和小静脉，减轻心脏前、后负荷，迅速降低血压。其降压作用快、强、短暂，静脉给药1～2min起效，停药后5min血压回升。

【临床应用】 主要用作治疗高血压危象和高血压脑病的首选药，也可用于治疗急性心力衰竭和外科手术的控制性降压。

【不良反应】 血压降低过快可出现头痛、恶心、出汗、心悸、发热、精神不安等，停药或减慢滴速后症状消失。长期大剂量用药可引起硫氰化物蓄积中毒而引起厌食、恶心、定向障碍和癫痫发作等，可用硫代硫酸钠防治。

链接

高血压危象与高血压脑病

高血压危象是发生在高血压患者病程中的特殊临床现象，指患者在高血压的基础上，寒冷、紧张、疲劳、嗜铬细胞瘤发作、突然停服降压药等不良诱因导致小血管发生强烈痉挛，引起血压急剧升高，影响心、脑、肾、视网膜等重要脏器血液供应而产生的急性损害危急症候。临床表现有剧烈头痛、恶心呕吐、烦躁不安、心慌气短、呼吸困难等。病情凶险，抢救措施不力可导致死亡。

高血压脑病是指过高的血压突破了脑血流自动调节范围，大脑过度灌注，导致脑水肿和颅内压增高，引起弥漫性头痛、呕吐、意识障碍、精神错乱等脑病症状与体征的一系列临床表现，严重者可致抽搐、昏迷。

肼 屈 嗪

肼屈嗪（hydralazine）选择性扩张小动脉，降低外周阻力而降压。降压时常反射性兴奋交感神经而出现心率加快、肾素活性增高及水钠潴留等，因此很少单用，可与利尿药及β受体阻断药合用于中度高血压。

不良反应有头痛、鼻黏膜充血、心悸、胃肠功能紊乱等。由于心率加快，影响其降压效果甚至诱发心绞痛，故冠心病患者禁用。长期或大剂量使用时可引起系统性红斑狼疮样综合征。

（二）钾通道开放药

米 诺 地 尔

米诺地尔（minoxidil）为钾通道开放药。其能促进血管平滑肌细胞膜上钾通道开放，K^+外流增加，使细胞膜超极化而致钙通道失活，Ca^{2+}内流减少，导致小动脉扩张，血压下降。本药降压作用强而持久，临床上主要用于治疗其他降压药无效的顽固性高血压和肾性高血压。由于降压时可反射性兴奋交感神经，故不宜单用。常与利尿药及β受体阻断药合用以提高疗效，减少不良反应。主要不良反应有水钠潴留、心悸、多毛症等。

同类药物还有尼可地尔（nicorandil）、吡那地尔（pinacidil）等。

三、新型抗高血压药

（一）5-HT受体阻断药

酮 色 林

酮色林（ketanserin）为5-羟色胺（5-HT）受体阻断药，对5-HT$_{2A}$受体有选择性阻断作用，亦有较弱的α_1和H_1受体阻断作用，可明显降低肾血管阻力；还可降低血脂。对有阻塞性血管病变者，可改善下肢血流供应。临床用于治疗各型高血压，也可用于慢性心力衰竭、雷诺病及间歇性跛行。

不良反应有头晕、疲乏、水肿、口干、体重增加，低血钾时易出现 Q-T 间期延长。不宜与排钾利尿药合用。

（二）前列环素合成促进药

西 氯 他 宁

西氯他宁（cicletanine，沙克太宁）能增加前列环素的合成而直接松弛血管平滑肌，还有H_1受体阻断作用、轻度的利尿作用及抑制血管平滑肌细胞增殖的作用，对血管壁脆化、组织水肿、缺血再灌注心脏具有保护作用。降压作用温和、副作用相对较少。适用于轻、中度高血压的治疗。

第4节　抗高血压药的用药原则

长期高血压常可累及心、脑、肾等重要器官，引起并发症，最终导致这些器官衰竭而危及生命。因此，合理选用有效降压药物，减少并发症的发生，对提高患者生存质量、延长寿命具有重要意义。

目前研究认为，比较理想的降压药应具备高效、长效（降压作用平稳）、高选择性、多器官保护作用、可延长寿命，不良反应少、应用方便、提高生活质量、患者依从性好，能够降低心脑血管事件的发生率和病死率等条件。在临床治疗过程中，应尽量选用接近上述标准的药物，并遵循下列原则。

1. 与非药物治疗相结合　非药物治疗包括控制体重、限制钠盐摄入、戒烟限酒、合理膳食、适宜的体育运动及充分的休息、避免心理因素和环境压力等，适用于早期高血压患者血压轻度升高且不稳定者。如非药物治疗不能有效控制血压时，则应结合药物进行治疗。

2. 根据病情轻重程度选用药物 对轻度高血压患者多选用作用较弱的降压药，中、重度高血压患者则需选用强效降压药或联合用药。对于高血压急症可静脉给予硝普钠、硝酸甘油、尼卡地平、拉贝洛尔等。但大多数高血压患者常需选择不同作用机制的降压药联合，以增强疗效，减少不良反应的发生。

3. 根据合并症选药 高血压患者常合并有其他疾病，选药时应慎重（表 20-3）。

	表20-3 高血压临床选药	
并发疾病	宜选用药物	不宜选用药物
慢性心力衰竭	利尿药、ACEI、ARB、β 受体阻断药、醛固酮受体阻断药	钙通道阻滞药
心绞痛	β 受体阻断药、钙通道阻滞药	肼屈嗪
糖尿病	ACEI、ARB	β 受体阻断药、噻嗪类
支气管哮喘	钙通道阻滞药、利尿药	β 受体阻断药
肾功能不全	ACEI、ARB、钙通道阻滞药、甲基多巴	—
心动过速	β 受体阻断药、维拉帕米	硝苯地平、肼屈嗪
高脂血症	哌唑嗪、ARB、ACEI、钙通道阻滞药	噻嗪类、β 受体阻断药
痛风	钙通道阻滞药、ACEI	噻嗪类、β 受体阻断药

4. 个体化治疗 目前临床抗高血压药种类繁多、各有特点，故对高血压的药物治疗主张采用个体化的治疗原则。即根据患者的具体情况（如年龄、性别、病情轻重及是否有合并症）和能否耐受及个人意愿或长期承受能力等确定合适的治疗药物和用药剂量。用药量宜从小剂量开始，逐渐增量，达到满意效果后改维持量以巩固疗效。

5. 坚持长期用药 除一些轻度高血压通过非药物治疗可以得到控制和某些继发性高血压通过外科手术可以得到根治外，绝大多数高血压患者必须坚持长期甚至终生用药，才可将血压控制在目标水平，最大程度降低心脑血管病发病率及病死率。切忌中途随意停药，如有更换药物应逐步替代。

（马俊利）

第21章
抗心绞痛药

📋 **案例 21-1**

　　患者，女，57 岁。2 年前骑自行车时突感胸闷、气短、周身乏力，伴左腋下及左耳后烧灼样疼痛，持续 5～6min 后自行缓解。此后经常因劳累、精神不振而诱发上述症状。近期每日发作 7～8 次，性质同前，持续时间 10～15min，舌下含化硝酸甘油后 1～3min 后即缓解。查体：BP135/76mmHg，肥胖体型，双肺清，P70 次/分，心律整齐，心尖区可闻及 Ⅱ 级收缩期杂音。心电图：窦性心律、心电轴不偏，Ⅱ 导联 ST 水平下移。诊断为冠心病、心绞痛。

　　问题：1. 该患者为缓解心绞痛急性发作应随身携带什么药物？

　　　　　2. 根据病情该患者应选择什么药物防治？

　　　　　3. 简述抗心绞痛药物的作用机制。

　　心绞痛是冠状动脉粥样硬化斑块形成和（或）冠状动脉痉挛等因素造成冠状动脉狭窄，导致冠状动脉供血不足，心肌急剧的、暂时的缺血与缺氧所引起的临床综合征。心绞痛发生的病理生理学基础是心肌组织氧供需失衡，其典型临床表现为阵发性胸骨后压榨性疼痛，可放射至心前区和左上肢。当心绞痛持续发作不能及时缓解则可能发展为急性心肌梗死，故应采取有效的治疗措施及时缓解心绞痛。

> **链接**
>
> **心绞痛的分型**
>
> 　　临床上将心绞痛分为以下三种类型。①劳力性心绞痛：其特点是由劳累、情绪波动或其他增加心肌耗氧量的因素所诱发，休息或舌下含服硝酸甘油可缓解。此型心绞痛又可分为稳定型心绞痛、初发型心绞痛及恶化型心绞痛。②自发性心绞痛：多发生于安静状态，与冠状动脉血流贮备量减少有关，而与心肌耗氧量增加无明显关系，发作时症状重、持续时间长，且不易被硝酸甘油缓解，包括卧位型（休息或熟睡时发生）、变异型（冠状动脉痉挛所诱发）、中间综合征和梗死后心绞痛。③混合型心绞痛：其特点是在心肌需氧量增加或无明显增加时都可能发生。临床常将初发型、恶化型及自发性心绞痛通称为不稳定型心绞痛。

　　基于心绞痛的病理生理学基础，治疗心绞痛的主要对策是降低心肌耗氧量、扩张冠状动脉以改善缺血心肌供血。目前临床常用的药物有硝酸酯类、β受体阻断药、钙通道阻滞药和其他类等。此外，冠状动脉粥样硬化斑块变化、血小板聚集和血栓形成也是诱发不稳定型心绞痛的重要因素，因此，临床应用抗血小板药、抗血栓药、血管紧张素 Ⅰ 转化酶抑制药及他汀类药物等，也有助于心绞痛的防治。

一、硝酸酯类

　　硝酸酯类药物临床上常用的有硝酸甘油、硝酸异山梨酯、单硝酸异山梨酯等。

硝 酸 甘 油

　　【体内过程】　硝酸甘油（nitroglycerin）口服受首过消除影响明显，生物利用度仅8%，但因其脂溶性高，可舌下含服，1～2min 起效，疗效维持 20～30min；也可外用其软膏剂或贴膜剂涂贴在胸部或前臂皮肤，维持时间 24h。

【药理作用】 硝酸甘油的基本作用是通过释放 NO 而松弛平滑肌，又以对血管平滑肌的作用最明显。

1. 降低心肌耗氧量 小剂量硝酸甘油能明显舒张全身静脉，减少回心血量，降低心脏前负荷；还能舒张较大动脉，降低外周阻力，降低心脏后负荷，两者均能降低室壁张力，降低心肌耗氧量。但大剂量则扩张小动脉，使血压下降，反射性兴奋交感神经使心率加快而增加心肌耗氧量。

2. 增加缺血区心肌供血 硝酸甘油能选择性舒张较粗大的心外膜输送血管及侧支血管，解除冠状动脉痉挛。缺血区的阻力血管因缺氧、代谢产物堆积而舒张，所以缺血区血流阻力较非缺血区小，当硝酸甘油扩张冠状动脉侧支血管后，将促进血液更多通过侧支血管流向缺血区，增加缺血区供血供氧量；同时由于室壁张力降低，也有利于血液从心外膜流向心内膜缺血区（图21-1）。

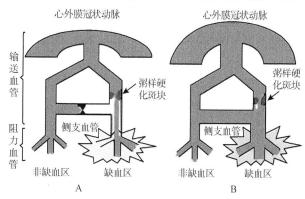

图21-1 硝酸甘油对冠状动脉血流分布影响示意图
A. 心肌局部缺血；B. 硝酸甘油治疗后

【临床应用】

1. 防治各型心绞痛 舌下含服能迅速缓解各型心绞痛急性发作，常作为首选药。局部外用硝酸甘油软膏剂或贴膜剂等可预防心绞痛发作，与β受体阻断药合用可提高疗效。

2. 急性左心衰竭和急性心肌梗死 及早、小剂量静脉滴注硝酸甘油，既能减少心肌耗氧量，又能抑制血小板黏附和聚集，防止血栓形成；还能保护缺血心肌，缩小心肌梗死范围，改善肺淤血和左心室重塑，常用于急性左心衰竭和急性心肌梗死急救治疗。

【不良反应】

1. 血管舒张反应 可出现面颈部皮肤潮红、头胀、搏动性头痛、心率加快等，还可引起直立性低血压，用药时宜取卧位或坐位，防止出现晕厥；可因血管扩张而升高眼压和颅内压，故青光眼、颅内高压或颅脑外伤者禁用。

2. 高铁血红蛋白血症 剂量过大会导致高铁血红蛋白血症，表现为呕吐、发绀等，必要时可给予亚甲蓝治疗。

3. 耐受性 连续使用可出现耐受性，停药 1～2 周后可恢复敏感性，故宜间歇用药，对于稳定型心绞痛可夜间停止给药，如擦掉软膏或撕下贴膜剂，对于其他类型心绞痛则与其他抗心绞痛药交替应用，也可补充含巯基的药物如卡托普利或甲硫氨酸等。

硝酸异山梨酯、单硝酸异山梨酯

硝酸异山梨酯（isosorbide dinitrate）和单硝酸异山梨酯（isosorbide mononitrate）属于长效硝酸酯类，作用与硝酸甘油相同，但作用较弱、起效慢、维持时间长，口服缓释剂可用于心绞痛的预防和心肌梗死后心力衰竭的长期治疗。硝酸异山梨酯舌下含服 2～5min 起效，用于心绞痛急性发作。

二、β受体阻断药

常用药物有普萘洛尔、美托洛尔、噻吗洛尔和阿替洛尔等。

【药理作用】

1. 降低心肌耗氧量 β受体阻断药通过阻断β_1受体，使心率减慢、心肌收缩力减弱，心肌耗氧量降低。心肌收缩力减弱将使心室射血时间延长和室壁张力增加，增加心肌耗氧量，但总的耗氧量仍减少。

2. 改善缺血区心肌供血供氧 由于心率减慢，舒张期延长，冠状动脉的灌流时间延长，有利于血液从心外膜血管流向缺血的心内膜区；阻断 β_2 受体使非缺血区血管阻力增加，促使更多血液流向已代偿性扩张的缺血区，增加缺血区的供血供氧量。普萘洛尔还能促进氧合血红蛋白结合氧的解离而增加全身组织包括心肌的供氧，改善心肌缺血区的糖代谢。

【临床应用】 β受体阻断药用于稳定型心绞痛，对伴有高血压或快速型心律失常者尤为适用，对心肌梗死者能缩小梗死范围和降低心绞痛的发病率和病死率。临床上常将硝酸酯类与β受体阻断药联合应用治疗心绞痛，不仅能协同降低心肌耗氧量，而且β受体阻断药还能纠正硝酸酯类所引起的反射性心率加快和心肌收缩力增强，而硝酸酯类则可克服β受体阻断药所致冠状动脉收缩、心室射血时间延长、室壁张力增加的缺点，故合用能互相取长补短（表21-1）。

表 21-1 硝酸甘油与普萘洛尔抗心绞痛作用比较

药物	心肌收缩力	心率	射血时间	室壁张力	冠状动脉	心肌耗氧量	血压
硝酸甘油	↑	↑	↓	↓	扩张	↓	↓
普萘洛尔	↓	↓	↑	↓	收缩	↓	↓

普萘洛尔因阻断冠状动脉的 β_2 受体，易致其收缩，禁用于变异型心绞痛。本类药物个体差异较大，一般宜从小剂量开始，以后每隔数日调整一次，直至达到满意疗效。长期应用如突然停药可引起原病情加重，甚至急性心肌梗死或猝死，故应经2周以上逐渐减量后停药。

三、钙通道阻滞药

临床上常用于抗心绞痛的钙通道阻滞药有硝苯地平、维拉帕米、地尔硫䓬、普尼拉明和哌克昔林等。

【药理作用】 钙通道阻滞药通过阻滞钙通道，抑制心肌和血管平滑肌细胞 Ca^{2+} 内流而发挥抗心绞痛作用。

1. 降低心肌耗氧量 通过阻滞钙通道，心肌收缩力减弱和心率减慢；扩张外周阻力血管，降低心脏后负荷，降低心肌耗氧量。

2. 舒张冠状动脉，增加心肌供氧 通过舒张冠状动脉较大的输送血管、阻力血管和侧支血管，增加缺血区的血流灌注和供血供氧；还能显著解除冠状动脉痉挛。但硝苯地平因扩张外周阻力血管，使血压下降，可反射性兴奋交感神经而增强心肌收缩力，使心肌耗氧量增加。

3. 保护缺血心肌细胞 对急性心肌梗死者通过阻滞 Ca^{2+} 内流，减轻细胞内和线粒体内因 Ca^{2+} 超负荷造成的心肌损害，并促进侧支循环，保护缺血心肌，缩小梗死面积；还能降低血小板内 Ca^{2+} 浓度，抑制血小板聚集。

【临床应用】 钙通道阻滞药适用于治疗各型心绞痛，对冠状动脉痉挛所致的变异型心绞痛最为有效。硝苯地平扩张冠状动脉作用强，是治疗变异型心绞痛的首选药，也可用于伴有支气管哮喘、高血压的患者。维拉帕米对心脏抑制作用强，可用于伴有心房颤动、心房扑动和室上性心动过速者。

四、其他抗心绞痛药

肾素-血管紧张素系统抑制药

血管紧张素Ⅰ转化酶抑制药和血管紧张素Ⅱ受体阻断药通过扩张血管，减轻心脏前后负荷，降低心肌耗氧量，可显著降低冠心病合并高血压、糖尿病、心力衰竭或左心室收缩功能不全患者的心血管死亡、非致死性心肌梗死等主要终点事件的危险性，故稳定型心绞痛合并以上疾病者常选用卡托普利、培哚普利或氯沙坦等配合治疗。

曲 美 他 嗪

曲美他嗪（trimetazidine，TMZ）属于心肌能量代谢调节药，能促进葡萄糖的利用，提高整个心肌细胞缺氧时氧的利用效能并减少脂肪酸氧化后带来的副作用，减少缺血部位的组织损伤并抑制血小板聚集而具有抗心绞痛作用。具有显著减少心绞痛发作次数、显著降低硝酸酯类用量、提高运动耐量、不良反应少、耐受性好及不影响血流动力学等优点。临床上用于心绞痛发作的预防性治疗、眩晕和耳鸣的辅助性对症治疗。

阿 司 匹 林

阿司匹林（aspirin）为环氧合酶抑制药，是使用最多和最广泛的抗血小板治疗药物。小剂量阿司匹林因不可逆抑制血小板环氧合酶，使血栓素A_2（TXA_2）合成受阻，从而发挥抗血栓形成的作用。与其他抗心绞痛药不同，阿司匹林可显著降低不稳定型心绞痛的病死率，并减少心绞痛所致急性心肌梗死的发生率。此外，小剂量阿司匹林还可减少慢性稳定型心绞痛心肌梗死的发生率，阿司匹林配合溶栓治疗，通过其抑制血小板聚集的作用，可明显降低急性心肌梗死患者的病死率。

（马俊利）

第22章
抗心律失常药

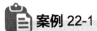

案例 22-1

患者，男，68岁。因胸骨后疼痛、心悸、出汗3h急诊入院，诊断为冠心病、心绞痛。患者经过吸氧、舌下含服硝酸甘油后症状减轻，心电图显示患者出现室性心律失常。

问题：1. 该患者的心律失常可选用哪种药物治疗？
2. 该药应用中要注意哪些问题？

第1节 抗心律失常药概述

心律失常是指心脏冲动的频率、节律、起源部位、传导速度或激动次序的异常，按其发生原理，分为冲动形成异常和冲动传导异常两大类；按心律失常发生时心率的快慢，分为快速性和缓慢性心律失常两大类。抗心律失常药主要通过纠正心律失常时的电生理紊乱而发挥作用。治疗缓慢性心律失常的常用药物有阿托品、多巴胺、异丙肾上腺素等。本章主要介绍治疗快速性心律失常的药物。

一、心律失常的电生理学基础

（一）正常心肌电生理

1. 心肌细胞膜电位　心肌细胞在静息时处于极化状态，膜内电位负于膜外约90mV。当心肌细胞兴奋时，细胞膜通透性发生改变，产生除极和复极而形成动作电位。动作电位分为5个时相，0相为去极相，1～4相为复极化过程，每个时相均由不同离子的内流或外流所导致（图22-1）。

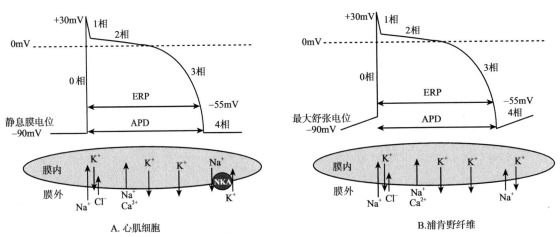

图22-1　心肌细胞和浦肯野纤维膜电位与离子转运示意图
ERP：有效不应期；APD：动作电位时程；NKA：钠钾泵

2. 心肌电生理特性

（1）**自律性**　节律细胞的自律性高低主要取决于4相自动去极化速度、舒张期最大电位水平和阈电位水平等，若4相自动去极化速度加快，从舒张期电位达到阈电位的时间缩短，则4相斜率大、自律性高。快反应自律细胞如浦肯野纤维（图22-1）4相去极是由于K^+外流衰减和持续恒速Na^+内流所致；慢反应自律细胞如窦房结、房室结的4相去极是由K^+外流衰减和缓慢恒速Ca^{2+}内流所致。

（2）传导性　膜反应性指膜电位水平与其所激发的0相最大上升速率之间的关系，即心肌细胞膜对刺激的反应性，是决定传导速度的重要因素，当膜反应性高时，0相上升速率快，动作电位振幅大，传导速度快；反之，则传导速度减慢。按膜电位大小，浦肯野纤维传导速度最快，窦房结最慢。

（3）有效不应期　从0相去极开始到膜内电位复极到约–60mV的这段时间内，心肌细胞对任何刺激不产生兴奋称为有效不应期（ERP）。

（二）快速性心律失常的发生机制

1. 冲动形成异常

（1）自律性增高　是引起心律失常的主要机制之一。自律细胞的4相自动去极化速率加快或最大舒张电位减小或阈电位下移，达到阈电位时间缩短，将使自律性增高，冲动形成增多；如心肌梗死患者，因膜通透性受影响，K^+外流增加，使膜电位下降至慢反应细胞电位水平，加上Ca^{2+}内流增多，使自律性增高；同时儿茶酚胺类大量释放可减少浦肯野纤维K^+外流，使4相斜率增加而易发生心律失常。

（2）后除极与触发活动　后除极是指一个动作电位0相去极后自发出现的一种振荡性除极活动，若后除极振幅增高并达到阈值时即可产生冲动，形成触发活动。后除极分为早后除极与迟后除极。前者发生在完全复极之前的2相或3相中，主要由Ca^{2+}内流增多引起；后者发生在完全复极后的4相中，是细胞内Ca^{2+}过多诱发Na^+短暂内流所致，触发活动大多由迟后除极引起。

2. 冲动传导异常

（1）单纯性传导障碍　包括传导减慢、传导阻滞及单向传导阻滞。一般用阿托品或异丙肾上腺素治疗。

（2）折返激动　指一个冲动下传后，又沿着环形通路返回其起源的部位，并可再次激动原已兴奋过的心肌而继续向前传播的现象。形成折返需要心脏有两个或多个部位的传导性和不应期各不相同，并相互形成闭合环，且功能上存在通道单向传导阻滞及传导缓慢。环内单次折返形成一次早搏，连续多次折返则引起各种室上性、室性心动过速、心房扑动，甚至心房、心室颤动（图22-2）。

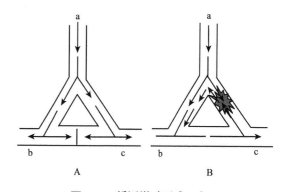

图22-2　折返激动形成示意图
A. 正常冲动传导；B. 单向传导阻滞，形成折返

二、抗心律失常药的作用机制

1. 降低自律性　抗心律失常药通过抑制快反应细胞4相Na^+内流或慢反应细胞4相Ca^{2+}内流、促进4相K^+外流而增大最大舒张电位，使其与阈电位距离加大，降低浦肯野纤维、窦房结等自律组织的自律性。

2. 减少后除极　钙通道阻滞药通过抑制2相和3相中Ca^{2+}内流而减少早后除极的发生；钙通道阻滞药和钠通道阻滞药分别通过抑制4相中Ca^{2+}内流和Na^+内流，减少细胞内Ca^{2+}的蓄积和抑制一过性Na^+内流而减少后除极的发生。

3. 消除折返激动

（1）改变传导性　钠通道阻滞药和钙通道阻滞药分别通过抑制0相中Na^+内流和Ca^{2+}内流来减慢0相去极速率而抑制传导，使单向传导阻滞变为双向阻滞，消除折返激动。苯妥英钠可促进K^+外流，使膜电位负值增大，0相去极速率增快而改善传导，消除单向阻滞而终止折返激动。

（2）延长有效不应期及动作电位时程（APD） 药物常通过以下方式发挥作用：①绝对延长APD和ERP，如钠通道阻滞药通过抑制0相中Na^+内流使APD和ERP延长，但延长ERP更为明显，所以更多折返冲动落入ERP中，折返激动易被消除；②缩短APD和ERP，如利多卡因通过促进复极过程K^+外流，使APD和ERP缩短，但APD缩短更明显，所以ERP/APD值加大，即ERP相对延长，易于消除折返；③使邻近心肌细胞ERP趋于均一而终止折返。延长或缩短ERP的药物均可使邻近心肌细胞长短不一的ERP趋于均一，而消除折返。

三、抗心律失常药的分类

根据药物对心肌电生理特性的影响及作用机制，可将抗心律失常药分为四类（表22-1）。

表22-1 抗心律失常药的分类和主要作用比较

类别		作用机制	代表药	电生理特性		
				自律性	传导性	ERP
Ⅰ类钠通道阻滞药	Ⅰa类	适度阻滞钠通道	奎尼丁 普鲁卡因胺	降低	减慢	延长
	Ⅰb类	轻度阻滞钠通道，并促进K^+外流	利多卡因 苯妥英钠	降低	不明显	相对延长
	Ⅰc类	明显阻滞钠通道	普罗帕酮 氟卡尼 莫雷西嗪	降低	减慢	延长
Ⅱ类β受体阻断药		阻断β_1受体	普萘洛尔 美托洛尔	降低	减慢	延长
Ⅲ类延长动作电位时程药		抑制多种钾通道	胺碘酮 索他洛尔	降低	减慢	明显延长
Ⅳ类钙通道阻滞药		阻滞钙通道	维拉帕米 地尔硫䓬	降低	减慢	延长
其他类		激动腺苷受体	腺苷	降低	减慢	相对延长

第2节 常用抗心律失常药

一、Ⅰ类钠通道阻滞药

（一）Ⅰa类药物

奎 尼 丁

【体内过程】 奎尼丁（quinidine）口服吸收良好，1～2h血药浓度达峰值，$t_{1/2}$为5～7h。组织中浓度较血药浓度高10～20倍，心肌中浓度最高。主要在肝代谢，其产物仍有一定活性。

【药理作用】

1. 降低自律性 治疗浓度的奎尼丁可抑制4相钠通道和后除极Ca^{2+}内流，降低浦肯野纤维和心房肌自动除极速度而降低自律性。

2. 减慢传导速度 本品可适度抑制0相钠通道、降低动作电位0相上升速度，减慢传导，使单向传导阻滞变为双向阻滞，取消折返激动。

3. 延长ERP 本品可阻滞0相钠通道，使心房肌、心室肌、浦肯野纤维的ERP延长比APD延长更明显，绝对延长ERP，取消折返激动。

此外，还有抗胆碱作用及阻断α受体的作用，使心房肌不应期延长，减少异位节律点过多冲动发放，故本品对心房颤动疗效好。

【临床应用】 奎尼丁为广谱抗心律失常药，适用于治疗心房颤动、心房扑动、室上性和室性心动过速的转复和预防，还可用于频发室上性和室性期前收缩的治疗。

【不良反应】

1. 胃肠道反应 用药早期可见恶心、呕吐、腹痛、腹泻等，餐时或餐后服用可减轻。

2. 心血管反应 较为严重。能减弱心肌收缩力，并阻断α受体，扩张血管，使血压下降，可引起直立性低血压，嘱患者用药期间应缓慢改变体位，防止晕倒；中毒严重者可发生奎尼丁晕厥，出现尖端扭转型室性心动过速，可发展为心室颤动，表现为患者突然意识丧失、四肢抽搐、呼吸停止而死亡。宜立即进行人工呼吸、胸外心脏按压、电除颤等抢救措施，并用异丙肾上腺素及乳酸钠等治疗。

3. 金鸡纳反应 长期用药可出现恶心、呕吐、腹泻、头昏、头痛、耳鸣、失听、视力减退等，严重时可产生惊厥、呼吸抑制、休克甚至死亡。

4. 禁忌证 严重肝病、病态窦房结综合征、Ⅱ度以上房室传导阻滞、强心苷中毒及高钾血症等禁用。

普鲁卡因胺

普鲁卡因胺（procainamide）是普鲁卡因的衍生物，其抗心律失常作用与奎尼丁相似而较弱，也能降低浦肯野纤维的自律性，减慢传导，延长ERP。尚有较弱的局麻作用，但无α受体阻断作用。主要用于治疗室性心律失常，抢救危重患者采用静脉注射给药。不良反应多，常见的有胃肠道反应、过敏反应和心肌抑制，长期应用可出现红斑狼疮样综合征，故不作为慢性心律失常的长期给药。

（二）Ⅰb类药物

利 多 卡 因

【体内过程】 利多卡因（lidocaine）口服首过效应明显，必须注射。静脉注射后1～2min起效，维持15～20min，故心律失常控制后须静脉滴注以维持疗效。肌内注射5～15min起效，作用维持60～90min，$t_{1/2}$约2h。

【药理作用】 利多卡因主要作用于浦肯野纤维和心室肌细胞，轻度阻滞钠通道，并促进K^+外流。对窦房结和心房均无影响。

1. 降低自律性 轻度阻滞浦肯野纤维4相钠通道，并促进K^+外流，降低自律性。

2. 改变传导速度 治疗量时对正常心肌传导无明显影响，但对浦肯野纤维传导性受到细胞外K^+浓度的影响。当心肌缺血如急性心肌梗死发生时细胞外K^+浓度升高，血液趋于酸性时，利多卡因明显抑制0相钠通道，减慢传导速度，使单向传导阻滞转为双向阻滞而取消折返激动，能控制并发症心室颤动的发生。当血K^+浓度降低时，利多卡因可促进K^+外流，加快传导，消除单向传导阻滞而取消折返激动。

3. 相对延长ERP 利多卡因可促进3相K^+外流，缩短浦肯野纤维及心室肌APD和ERP，但缩短APD作用更为显著，故相对延长ERP，取消折返激动。

【临床应用】 本品主要适用于各种室性心律失常如室性早搏、室性心动过速及心室颤动等，特别适用于危急患者，常用作急性心肌梗死并发室性心律失常的首选药，也用于强心苷中毒所致的室性心律失常。由于低血钾不利于利多卡因发挥作用，故应监测血钾，必要时应补钾。

【不良反应】 不良反应较少也较轻微。可致嗜睡、眩晕，剂量过大或注射速度过快可引起语言障碍、惊厥、心率减慢、传导阻滞，甚至呼吸抑制。Ⅱ、Ⅲ度房室传导阻滞、癫痫大发作患者禁用。

苯 妥 英 钠

苯妥英钠（phenytoin sodium）除有抗癫痫作用，还有抗心律失常作用。对心脏的作用与利多卡因相似，抑制部分除极的浦肯野纤维4相自动除极速率，降低其自律性，与强心苷竞争Na^+-K^+-ATP酶

（钠钾泵，简称钠泵），抑制强心苷中毒所致的迟后除极。主要用于治疗室性心律失常，尤其是强心苷中毒所致的室性心律失常，也可用于心肌梗死、心脏手术、心导管术等所致室性心律失常。静脉注射速度过快、剂量过大或时间过长可引起眩晕、震颤、共济失调、血压下降、心动过缓。妊娠期妇女、窦性心动过缓及Ⅱ、Ⅲ度房室传导阻滞者禁用。

（三）Ⅰc类药物

普 罗 帕 酮

普罗帕酮（propafenone）为广谱抗心律失常药。口服吸收完全，但肝脏首过效应强，生物利用度低且呈剂量依赖性，口服后2～3h作用达高峰，作用维持8h以上。能重度阻滞房室束和浦肯野纤维0相和4相钠通道、降低动作电位0相上升速度，减慢心房、心室、浦肯野纤维的传导速度，并绝对延长APD和ERP，还有弱的β受体阻断作用和阻滞Ca^{2+}内流作用。适用于治疗室性或室上性心律失常，包括伴发心动过速和心房颤动的预激综合征；对冠心病和高血压引起的心律失常也有很好的疗效。

早期可出现恶心、便秘、味觉改变等消化道反应，严重时可出现直立性低血压、心律失常和慢性心力衰竭加重。一般不宜与其他抗心律失常药合用，以避免心脏抑制。

氟 卡 尼

氟卡尼（flecainide）对钠通道的阻滞作用与普罗帕酮相比具有高效、强效、广谱的特点，适用于治疗室性或室上性心律失常。但心律失常发生率较高，尚可引起低血压、共济失调和视物模糊等。

二、Ⅱ类β肾上腺素受体阻断药

普 萘 洛 尔

【药理作用】

1. 自律性　普萘洛尔（propranolol）通过阻断$β_1$受体，降低窦房结、心房及浦肯野纤维的自律性，在运动及情绪激动时作用更明显。

2. 减慢传导速度　治疗量轻度抑制房室结传导，大剂量明显减慢房室结及浦肯野纤维的传导速度，取消折返激动。

3. 延长ERP　治疗量缩短浦肯野纤维的APD和ERP，相对延长ERP；较大剂量则能绝对延长ERP，取消折返激动。

【临床应用】　本品主要用于治疗室上性心律失常，尤其对交感神经兴奋性过高、甲状腺功能亢进及嗜铬细胞瘤等引起的窦性心动过速效果良好。合用强心苷或地尔硫䓬，对控制心房扑动、心房颤动及阵发性室上性心动过速时的心室率过快效果较好。还可用于治疗运动或情绪变动所致室性心律失常，减少肥厚型心肌病所致的心律失常。

同类药还有美托洛尔、阿替洛尔、艾司洛尔、噻吗洛尔等，其抗心律失常作用和临床用途与普萘洛尔相似。

三、Ⅲ类延长动作电位时程药

胺 碘 酮

【体内过程】　胺碘酮（amiodarone，乙胺碘呋酮）口服吸收缓慢而不完全，生物利用度30%～50%，4～7天起效；静脉注射10min起效，维持1～2h。心肌药物浓度较血药浓度高30倍，在肝内代谢为活性产物，主要经胆汁排泄；消除缓慢，$t_{1/2}$约40天。

【药理作用】　胺碘酮能阻滞心肌细胞膜多种钾通道及钠、钙通道，为长效、广谱的抗心律失常药。

1. 降低自律性　阻滞4相钠、钙通道，降低窦房结和浦肯野纤维的自律性。

2. 减慢传导速度 阻滞0相钠、钙通道，减弱膜反应性而减慢浦肯野纤维和房室结的传导性，取消折返激动。但对心房肌影响小。

3. 延长APD和ERP 阻滞钾通道，抑制复极过程，明显延长房室结、心房和心室肌细胞的APD和ERP，使ERP/APD值增大。

胺碘酮还可扩张冠状动脉和周围血管，增加冠状动脉流量，降低外周阻力，减少心肌耗氧量。

【临床应用】 本品可用于治疗各种室上性和室性心律失常。对危及生命的室性心动过速及心室颤动可静脉给药，但对于持续性心房颤动的疗效不如直流电复律和奎尼丁。

【不良反应】 静脉注射过快可致窦性心动过缓、房室传导阻滞及Q-T间期延长、心力衰竭加重；还可引起甲状腺功能亢进或低下。长期用药可出现角膜褐色微粒沉着，但不影响视力，停药后可消失；最为严重的是引起间质性肺炎或肺纤维化。甲状腺功能障碍、碘过敏、心动过缓、房室传导阻滞和Q-T间期延长者禁用。长期用药应监测T_3、T_4、肺功能，并行肺X线检查。

四、Ⅳ类钙通道阻滞药

维 拉 帕 米

【药理作用】 维拉帕米（verapamil）能阻滞钙通道，抑制Ca^{2+}内流。

1. 降低自律性 阻滞窦房结4相钙通道，抑制Ca^{2+}内流，降低缺血时心房、心室和浦肯野纤维自律性；也能减少或取消后除极所引发的触发活动而降低异位自律性。

2. 减慢传导速度 抑制房室结0相Ca^{2+}内流，减弱膜反应性而减慢房室结的传导速度，取消折返激动。

3. 延长ERP 抑制窦房结、房室结0相和2相Ca^{2+}内流，延长复极过程，使ERP延长而取消折返。

【临床应用】 主要用于治疗室上性和房室结折返引起的心律失常，是阵发性室上性心动过速的首选药，静脉注射后数分钟可终止发作，恢复窦性节律；也可治疗心房颤动或扑动及房性早搏。

【不良反应】 主要不良反应有胃肠道反应及头痛、头晕、便秘等。若与β受体阻断药合用，易引起低血压、心动过缓、房室传导阻滞，甚至有心脏停搏的危险。与地高辛合用可致房室传导阻滞，并使其血药浓度升高，故合用时需减少地高辛的用量。对窦房结疾病、心源性休克、严重房室传导阻滞及心力衰竭者应慎用或禁用。

五、其 他 类

腺 苷

腺苷（adenosine）是内源性嘌呤核苷酸，能使窦房结和房室结的ERP延长和自律性降低，减慢窦性频率和房室结传导，阻断房室结折返激动。用于治疗阵发性室上性心动过速。腺苷不能转复心房扑动、心房颤动或室性心动过速为窦性心律，但房室传导的减慢有助于诊断心房活动。不良反应较常见的有面部潮红、呼吸困难、支气管痉挛、胸部紧压感等。有窦性心动过缓或房室传导阻滞者慎用。

链接

心脏电复律

心脏电复律指在严重快速性心律失常时，用外加电流通过患者心脏，促使大部分或全部心肌细胞能够在瞬间同时除极，导致心脏电活动短暂停止，然后由最高自律性的起搏点重新主导心脏节律的过程，在室颤时的电复律治疗也称为电除颤。电复律分为同步电复律与非同步电复律两种类型。当快速性心律失常导致严重血流动力学障碍时，应采用电复律立即纠正心律失常，称为紧急电复律；慢性快速性心律失常应在做好术前准备的基础上择期进行电复律，称为择期电复律。

第3节 抗心律失常药的合理应用

1. 根据心律失常类型和病因选药 对引起心律失常的原发病或诱发因素应积极治疗或纠正，如心力衰竭、呼吸衰竭、心肌缺血、甲状腺功能亢进、低血钾、低血镁等，同时可针对不同类型心律失常按以下原则选药。

（1）窦性心动过速 一般应作病因治疗，必要时选用β受体阻断药，也可选用维拉帕米或地尔硫䓬。

（2）心房颤动或心房扑动 常先用电复律术纠正，预防复发和维持窦性心律选用胺碘酮，控制心室率选用β受体阻断药、强心苷或维拉帕米。对于急性心房颤动最初治疗目标是减慢快速的心室率，静脉注射β受体阻断药或钙通道阻滞药为首选，次选强心苷。对于发作频繁的慢性心房颤动者，可口服普罗帕酮或胺碘酮。持续性心房颤动宜选用低剂量胺碘酮。

（3）阵发性室上性心动过速 先尝试刺激迷走神经的方法，药物可首选腺苷或维拉帕米静脉注射，还可选用普萘洛尔、普罗帕酮、毛花苷丙等。

（4）室性期前收缩 偶发或无症状者不需治疗；对于急性心肌梗死所致者宜立即用利多卡因，早期应用β受体阻断药可减少心室颤动的危险；强心苷中毒者首选苯妥英钠。

（5）持续性室性心动过速 多选用利多卡因，也可选用普鲁卡因胺、普罗帕酮或胺碘酮，但心力衰竭或心肌梗死不宜选用普罗帕酮。

（6）心室颤动 除作胸外心脏按压及电除颤外，药物可选用胺碘酮、利多卡因等。

2. 严格掌握适应证 并非所有的心律失常均需应用抗心律失常药，对于直接导致明显症状或血流动力学障碍或有致命危险的恶性心律失常才需要针对心律失常进行治疗，包括应用抗心律失常药；但应熟悉药物的药理作用、不良反应及药动学特点，特别要注意抗心律失常药本身有诱发心律失常的作用和对心功能的影响。

3. 治疗剂量个体化 患者的身体状况如年龄、心功能状态、有无肝肾疾病或其他疾病、对药物的敏感性等均可影响药物疗效，因此必须根据病情适时调整剂量。

4. 联合用药 在应用单一药物治疗疗效不佳或为增强疗效、减少药物不良反应时，可联合应用抗心律失常药，通常作用机制相同的同类药物或具有潜在的不良反应相加倾向的药物不宜合用。

⚕ **医者仁心**　　　　　　　　　　**救心院士葛均波**

葛均波，心脏病学专家，中国科学院院士。葛均波说"行医如做人，天知地知，最要讲良心。"心系患者的他，凭着一腔热血，带领团队攻克了一个又一个难题，创造了心脏病领域的多个"中国第一"甚至"世界第一"。为打破国外垄断，缓解国内看病贵的问题，他带领团队耗时10多年，成功主持研制"国人用得起"的冠脉支架，显著降低了国内冠脉支架价格，并在此基础上，成功创制我国首枚"可完全消失"的冠脉支架，实现支架与血管的友好共处；他首创的经心尖二尖瓣夹合器，显著缩短了手术时间，成果惠及无法耐受外科手术的高危患者；他完成世界首例深低温冷冻消融去肾动脉交感神经术、亚洲首例经皮异位三尖瓣植入术、国内首例经皮主动脉瓣植入术等；他建立华东首条全天候"绿色通道"，救治急性心肌梗死患者逾万名。因为长期致力于推动我国心血管疾病临床技术革新和科研成果转化，在冠状动脉疾病诊疗领域，尤其是冠心病发病机制、冠脉疾病腔内影像诊断、冠脉介入治疗策略创新、新技术推广等方面做出的重要贡献，葛均波院士荣获2020年全国先进工作者称号。

（尹龙武）

第**23**章
抗心力衰竭药

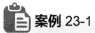**案例 23-1**

　　患者，男，71 岁。反复呼吸困难、心悸 3 年，加重 1 周。3 年前出现运动呼吸困难、心悸、头晕，休息后缓解。既往患原发性高血压 13 年。症见面色苍白，精神萎靡不振，语声低沉，心悸，气短，腹胀，食欲下降，尿少。查体：颈静脉怒张，心浊音界向左扩大，心率 120 次/分，心律不齐，BP175/110mmHg，两肺底少许湿啰音，肝肋下约 6cm，肝颈静脉回流征阳性，下肢凹陷性水肿。诊断为高血压性心脏病，合并全心衰竭，心功能Ⅲ级。

　　问题：根据患者病情选择三个不同种类的药物进行治疗，简述各个药物的作用机制。

第 1 节　概　　述

一、心力衰竭病理生理变化

　　心力衰竭（heart failure，HF）是由各种心脏疾病导致心功能不全的一种临床综合征。心力衰竭时通常伴有体循环和（或）肺循环的被动性充血，故又称充血性心力衰竭（congestive heart failure，CHF）。心力衰竭按发生过程可分为急性和慢性心力衰竭两种。

　　慢性心力衰竭是各种心脏疾病导致心功能受损而引起的一组综合征。由于心肌收缩和舒张功能障碍，心脏泵血功能不足，继而出现一系列病理生理改变，导致静脉系统淤血和动脉系统供血不足，表现为水肿、呼吸困难、心率加快、肝脾肿大、颈静脉怒张、食欲减退等症状和体征（图 23-1）。

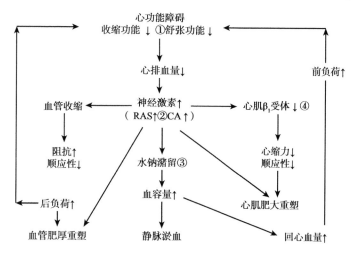

图23-1　慢性心力衰竭病理生理变化及治疗环节示意图

RAS：肾素-血管紧张素系统；CA：儿茶酚胺类；①正性肌力药；②RAS抑制药；③利尿药；④β受体阻断药

二、抗心力衰竭药分类

抗心力衰竭药是一类能增强心肌收缩力，减轻心脏前、后负荷或上调β受体及逆转心血管重塑，改善心功能的药物，包括肾素-血管紧张素系统（RAS）抑制药、利尿药、β受体阻断药、正性肌力药、血管扩张药和其他药物（表23-1）。

表23-1 抗心力衰竭药物的分类

分类		常用药物
1. 肾素-血管紧张素系统抑制药	（1）血管紧张素Ⅰ转化酶抑制药	卡托普利、培哚普利、贝那普利
	（2）血管紧张素Ⅱ受体阻断药	氯沙坦、缬沙坦、厄贝沙坦
	（3）醛固酮受体阻断药	螺内酯、依普利酮
2. 利尿药		呋塞米、氢氯噻嗪
3. β受体阻断药		美托洛尔、卡维地洛、比索洛尔
4. 正性肌力药	（1）强心苷	洋地黄毒苷、地高辛、去乙酰毛花苷、毒毛花苷K
	（2）β受体激动药	多巴胺、多巴酚丁胺
	（3）磷酸二酯酶抑制药	米力农、维司力农
	（4）其他正性肌力药	环磷腺苷葡胺、左西孟旦
5. 血管扩张药		硝普钠、硝酸甘油、硝酸异山梨酯
6. 其他药物		重组人脑利钠肽、达格列净、伊伐布雷定、托伐普坦、沙库巴曲缬沙坦钠

第2节 常用抗心力衰竭药

一、正性肌力药

（一）强心苷

强心苷类又称洋地黄类，是一类能选择性作用于心脏、增强心肌收缩力的苷类化合物。包括洋地黄毒苷（digitoxin）、地高辛（digoxin）、去乙酰毛花苷（cedilanide）、毒毛花苷K（strophanthin K）等，常用的为地高辛。

【体内过程】 强心苷类口服吸收率、血浆蛋白结合率及肝代谢程度等都与其脂溶性成正比，也与作用快慢及作用强弱有密切关系。洋地黄毒苷脂溶性最高，地高辛次之，毒毛花苷K脂溶性最低而极性最强，因此洋地黄毒苷口服吸收率最高，地高辛吸收率个体差异较大，应用时应予注意；毒毛花苷K及毛花苷丙口服吸收率低，只能静脉注射给药。洋地黄毒苷的血浆蛋白结合率最高达97%，毒毛花苷K只有5%。洋地黄毒苷主要在肝代谢，代谢率最高，为30%～70%，$t_{1/2}$最长。地高辛主要经肾排泄，肾功能不全及老年患者应予注意。毒毛花苷K几乎全部以原型经肾排泄，消除最快，$t_{1/2}$最短。强心苷按其作用维持时间可分为慢效、中效和速效等三类（表23-2）。

表23-2 强心苷类药物分类与体内过程比较

分类	药物	口服吸收率（%）	血浆蛋白结合率（%）	起效时间（h）	高峰时间（h）	$t_{1/2}$	消除主要途径
慢效	洋地黄毒苷	90～100	90～97	3～6	8～12	5～7天	肝代谢 30%～70%
中效	地高辛	60～85	25	1.5～2.0	4～6	36h	肾排泄 60%～90%
速效	去乙酰毛花苷	20	5	1/6～1/2	1～2	23h	肾排泄 90%～100%
	毒毛花苷K	3～10	2～5	1/12～1/6	0.5～2.0	19h	肾排泄 90%～100%

【**药理作用**】

1. 正性肌力作用

（1）作用机制　治疗量强心苷与心肌细胞膜上的强心苷受体即Na^+-K^+-ATP酶结合并轻度抑制其活性，Na^+-K^+交换减少，细胞内Na^+量增多而K^+量减少，通过Na^+-Ca^{2+}双向交换机制，使Na^+外流和Ca^{2+}内流增多，同时Na^+内流和Ca^{2+}外流减少，从而使心肌细胞内可利用Ca^{2+}增多，通过兴奋-收缩耦联使心肌收缩力加强。中毒剂量则严重抑制Na^+-K^+-ATP酶，导致细胞内明显低钾及钙异常，引起各种心律失常（图23-2）。

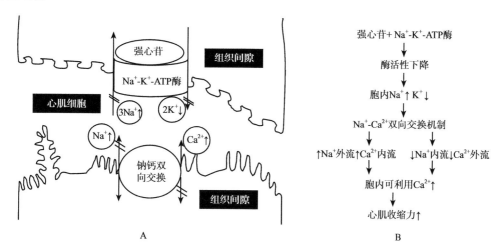

图23-2　强心苷正性肌力作用机制示意图
A. 作用模式；B. 作用机制

（2）作用特点　强心苷选择性地作用于心脏，增强心肌收缩力，表现为心肌收缩敏捷而有力，对衰竭心脏作用尤其显著。具有如下特点：①缩短收缩期，相对延长舒张期，有利于延长衰竭心脏的休息时间和增加静脉回心血量，增加冠状动脉供血供氧量，改善心脏功能状态和肺循环、体循环的淤血水肿症状。②增加衰竭心脏的心排血量，强心苷可使衰竭心脏收缩力加强，直接增加心排血量；同时通过减压反射，使交感神经张力下降，外周血管扩张，心脏射血阻力下降，使心排血量明显增加，组织器官的供血供氧量增加，运动耐力提高。③降低衰竭心肌的耗氧量，心肌耗氧量取决于心肌收缩力、心率和室壁张力等因素。衰竭心脏室壁张力增高、心率加快和外周阻力增加，故心肌耗氧量增加。应用强心苷后由于心肌收缩力增强，心排血量增加，使室壁张力明显降低；还因反射性减慢心率，降低外周阻力，降低心肌耗氧量因素超过因收缩力加强所致耗氧量增加因素，故总耗氧量减少。这些特点是强心苷用于治疗心力衰竭的主要药理基础。

2. 减慢心率作用　强心苷通过增强心肌收缩力和增加心排血量，对颈动脉窦和主动脉弓压力感受器的刺激增强，反射性兴奋迷走神经，降低交感神经张力，使心率减慢。

3. 对传导系统和心肌电生理特性的影响　治疗量强心苷增强迷走神经张力而促进K^+外流，降低窦房结自律性，阻滞房室结0相Ca^{2+}内流而减慢房室传导（负性传导作用）；促进心房肌K^+外流可缩短其ERP；直接抑制Na^+-K^+-ATP酶使细胞内缺K^+，最大舒张电位上移，缩短浦肯野纤维ERP。

4. 对心电图的影响　表现为P-R间期延长、T波压低、双相或倒置、S-T段下凹呈鱼钩状、Q-T间期缩短。

5. 其他作用　强心苷增加心排血量，使肾血流量增多并抑制肾小管对Na^+的再吸收，产生排钠利尿作用。

【**临床应用**】

1. 心力衰竭　强心苷现多用于治疗以收缩功能障碍为主，对利尿药、ACEI、β受体阻断药疗效欠佳，伴有循环淤血或症状性低血压的低心排血量性CHF者，但对不同病因的CHF疗效存在一定的差异：①伴有心房颤动及心室率快的心力衰竭是其应用的最佳指征；②对心瓣膜病、高血压、先天性心脏病等所引起的CHF疗效良好；③对继发于严重贫血、甲状腺功能亢进及维生素 B_1 缺乏症的CHF疗效较差；④对肺源性心脏病、严重二尖瓣狭窄或严重心肌损伤，强心苷疗效差且易发生中毒；⑤对缩窄性心包炎或心脏压塞无效。

2. 某些心律失常

（1）心房颤动　强心苷通过抑制房室传导，增加房室结中隐匿性传导，从而减慢心室率，增加心排血量，改善循环障碍。

（2）心房扑动　强心苷通过缩短心房不应期，使心房扑动转为心房颤动，然后再发挥治疗心房颤动的作用。

（3）阵发性室上性心动过速　强心苷通过反射性增强迷走神经张力，减慢房室传导而终止其发作。

链接

地高辛临床应用的变化

地高辛是治疗心力衰竭历史悠久的药物，自1775年被英国医生威廉·维瑟林（William Withering）发现已经有200多年了。1997年地高辛被美国食品药品监督管理局（FDA）批准应用于心力衰竭和心房颤动的治疗。荟萃分析显示心力衰竭患者长期使用地高辛对病死率的影响是中性的，但可降低住院风险。在治疗心房颤动方面，地高辛的疗效尚有争议。地高辛虽已不是慢性心力衰竭治疗的一线药物，但在特定情况下仍然具有一定的临床价值，其在心力衰竭治疗中仍具有一定地位。

【不良反应】　强心苷安全范围小，一般治疗量已接近中毒量的60%，且个体差异大，强心苷中毒发生率高达20%。

1. 中毒表现

（1）胃肠道反应　是最常见的早期中毒症状，表现为厌食、恶心、呕吐、腹泻等，应注意与因用量不足而心力衰竭症状未得到有效控制的情况加以鉴别。

（2）神经系统反应　有眩晕、头痛、失眠、惊厥、谵妄等症状，以及视觉障碍如黄视症、绿视症及视物模糊等。色觉障碍罕见，是强心苷中毒特有的先兆症状，可作为停药指征。

（3）心脏毒性反应　是强心苷中毒最严重的不良反应，也是患者中毒致死的主要原因。主要表现为心肌收缩力减弱或各种类型心律失常。①快速性心律失常：强心苷中毒时最多见和最早出现的心律失常类型是偶发性室性期前收缩，严重时可出现二联律、三联律，甚至可能发展成室性心动过速甚至心室颤动。②窦性心动过缓：强心苷因抑制窦房结而发生窦性心动过缓，当心率降至60次/分及以下时是停药指征之一。③房室传导阻滞：强心苷因增强迷走神经张力及细胞失钾，易发生各种程度的房室传导阻滞，因此室性心律失常、Ⅱ度及以上房室传导阻滞者禁用。

2. 中毒防治

（1）预防　①尽量避免诱发强心苷中毒的因素。诱发中毒的因素包括电解质及酸碱平衡紊乱、合并疾病和联合用药等。电解质及酸碱平衡紊乱因素有低血钾、高血钙、低血镁、酸中毒等，故应注意调整患者体内离子平衡，纠正酸碱失调；疾病因素如心肌缺血缺氧、肝肾功能不全、肺源性心脏病、甲状腺功能低下、糖尿病酮症酸中毒等，对该类患者应适当减少用量；联合用药如合用儿茶酚胺类、奎尼丁、胺碘酮、维拉帕米等，可提高地高辛的血药浓度；合用拟肾上腺素药可提高浦肯野纤维自律性，应减少用量或避免合用。②用药过程中应密切观察患者，警惕中毒先兆症状，如胃肠道反应、色觉障碍、频发室性期前收缩及心率不超过60次/分，一旦发现须立即停药。③严格掌握适应证：包括了解心力衰竭的性质、起因和近期强心苷使用情况，掌握所用强心苷的特点、使用方法等。

（2）治疗 ①有中毒先兆者应立即停用强心苷和排钾利尿药，并根据中毒症状的类型和严重程度，及时采取相应措施。②快速性心律失常：轻者可口服钾盐，重者除缓慢静脉滴注钾盐，还应首选苯妥英钠，因它可与强心苷竞争Na^+-K^+-ATP酶，使酶活性恢复，具有解毒效应。此外还可选用利多卡因、普萘洛尔等治疗严重室性心动过速和心室颤动。③缓慢性心律失常：如房室传导阻滞或窦性心动过缓宜选用阿托品治疗，但不宜补钾。④对危及生命的重度中毒者，宜选用地高辛抗体Fab片段作静脉注射，它与强心苷具有强大亲和力，使强心苷从与Na^+-K^+-ATP酶的结合中解离出来，解毒效果迅速可靠。

【给药方法】

1. 负荷量加维持量法 此种给药方法是先让患者在短期内获得最大效应量即全效量，又称洋地黄化，而后逐日给予维持量，以维持疗效。对于急性心力衰竭或慢性心力衰竭加重且2周内未接受强心苷治疗者采用速给法给予全效量。常选用毛花苷丙或毒毛花苷K静脉注射，在24h内达洋地黄化。此法的特点是显效快，但易中毒。

2. 逐日维持量给药法 对轻、中度慢性心力衰竭，多采用地高辛小剂量维持疗法，即每日给维持量，经4～5个$t_{1/2}$，6～7天可达稳态血药浓度而取得稳定疗效。这种给药法可明显降低中毒发生率，为目前临床常用的给药方法。

（二）β₁受体激动药

多巴酚丁胺

多巴酚丁胺（dobutamine）能选择性激动β₁受体，对α₁受体和β₂受体作用微弱，能明显增强心肌收缩力，降低外周阻力，增加心排血量，改善心力衰竭症状，但对心率影响小。只短期静脉给药用于对强心苷反应不佳且收缩压不超过100mmHg的慢性心力衰竭加重、心肌梗死后心力衰竭及心源性休克患者。

（三）磷酸二酯酶抑制药

常用药物有维司力农（vesnarinone）、米力农（milrinone）等。它们能抑制磷酸二酯酶Ⅲ（PDEⅢ），提高心肌细胞内cAMP含量而发挥正性肌力和扩张血管的双重作用。临床上仅短期用于重症CHF，尤其是对强心苷、利尿药和血管扩张药反应不佳者。虽能改善心力衰竭症状，但病死率较不用者更高。

二、肾素-血管紧张素系统抑制药

（一）血管紧张素Ⅰ转化酶抑制药

血管紧张素Ⅰ转化酶抑制药（ACEI）用于治疗CHF可取得显著的疗效，也是CHF治疗的最重要进展之一。临床上常用于治疗CHF的ACEI类药物有卡托普利、依那普利、培哚普利、贝那普利等。

【药理作用】

1. 降低心脏前后负荷 本类药可抑制血管紧张素Ⅰ转化酶，使血管紧张素Ⅱ的生成减少并抑制缓激肽的降解，使血管扩张，降低外周阻力，减轻心脏后负荷，增加心排血量；减少醛固酮生成，减轻水钠潴留，有利于减轻心脏前负荷；降低交感神经张力，同时降低左室充盈压、左室舒张末压，降低室壁张力，改善心脏的舒张功能；降低肾血管阻力，增加肾血流量，有利于缓解心力衰竭的症状，提高运动耐量。

2. 抑制心血管重塑 血管紧张素Ⅱ和醛固酮均可促进心肌及血管的肥厚、重塑，抑制血管紧张素Ⅰ转化酶将能防止和逆转心室及血管壁重塑，改善心脏及血管的舒缩功能，提高顺应性。

【临床应用】 目前ACEI已作为治疗CHF的基础药应用于CHF的各阶段，能缓解心力衰竭的症状，提高运动耐量，改善生活质量，降低CHF的病死率，改善预后，还可延缓早期心力衰竭的进展和心力衰竭的发生。对于轻度CHF患者可单用ACEI；中、重度患者可与利尿药、β受体阻断药、醛固酮受体阻断药及强心苷类药物合用；对高血压并发心力衰竭，本类药物可作为首选药。但应用时应从小剂量开始，逐步增加剂量至最大耐受量。

（二）血管紧张素Ⅱ受体阻断药

血管紧张素Ⅱ受体阻断药（ARB）常用的药物有氯沙坦、缬沙坦、厄贝沙坦、坎地沙坦、奥美沙坦等。ARB可直接阻断血管紧张素Ⅱ与AT_1受体的结合，作用和疗效与ACEI相似，可改善心功能，降低CHF患者的病死率和再住院率。因对缓激肽系统无影响，故极少出现咳嗽、血管神经性水肿等不良反应，现常作为对ACEI不耐受者的替代品。

（三）醛固酮受体阻断药

目前临床常用的有螺内酯和依普利酮，能阻断醛固酮受体，抑制心血管重塑，降低心力衰竭患者心血管事件的发生风险，减少住院率，改善心力衰竭的远期预后。适用于中重度心力衰竭及急性心肌梗死并发心力衰竭者。螺内酯常见的不良反应有高血钾、肾功能恶化、可逆性男性乳房增生；但依普利酮不发生男性乳房增生。两者均宜从小剂量开始逐渐增加至合适剂量，治疗开始应监测肾功能和血钾水平。

三、利 尿 药

利尿药在心力衰竭的治疗中起着重要的作用，是目前各种心力衰竭治疗中改善症状的基石。短期应用可通过排钠利尿，减少血容量，减轻心脏前负荷，消除或缓解静脉淤血及其引发的肺水肿和外周水肿。

治疗轻、中度CHF应用噻嗪类或与螺内酯合用可获得良效；严重CHF、慢性CHF加重、急性肺水肿或全身水肿者宜静脉注射呋塞米，可同时合用小剂量保钾利尿药螺内酯或噻嗪类利尿药，其联用疗效优于单一利尿药大剂量使用且不良反应也较少。

使用利尿药需注意伴低血压（收缩压≤90mmHg）、严重低钾血症或酸中毒患者不宜应用排钾利尿药。

四、β受体阻断药

β受体阻断药因抑制心肌收缩力，有加重心功能障碍的可能，传统观念认为本类药物应禁用于心力衰竭的治疗，但现在大量研究发现其在治疗CHF中有着重要意义，已广泛应用于临床。常用的药物有卡维地洛（carvedilol）、比索洛尔（bisoprolol）、美托洛尔（metoprolol）等。

【药理作用及临床应用】 β受体阻断药用于治疗心力衰竭的作用机制：①阻断$β_1$受体，降低交感神经张力，使心率减慢，心肌耗氧量减少并增加心肌灌注；同时降低血中儿茶酚胺浓度，并纠正心肌细胞中异常的钙离子、减少氧自由基而减轻心肌损害。②减少肾素释放，抑制心力衰竭患者肾素-血管紧张素系统，减少水钠潴留、减轻心脏负荷，并逆转心室重塑，改善心功能。③纠正由于交感神经支配不均造成的室壁局部异常运动，恢复心肌舒缩性。④长期使用可上调衰竭心肌$β_1$受体，增强心肌对儿茶酚胺类的敏感性，改善心肌舒缩性能。⑤抗心律失常作用。

β受体阻断药适用于所有心功能Ⅱ或Ⅲ级、病情稳定，且无显著水钠潴留的心力衰竭患者，尤其适用于缺血性心脏病、高血压心脏病及扩张型心肌病。多数患者在用药早期作用不明显，但长期用药可明显改善心功能，延缓CHF进展，提高生活质量，显著降低病死率及住院率。

【注意事项】 在用药过程中应遵循以下原则：①须在应用治疗CHF的药物如ACEI、利尿药和（或）地高辛的基础上合用β受体阻断药，一般奏效时间为2～3个月；②从极小剂量开始，严密观察患者血压、心率、体重等，每2～4周剂量加倍直至目标剂量或最大耐受量后，长期维持心率在55～70次/分；③禁用于支气管哮喘、低血压、严重左室功能减退、严重窦性心动过缓和Ⅱ度及Ⅲ度房室传导阻滞；慎用于新近发生的心力衰竭患者，仅适用于慢性心力衰竭的长期治疗。

五、血管扩张药

血管扩张药通过扩张静脉，使静脉回心血量减少，降低心脏前负荷，进而降低左心室室壁张力，缓解肺淤血和肺水肿；扩张小动脉，降低外周阻力，降低心脏后负荷，增加心排血量，缓解组织缺血缺氧症状。目前使用的血管扩张药主要是硝酸酯类和硝普钠，而肼屈嗪由于很快出现耐受性难以发挥疗效，故很少使用。应用血管扩张药应注意：①目前不推荐用于慢性心力衰竭患者的治疗，仅用于伴有高血压和心绞痛患者的联合治疗和急性心力衰竭的治疗；②对于急性心力衰竭早期患者，收缩压水平超过110mmHg者通常可以安全使用，收缩压在90～110mmHg者应谨慎使用，而小于90mmHg者则禁忌使用；③注意调整剂量，使血压维持在收缩压90～100mmHg，舒张压50～60mmHg为宜，避免血压过低，引起冠状动脉灌注压下降，影响心肌血供。

硝 酸 酯 类

硝酸酯类常用的药物有硝酸甘油和硝酸异山梨酯，主要扩张小静脉，减少回心血量，降低心脏前负荷，明显减轻肺淤血及呼吸困难等症状；还可选择性扩张冠状动脉输送性血管，增加缺血性心肌病的冠状动脉流量，从而改善左心室的舒张和收缩功能，缓解心力衰竭症状，提高运动耐力。硝酸酯类静脉制剂常与呋塞米合用于急性心力衰竭。

硝 普 钠

硝普钠（sodium nitroprusside）通过扩张小静脉和小动脉，明显降低血压和心脏前、后负荷，迅速改善心功能，缓解肺淤血和肺水肿。用于治疗危急慢性心力衰竭或急性心肌梗死所致急性左心衰竭，但连续用药时间不宜超过24h。

（尹龙武）

第**24**章
抗动脉粥样硬化药

一、调血脂药

案例 24-1

患者，女，55 岁。体检测得血脂结果如下（括号内为血脂正常参考值）：三酰甘油（TG）1.61mmol/L（＜1.7mmol/L），总胆固醇（TC）10.63mmol/L（＜5.2mmol/L），低密度脂蛋白（LDL）6.78mmol/L（＜3.4mmol/L），高密度脂蛋白（HDL）0.54mmol/L。诊断为高胆固醇血症。医嘱口服洛伐他汀胶囊，每日 1 次，每次 20mg。

问题：1. 该患者选用的药物是否合理？
2. 说出该类药物的作用、应用和使用注意事项。

血脂是血浆中所含脂类的总称，包括胆固醇（CH）、三酰甘油（TG）、磷脂（PL）及游离脂肪酸（FFA）等，最主要的成分是 CH、TG。其中 CH 包括胆固醇酯（CE）、游离胆固醇（FC）两类，两者之和即为总胆固醇（TC）。

由于血浆中胆固醇和三酰甘油均不溶于水，必须与不同的载脂蛋白结合形成血浆脂蛋白才能在血液中转运。血浆脂蛋白根据脂蛋白密度范围和电泳特性的不同可分为 4 类：①乳糜微粒（CM）；②极低密度脂蛋白（VLDL）；③低密度脂蛋白（LDL），其主要功能是将胆固醇运输到组织以满足生理需求，当血中 LDL 浓度升高时，血管平滑肌细胞及巨噬细胞过量吞入 LDL 导致动脉粥样硬化形成；④高密度脂蛋白（HDL），其主要功能是转运组织血管中的胆固醇进入肝脏，将其进一步转化为胆汁酸或直接通过胆汁从肠道排出。当血浆中 VLDL、LDL 的水平高出正常，HDL 水平低于正常时，胆固醇则易沉积在动脉血管壁形成动脉粥样硬化。

高脂血症指血浆 TC 和（或）TG 超过正常水平，是导致动脉粥样硬化的重要致病因素，尤其是高胆固醇血症和高三酰甘油血症。高脂血症按病因不同可分为原发性和继发性：原发性为遗传性脂代谢紊乱疾病；继发性常见于控制不良的糖尿病、酒精中毒、甲状腺功能减退、肾病综合征、慢性肾衰竭、肝脏疾病、口服避孕药等。血脂异常根据表型不同可分为：①高胆固醇血症，表现为 TC 升高，相当于 Ⅱa 型；②高三酰甘油血症，表现为 TG 升高，相当于 Ⅳ、Ⅰ 型；③混合型高脂血症，表现为 TC、TG 升高，相当于 Ⅱb、Ⅲ、Ⅳ、Ⅴ型；④低 HDL-C 血症，表现为 HDL-C 降低。WHO 高脂蛋白血症分型见表 24-1。

表24-1　WHO高脂蛋白血症分型

分型	类型	脂蛋白变化	脂质变化
Ⅰ	高三酰甘油血症，外源性，最少见	CM↑	TC↑、TG↑↑↑
Ⅱa	自发性家族性高胆固醇血症，较常见	LDL↑	TC↑↑
Ⅱb	自发性家族性高胆固醇血症，较常见	VLDL 及 LDL↑	TC↑↑、TG↑↑
Ⅲ	高胆固醇血症及高三酰甘油血症，较少见	IDL↑	TC↑↑、TG↑↑
Ⅳ	高三酰甘油血症，内源性，最常见	VLDL↑	TG↑↑

续表

分型	类型	脂蛋白变化	脂质变化
V	高三酰甘油血症，外源和内源混合型	CM及VLDL↑	TC↑、TG↑↑↑

链接

血脂异常的治疗原则

　　血脂异常的治疗目标是防控动脉粥样硬化性心血管疾病（ASCVD），主要治疗原则：①应根据个体 ASCVD 的危险程度，决定是否启动药物调脂治疗。对低、中危者首先进行生活方式干预，3～6个月后 LDL-C 未达标者，启动低、中强度他汀治疗；对高危者生活方式干预的同时应立即启动中等强度他汀治疗。②将降低 LDL-C 水平作为防控 ASCVD 危险的首要干预靶点，非 HDL-C 可作为次要干预靶点。③调脂治疗需设定目标值：极高危者 LDL-C < 1.8mmol/L，高危者 LDL-C < 2.6mmol/L，中危和低危者 LDL-C < 3.4mmol/L。④LDL-C 基线值较高，不能达目标值者，LDL-C 至少降低 50%。极高危患者 LDL-C 基线在目标值以内者，LDL-C 仍应降低 30% 左右。⑤首选他汀类调脂药物，起始宜应用中等强度他汀治疗，根据个体降胆固醇疗效和耐受情况，适当调整剂量，若胆固醇水平不能达标，与其他调脂药物联合使用。

（一）HMG-CoA 还原酶抑制剂

　　羟甲基戊二酰辅酶A（HMG-CoA）还原酶是肝细胞合成胆固醇的限速酶，HMG-CoA 还原酶抑制剂，简称他汀类药物。常用的有洛伐他汀（lovastatin）、辛伐他汀（simvastatin）、普伐他汀（pravastatin）、匹伐他汀（pitavastatin）、阿托伐他汀（atorvastatin）、氟伐他汀（fluvastatin）、瑞舒伐他汀（rosuvastatin）等。

　　【药理作用】

　　1. 调血脂作用　本类药可降低血浆中的 TC、LDL、TG，升高 HDL。他汀类通过抑制 HMG-CoA 还原酶，使 CH 合成受阻，血浆中 CH 浓度降低；还可使肝细胞表面 LDL 受体数量增加、活性增强，能更多地与 LDL 结合，以降低血浆中 LDL 浓度。洛伐他汀降低胆固醇和 LDL 作用最强，普伐他汀最弱。

　　2. 其他作用　本类药还可抑制动脉平滑肌细胞增殖，延缓血管内膜增厚；抑制血小板聚集；减少动脉壁巨噬细胞及泡沫细胞的形成；稳定和缩小动脉粥样硬化斑块等。这些均有助于抗动脉粥样硬化。

　　【临床应用】

　　1. 高胆固醇血症　本类药对原发性、继发性高胆固醇血症均有效，尤其是治疗 Ⅱ、Ⅲ 型高脂蛋白血症，常作为首选药。与烟酸类药合用，可降低心血管病的病死率。

　　2. 预防心脑血管疾病　本类药可用于高危人群的一级及二级预防。

　　【不良反应】　不良反应较轻。常见胃肠道刺激症状、头痛、皮肤潮红、视物模糊及味觉障碍。偶可出现血清氨基转移酶及肌酸激酶升高。严重不良反应少见，可出现横纹肌溶解症，出现全身肌肉疼痛、乏力、发热、肌红蛋白尿等，严重者甚至可导致急性肾损伤。妊娠期妇女、活动性肝病及对本类药物过敏者禁用。

（二）胆汁酸螯合剂

　　胆汁酸螯合剂又称胆汁酸结合树脂，为阴离子交换树脂，不溶于水，不易被消化酶分解。常用药物有考来烯胺（colestyramine，消胆胺）和考来替泊（colestipol，降胆宁）。

　　【药理作用】　本类药物进入肠道后，药物中的氯离子与胆汁酸进行离子交换，形成不易吸收的胆汁酸螯合物随粪便排出，抑制胆汁酸在肠道内的吸收，促进肝脏胆固醇转化为胆汁酸，从而降低血浆中 TC、LDL 水平，且可使 HDL 水平升高。

【临床应用】　本类药物适用于Ⅱa型、Ⅱb型高脂蛋白血症，Ⅱa型高脂蛋白血症可作为首选药，Ⅱb型高脂蛋白血症应与降TG和VLDL的药物合用。与他汀类药合用，可延缓动脉粥样硬化的发生和发展，减少冠心病的发生；还可缓解胆管不完全阻塞引起胆汁酸沉积过多所致的瘙痒。

【不良反应】　不良反应较多，主要表现为胃肠道反应。长期应用出现的脂肪痢可引起脂溶性维生素及钙的缺乏，故应适当补充。

（三）烟酸类

烟　　酸

烟酸（nicotinic acid）属水溶性维生素类，与烟酰胺统称为维生素PP。同类药还有阿昔莫司（acipimox）。

【药理作用】　烟酸为广谱调血脂药，可降低TG、VLDL及LDL水平，大剂量烟酸使脂肪酶活性降低，脂肪组织中的TG不易分解出游离脂肪酸，使肝脏合成TG及VLDL的原料不足，血中TG及VLDL水平下降；本品还可提高HDL水平，由于TG水平降低，使HDL分解代谢减少，故血中水平增高。

【临床应用】　烟酸常用于Ⅱ、Ⅲ、Ⅳ、Ⅴ型高脂血症，对Ⅱ、Ⅳ型疗效最好，本药与胆汁酸螯合剂长期合用，还有一定的抗动脉粥样硬化和抗冠心病作用。

【不良反应】　常见不良反应是皮肤潮红及瘙痒，与阿司匹林合用既可减轻该不良反应，又能防止烟酸引起的高尿酸。其次是出现胃肠道反应，餐时或餐后服药可减轻。

（四）贝特类

贝特类又称苯氧酸类，最早应用于临床的贝特类药物是氯贝丁酯（clofibrate），但不良反应较多，新型贝特类药降脂作用较强、毒性较低，常用药物有吉非罗齐（gemfibrozil）、苯扎贝特（bezafibrate）、非诺贝特（fenofibrate）等。

【药理作用】

1. 调血脂作用　贝特类可降低血浆中TG、VLDL、TC、LDL水平，升高HDL水平。主要通过抑制乙酰辅酶A羧化酶，减少游离脂肪酸进入肝脏，使肝脏合成TG及VLDL减少；增强脂蛋白脂肪酶（LPL）的活性，加速CM、VLDL的分解代谢；增加HDL的合成，延缓其清除；促进LDL、VLDL的分解和清除。

2. 其他作用　抗血小板聚集、抗凝血、增强纤溶酶活性。

【临床应用】　本品适用于以TG或VLDL升高为主的高脂蛋白血症，如Ⅱb、Ⅲ、Ⅳ型，尤其对家族性Ⅲ型高脂血症效果更好；也用于伴2型糖尿病的高脂蛋白血症。

【不良反应】　不良反应较少，常见胃肠道反应；偶有肌痛、血清氨基转移酶及尿素氮增高。与他汀类合用时，可能增加横纹肌溶解症的发生率。宜从小剂量开始逐步加量，常采取早晨服贝特类，晚上服他汀类，以避免血药浓度的显著升高。肝胆疾病、肾功能不全患者、妊娠期妇女、小儿禁用。

二、其　他　类

（一）抗氧化药

氧自由基通过损伤血管内皮，促进LDL转化为氧化型LDL，在动脉粥样硬化的发生发展中发挥着重要作用，阻止氧化型LDL形成是治疗动脉粥样硬化的重要途径之一。

普 罗 布 考

【药理作用】　普罗布考（probucol，丙丁酚）能掺入到脂蛋白颗粒中，被氧化为普罗布考自由基，从而阻碍脂蛋白氧化，减少氧化型LDL的形成，延缓动脉粥样硬化。此外，普罗布考还有抑制HMG-CoA还原酶的作用，使CH合成受阻，血中CH含量降低。

【临床应用】　主要用于高胆固醇血症，也可用于继发于肾病综合征或2型糖尿病伴高脂蛋白血症的患者。

【不良反应】　不良反应少而轻，常见胃肠道反应，偶可引起嗜酸性粒细胞增多、血尿酸浓度增高等。少数患者心电图可出现Q-T间期延长。室性心律失常、心肌损伤患者、妊娠期妇女及小儿禁用。

（二）多烯脂肪酸类

多烯脂肪酸类又称多烯不饱和脂肪酸类，常用的有n-3型多烯脂肪酸、n-6型多烯脂肪酸两类。n-3型多烯脂肪酸包括二十碳五烯酸和二十二碳六烯酸。n-6型多烯脂肪酸中常用的有亚油酸、γ-亚麻酸及月见草油。

n-3型多烯脂肪酸通过抑制肝脏合成TG，提高LPL活性，促进VLDL代谢。明显降低血中TG及VLDL水平，降低TC及LDL水平，升高HDL水平。此外，还有扩张血管、降低血压、抑制血小板聚集等作用。常用于高三酰甘油血症的辅助治疗，长期服用可预防心血管疾病的发生及猝死。与他汀类合用，可治疗混合型高脂蛋白血症。

n-6型多烯脂肪酸有较弱的降TG和抗血小板聚集作用，对防治冠心病及心肌梗死起辅助作用。

（三）糖胺聚糖和多糖类

糖胺聚糖（黏多糖）和多糖类药物能保护血管内皮，血管内皮损伤是动脉粥样硬化的重要病理基础，保护血管内皮免受各种因子损伤，是抗动脉粥样硬化的重要措施。

肝素是酸性糖胺聚糖的代表药物，除具有强大的抗凝血作用外，还有调血脂、抗血小板聚集、保护血管内皮等作用，但因其抗凝血作用较强，易发生出血，且不能口服，故不能作为防治动脉粥样硬化的常规用药。

类肝素制剂有硫酸软骨素A、硫酸乙酰肝素及硫酸皮肤素。本类药物能与血管内皮表面结合，保护血管内皮免于受损；抑制血管平滑肌细胞的增殖和迁移；还有抗血小板聚集等作用。用于预防动脉粥样硬化，对缺血性心、脑血管疾病有一定疗效。

（尹龙武）

第25章
血液及造血系统用药

第1节 促凝血药

案例 25-1

患儿，男，胎龄40周。体重2000g，出生后3天出现皮肤紫癜、黏膜出血，吐咖啡色奶块，大便呈黑色。入院后查凝血时间和凝血酶原时间延长，诊断为新生儿出血。

问题：1. 患儿出血的可能原因是什么？

2. 可选择何种药物治疗？其促凝机制是什么？

血液凝固是由一系列凝血因子参与的复杂生理过程，包括内源性和外源性途径，最终生成纤维蛋白，形成血凝块，纤维蛋白又可在抗凝因子作用下被降解而产生抗凝作用。凝血和纤溶过程及药物作用见图25-1。

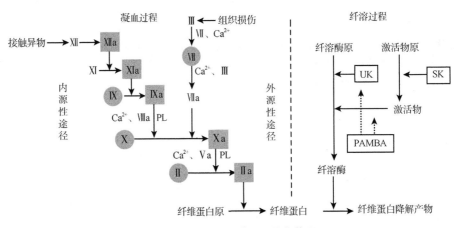

图25-1 凝血纤溶过程及药物作用

PL：血小板磷脂；PAMBA：氨甲苯酸；——→ 激活或促进；UK：尿激酶；SK：链激酶；·······▶ 抑制

● 维生素K与香豆素竞争作用位点；■ 肝素作用位点

一、促进凝血因子生成药

维生素K

维生素K（vitamin K）的基本结构为甲萘醌。存在于植物中的为维生素K_1（Vit K_1），由肠道细菌合成或得自腐败鱼粉者为维生素K_2（Vit K_2），均为脂溶性。人工合成的维生素K_3（Vit K_3）为亚硫酸氢钠甲萘醌（menadione sodium bisulfate），维生素K_4（Vit K_4）为乙酰甲萘醌（menadione diacetate），均为水溶性。

【药理作用和临床应用】 Vit K作为辅酶在肝脏参与凝血因子Ⅱ、Ⅶ、Ⅸ、Ⅹ的合成，若Vit K缺乏，会导致凝血因子合成障碍而导致出血。主要用于Vit K缺乏引起的出血，包括：①Vit K吸收障碍，如阻塞性黄疸、胆瘘等导致胆汁分泌减少，从食物中获取Vit K减少；②Vit K自身合成减少，如长期使用广谱抗生素使肠道正常菌群失调，或者新生儿、早产儿肠道细菌较少，合成 Vit K 减少；③长期使用 Vit K 拮抗物，如水杨酸类、香豆素类药物，杀鼠药敌鼠钠中毒等。

【不良反应】　毒性低，静脉注射过快会引起颜面潮红、出汗、血压下降，甚至发生虚脱，故一般宜肌内注射。口服 Vit K_3、Vit K_4 可出现恶心、呕吐。葡萄糖-6-磷酸脱氢酶缺乏症患者可诱发急性溶血性贫血。较大剂量可导致新生儿、早产儿溶血性贫血和黄疸，禁用。肝功能不良者慎用。

凝血因子制剂

凝血酶原复合物（prothrombin complex concentrate）又称人因子IX复合物，是由健康人静脉血分离和浓缩制得的含有凝血因子的混合制剂，临床主要用于治疗血友病B（先天性凝血因子IX缺乏）、严重肝脏疾病、口服香豆素类抗凝药过量和 Vit K 依赖性凝血因子缺乏所致的出血。

抗血友病球蛋白（antihemophilic globulin）又称抗甲种血友病因子，由新鲜冷冻健康人血浆或新鲜血浆制得，含凝血因子Ⅷ及少量纤维蛋白原。临床用于血友病A（先天性凝血因子Ⅷ缺乏）的治疗，也用于治疗溶血性血友病。输注过快可引起头痛、发热、荨麻疹等等。

二、抗纤维蛋白溶解药

氨 甲 苯 酸

氨甲苯酸（aminomethylbenzoic acid，PAMBA）能竞争性抑制纤溶酶原激活因子，阻碍纤溶酶原转变为有活性的纤溶酶，从而抑制纤维蛋白的溶解，发挥止血作用。主要用于纤溶亢进性出血，如肺、肝、胰、前列腺、甲状腺及肾上腺等手术止血及产后出血。对创伤性出血、癌性出血无效。不良反应少，但用量过大可致血栓并诱发心肌梗死，有血栓形成倾向或有血栓栓塞史者禁用或慎用。

同类药物还有氨甲环酸（tranexamic acid，AMCHA），作用基本相似，但较强。

三、促进血小板生成药

酚 磺 乙 胺

酚磺乙胺（etamsylate，止血敏）能增加血小板的数量并增强血小板聚集的功能和黏附性，促进释放凝血物质，还可增强毛细血管的抵抗力，降低毛细血管通透性。临床用于防治手术前后出血，以及治疗消化道、肺、脑、眼底、鼻出血及血小板减少性紫癜等。作用迅速，毒性小。偶见过敏反应。使用前要询问患者有无过敏史。

重组人白介素-1

重组人白介素-1（recombinant human interleukin-1）是应用基因重组技术生成的一种促血小板生长因子，可直接刺激骨髓造血干细胞和巨核祖细胞的增殖，诱导巨核细胞的成熟分化，促进体内血小板的生成。主要用于实体瘤和白血病放疗、化疗后血小板减少症的预防和治疗，以及其他原因引起的血小板减少症的治疗。

同类药物还有重组人血小板生成素、艾曲波帕、罗米司亭，均有升高血小板的作用。

四、收缩血管促凝药

垂体后叶素

垂体后叶素（pituitrin）主要含有两种成分：血管升压素（抗利尿激素）和缩宫素。血管升压素直接作用于血管平滑肌使血管收缩，大剂量的缩宫素能使子宫平滑肌强直性收缩，都有利于血管破裂处血栓形成，促进止血作用；临床用于肺咯血、门静脉高压引起的上消化道出血、产后大出血，也可用于尿崩症。本品注射过快可引起面色苍白、心悸、出汗、胸闷等症状。心力衰竭、冠心病、高血压、妊娠高血压综合征患者禁用。

第2节　抗凝血药和抗血栓药

一、抗凝血药

抗凝血药是通过影响凝血因子，从而阻止血液凝固过程的药物，临床主要用于血栓栓塞性疾病的预防与治疗。

（一）体内、体外抗凝血药

肝　素

肝素（heparin）是一种带大量负电荷的大分子物质，具有强酸性。口服不吸收，常静脉给药。

【药理作用】　肝素在体内和体外均有强大的抗凝作用。主要是增强血浆中抗凝血酶Ⅲ（AT-Ⅲ）活性，促进其与凝血因子Ⅱa、Ⅸa、Ⅹa、Ⅺa、Ⅻa结合，灭活这些凝血因子，发挥抗凝血作用。肝素抗凝血作用强而迅速，可使此反应速率加快千倍以上。此外，肝素还具有调血脂、抗炎、抗血管内膜增生和抑制血小板聚集的作用。

【临床应用】

1. 血栓栓塞性疾病　肝素主要用于防治血栓的形成和扩大，如深静脉血栓、肺栓塞和周围动脉血栓栓塞等，也可用于防治心肌梗死、脑梗死、心血管手术及外周静脉术后血栓形成。

2. 弥散性血管内凝血（DIC）　肝素早期可应用于各种原因引起的DIC，可防止纤维蛋白和凝血因子耗竭而引起继发性出血。

3. 体外抗凝　如心导管检查、体外循环、血液透析等。

> **链接**
>
> #### DIC
>
> 　　DIC是在许多疾病的基础上产生的微血管体系损伤的病理过程，由于凝血系统被激活，导致微血栓的广泛形成，因凝血因子、血小板的大量消耗，常伴有继发纤溶过程亢进，引起全身出血及微循环衰竭的临床综合征。一般分为高凝期、消耗性低凝期和继发性纤溶亢进期。

【不良反应】　肝素过量导致的自发性出血是最主要的不良反应，表现为各种黏膜出血、关节腔积血和伤口出血等，如出血严重，可缓慢静脉注射具有强碱性带正电荷的鱼精蛋白对抗，1mg鱼精蛋白可对抗100U肝素，每次剂量不超过50mg。少数患者在用药后7～10天可出现血小板减少症，停药后约4天可恢复。偶有过敏反应，出现皮疹、发热、哮喘、荨麻疹等，长期应用可致骨质疏松和自发性骨折等。妊娠期妇女应用可致早产及死胎。

对肝素过敏、有出血倾向、血友病、血小板功能不全和血小板减少症、紫癜、严重高血压、细菌性心内膜炎、肝肾功能不全、溃疡病、颅内出血、活动性肺结核、先兆流产、内脏肿瘤、外伤、术后患者及妊娠期妇女禁用。

低分子量肝素

低分子量肝素（low molecular weight heparin，LMWH）是分子量小于7000的肝素，是从普通肝素分离或降解而获得。其特点是：①抗凝剂量易掌握，个体差异小；②选择性对抗凝血因子Ⅹa发挥作用，降低了出血风险，毒性小，安全；③采用皮下注射，使用方便，作用时间长，可用于门诊患者。临床常用制剂有依诺肝素（enoxaparin）、替地肝素（tedelparin）、弗希肝素（fraxiparin）、洛吉肝素（logiparin）、洛莫肝素（lomoparin）等，主要用于深静脉血栓和肺栓塞的预防与治疗、外科手术后预防血栓形成、急性心肌梗死、不稳定型心绞痛和血液透析、体外循环等。

（二）体内抗凝血药

香豆素类

香豆素类（coumarin）药物口服生物利用度高，血浆蛋白结合率为99%，又称口服抗凝药。临床常用药物有双香豆素（dicumarol）、华法林（warfarin，苄丙酮香豆素）和醋硝香豆素（acenocoumarol，新抗凝）等。

【药理作用和临床应用】 香豆素类药物是Vit K的拮抗剂，竞争性拮抗Vit K的作用，抑制凝血因子Ⅱ、Ⅶ、Ⅸ、Ⅹ的合成而产生抗凝作用，仅作用于体内，体外无效，对已经生成的凝血因子无对抗作用，需待体内已合成的凝血因子耗竭后才能发挥对抗作用，故起效缓慢，但作用持久。口服用于防治血栓栓塞性疾病，如心房纤颤和瓣膜病所致的血栓栓塞。

【不良反应】 应用过量易导致自发性出血，最严重的为颅内出血，应密切观察，用药期间注意监测凝血酶原时间。如引起出血，应立即停药并缓慢静脉注射大量Vit K拮抗或输新鲜血液。华法林可透过胎盘屏障，引起胎儿出血，对胎儿骨骼的正常发育也有影响，妊娠期妇女禁用。

【药物相互作用】 阿司匹林、保泰松等可使血浆中游离香豆素浓度升高，抗凝作用增强。肝脏疾病时因凝血因子合成减少或者应用广谱抗生素抑制肠道菌群产生Vit K也可增强其抗凝作用。口服避孕药可使凝血酶原和凝血因子的合成增加，从而降低香豆素类药物的抗凝作用。肝药酶诱导剂苯妥英钠、巴比妥类、利福平等可减弱其抗凝作用。

新型口服抗凝药

新型口服抗凝药（new oral anticoagulants，NOAC）主要包括Ⅱa因子抑制剂达比加群酯（dabigatran etexilate）和Ⅹa因子抑制剂利伐沙班（rivaroxaban）等。与华法林相比，NOAC具有可采用无须常规抗凝监测的固定剂量疗法、与食物和其他药物的相互作用少等优点，主要临床应用为替代华法林，用于非瓣膜病性心房颤动患者。

（三）体外抗凝血药

枸橼酸钠

枸橼酸钠（sodium citrate）的枸橼酸根可与血中游离钙形成难解离的可溶性络合物，阻止血液凝固，产生抗凝作用。仅用于体外，一般每100ml全血加入2.5%枸橼酸钠10ml。在大量输注含有枸橼酸钠的血液时，应适当补充钙剂，以防止低血钙的发生。

二、纤维蛋白溶解药

纤维蛋白溶解药即溶栓药，可使纤溶酶原转变为纤溶酶，水解血栓中的纤维蛋白，促使血栓溶解。

链激酶

链激酶（streptokinase，SK）是从链球菌培养液中提取获得，也可采用基因技术获得。能间接激活纤溶酶原，使之转化为纤溶酶而降解纤维蛋白，溶解血栓。主要用于急性血栓栓塞性疾病，如心肌梗死的早期治疗、急性肺栓塞、深静脉栓塞、脑栓塞等，需及早注射给药，在血栓形成6h内用药效果最佳，对形成已久并已机化的血栓没有溶解作用。

严重不良反应为出血，可用抗纤溶药氨甲苯酸对抗治疗。禁用于出血性疾病患者。本药具有抗原性，可致皮疹、药物热等过敏反应。

尿激酶

尿激酶（urokinase，UK）是从人尿中分离提取的一种蛋白水解酶，可直接激活纤溶酶原使血栓溶解，药理作用及临床应用与链激酶相似，但在体内代谢较快，作用较尿激酶弱且短暂，因无抗原性，可用于链激酶过敏患者。

阿替普酶（alteplase，t-PA，组织型纤溶酶原激活物）是第二代溶栓药，不良反应与链激酶相比，出血较少，可改善急性心肌梗死的症状，降低病死率，也用于其他血栓栓塞性疾病。同类药物还有阿尼普酶（anistreplase）、西替普酶（silteplase）和那替普酶（nateplase）等。

第三代的瑞替普酶（reteplase，rPA）具有溶栓疗效高、起效快、耐受性好、生产成本低、给药方法简便等特点。临床可用于急性心肌梗死患者。

常用抗凝血药和纤维蛋白溶解药的作用比较见表25-1。

表25-1 常用抗凝血药和纤维蛋白溶解药的作用比较

药物	肝素	香豆素类	链激酶
抗凝机制	增强AT-Ⅲ作用	竞争性拮抗维生素K	激活纤溶酶原
特点	口服无效，注射给药	口服有效	口服无效，注射给药
	体内、外均有效	体内有效、体外无效	体内有效
	作用强、快	作用缓慢、持久	作用强、快
应用	防止血栓形成和扩大	防止血栓形成	促进血栓溶解
	DIC早期	—	—
	体外抗凝	—	—
不良反应及防治	自发性出血	自发性出血	出血和过敏
	鱼精蛋白对抗	维生素K对抗	氨甲苯酸对抗

三、抗血小板药

抗血小板药可抑制血小板黏附、聚集、释放，阻止血栓形成。

阿 司 匹 林

阿司匹林（aspirin，乙酰水杨酸）小剂量抑制血栓的生成，大剂量促进血栓的生成。

低剂量阿司匹林（75～150mg/d）即可抑制血小板聚集，防止血栓形成。小剂量用于冠状动脉硬化性疾病、心肌梗死、脑梗死、深静脉血栓形成和肺梗死等，作为溶栓疗法的辅助抗栓治疗，能减少缺血性心脏病发作和复发的危险，也可使一过性脑缺血发作患者的卒中发生率和病死率降低。

利 多 格 雷

利多格雷（ridogrel）通过抑制TXA_2合酶，从而拮抗血小板的聚集，可用于急性心肌梗死患者，对防止新的缺血病变比阿司匹林更有效。

同类药物有奥扎格雷、匹克托安，作用比利多格雷弱，不良反应轻。

依 前 列 醇

依前列醇（epoprostenol，PGI_2）是目前活性最强的内源性血小板聚集抑制药，具有抗血小板聚集和舒张血管作用，可防止血栓形成。用于周围血管性疾病如雷诺病、缺血性心脏病、血小板消耗性疾病等。也可用于体外循环以防止血小板减少、微血栓等。

双 嘧 达 莫

双嘧达莫（dipyridamole，潘生丁）可抑制血小板聚集，在体内、体外都有效。主要用于防治血栓栓塞性疾病，以及瓣膜转换术后、缺血性心脏病、脑卒中和短暂性脑缺血发作，防止血栓形成。不良反应有头痛、头晕、血压下降、晕厥等。

氯 吡 格 雷

氯吡格雷（clopidogrel）可选择性抑制二磷酸腺苷（ADP）介导的血小板活化，不可逆地抑制血小板聚集和黏附。用于预防和治疗因血小板高聚集引起的心、脑及其他动脉循环障碍疾病，如近期发作的脑卒中、心肌梗死和外周动脉疾病。常见的不良反应有消化道出血、中性粒细胞减少、腹痛、食欲减退等。偶见血小板减少性紫癜。对本药过敏者、消化性溃疡及颅内出血患者禁用。

同类药物还包括噻氯匹定（ticlopidine）、替格瑞洛（clopidogrel）。

第3节　抗贫血药

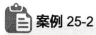

案例 25-2

患者，女，40岁。不规则阴道流血1个月，头晕乏力1周，发病以来食欲缺乏、睡眠欠佳、大小便正常、消瘦，既往无药物过敏史，无烟酒嗜好。查体：一般状况欠佳，面色苍白，毛发干枯，皮肤干燥、脱屑，结膜苍白。辅助检查：血常规示红细胞 2.78×10^{12}/L，呈小细胞低色素性贫血。

用药方案：硫酸亚铁片剂0.3g/次，1日3次；维生素C 0.1g/次，1日3次。

问题：1. 患者属于哪种类型的贫血？

2. 为什么在服用铁剂同时要服用维生素C？

贫血是指循环血液中的红细胞数量或血红蛋白含量低于正常值。依照病因把贫血分为以下三类：缺铁性贫血、巨幼细胞贫血和再生障碍性贫血。

铁　剂

常用的铁剂有硫酸亚铁（ferrous sulfate）、枸橼酸铁铵（ferric ammonium citrate）、富马酸亚铁（ferrous fumarate）和右旋糖酐铁（iron dextran）等。

【体内过程】 口服铁剂后，以 Fe^{2+} 的形式在十二指肠和空肠上段吸收。某些食物及药物会影响铁剂的吸收。胃酸、维生素C、果糖、半胱氨酸等可促进 Fe^{3+} 还原成 Fe^{2+}，有助于铁的吸收。而抗酸药、高钙、高磷酸盐食物、茶叶或某些含鞣酸的食物、四环素类抗生素等可使铁沉淀或抑制 Fe^{2+} 的形成，妨碍铁的吸收。

【药理作用和临床应用】 铁参与合成血红蛋白，主要用于治疗失血过多（如月经过多、消化性溃疡、子宫肌瘤、钩虫病、痔等）、需铁增加（妊娠、哺乳期、儿童生长期）等所引起的缺铁性贫血。用药后贫血症状可迅速改善，4～8周接近正常，但为使体内贮存铁恢复正常，待血红蛋白恢复正常后尚需减半量继续服药2～3个月。

【不良反应】 治疗量的铁剂可出现较明显的消化道反应，如恶心、胃部不适、呕吐等，饭后服用可减轻。铁可与肠道内硫化氢反应生成硫化铁，使肠蠕动减少出现便秘，同时使大便呈黑色，应与消化道出血所致的黑便区别。大剂量误服可出现急性中毒现象，应立即以磷酸盐或碳酸盐溶液洗胃，并用特效解毒剂去铁胺（deferoxamine）对抗。

叶　酸

叶酸（folic acid）广泛存在于动植物中，属于水溶性B族维生素，人体自身不能合成，必须由食物提供。

叶酸进入体内后被二氢叶酸还原酶活化成四氢叶酸，运输一碳基团，参与核酸和蛋白质的合成。主要用于治疗巨幼细胞贫血，如儿童、妊娠期妇女摄入不足或吸收障碍等引起的营养性巨幼细胞贫血；对于二氢叶酸还原酶抑制药物（甲氧苄啶、乙胺嘧啶、苯妥英钠等）引起的叶酸缺乏，则应补充活化的甲酰四氢叶酸钙。对于恶性贫血，叶酸不能改善神经损害症状，可作为辅助用药与维生素 B_{12} 联合应用治疗。

育龄妇女从计划怀孕起至孕后3个月内合理补充叶酸可有效预防胎儿先天性神经管畸形，如无脑畸形、脊柱裂、脑脊膜膨出等。

维生素 B₁₂

维生素 B₁₂（vitamin B₁₂，Vit B₁₂）是含钴复合物，动物内脏、蛋黄、牛奶中含量丰富。

Vit B₁₂须与胃壁细胞分泌的内因子结合后才能免受胃液消化而被人体吸收，胃黏膜萎缩、胃切除等所致内因子缺乏可影响 Vit B₁₂的吸收，引起恶性贫血，须注射给药。

Vit B₁₂是细胞分裂和神经髓鞘脂质合成所必需的重要辅酶，在体内促进叶酸的循环利用，同时维持神经组织髓鞘的完整性，缺乏时表现为恶性贫血和神经症状等。临床辅以叶酸主要用于治疗恶性贫血，与叶酸合用治疗各种巨幼细胞贫血。也可用于神经炎、神经萎缩等的辅助治疗。

促红细胞生成素

临床应用的重组人促红细胞生成素（erythropoietin，EPO）是通过重组 DNA 技术合成。主要作用在于促进红系祖细胞增殖和分化，促使网织红细胞由骨髓释放入血，稳定红细胞膜，改善血小板功能。

临床用于治疗多种原因引起的贫血，最适用于慢性肾衰竭和晚期肾病所致的贫血，也可用于多发性骨髓瘤相关的贫血和骨髓增生异常综合征及骨癌所致的贫血，对结缔组织病所致的贫血也有效。

第 4 节　促白细胞生成药

非 格 司 亭

非格司亭（filgrastim）又称重组人粒细胞集落刺激因子，是血管内皮细胞、单核细胞和成纤维细胞合成的糖蛋白。主要刺激粒细胞集落形成单位，促进中性粒细胞成熟；刺激成熟的粒细胞从骨髓释放；增强中性粒细胞的趋化及吞噬功能等。可用于治疗骨髓移植及肿瘤化疗后的严重中性粒细胞缺乏症，对某些先天性中性粒细胞缺乏症也有效。

同类药物还有沙格司亭（sargramostim）、莫拉司亭（molgramostim）等。

第 5 节　血容量扩充药

大量失血或大面积烧伤可使血容量降低，严重者可导致休克。迅速补充血容量是抗休克的基本疗法。除全血和血浆外，也可应用人工合成的血容量扩充药。

右 旋 糖 酐

右旋糖酐（dextran）是葡萄糖的聚合物，根据聚合的分子数目可分为不同产品，临床常用的有右旋糖酐 70（中分子量）、右旋糖酐 40（低分子量）、右旋糖酐 10（小分子量）。

中分子量和低分子量右旋糖酐因分子量较大，能提高血浆胶体渗透压，吸收血管外的水分进入血管内，从而扩充血容量，维持血压，临床用于防治低血容量性休克，包括急性失血、创伤和烧伤性休克。低分子量和小分子量右旋糖酐能阻止红细胞和血小板聚集，降低血液黏滞性，改善微循环，还有渗透性利尿作用，主要用于中毒性、外伤性及失血性休克、血栓栓塞性疾病及防止休克后期弥散性血管内凝血。

偶有过敏反应如发热、荨麻疹等。少见血压下降、呼吸困难等严重反应。血小板减少症、出血性疾病患者禁用。

（于　雷）

消化系统疾病为临床常见病、多发病，包括食管、胃肠道、肝胆、胰腺等脏器的器质性和功能性病变。消化系统药物主要用于缓解和消除消化系统疾病的症状，包括抗消化性溃疡药（antiulcer drug）、助消化药、止吐药和增强胃肠动力药、泻药和止泻药、肝胆疾病用药等。

第 1 节　抗消化性溃疡药

消化性溃疡（peptic ulcer，PU）主要包括胃溃疡（gastric ulcer，GU）和十二指肠溃疡（duodenal ulcer，DU）。目前多数学者认为溃疡的发病与胃壁和十二指肠壁自身的防御因子和黏膜攻击因子之间的平衡失调有关。黏膜攻击因子包括胃酸、胃蛋白酶、幽门螺杆菌（*Helicobacter pylori*，*Hp*）、乙醇、非甾体抗炎药等；防御因子包括胃黏膜、胃黏液、HCO_3^-、前列腺素等。另外，胃排空减慢和胆汁反流，以及遗传、药物、环境、精神等因素也与消化性溃疡的发生有关。

目前，治疗消化性溃疡临床提倡综合治疗的方式。根据溃疡的部位、大小、胃酸分泌量的高低，在患者全身情况好、溃疡较小、无恶性症状的情况下进行药物治疗。治疗消化性溃疡的药物按其作用机制可分为四类：①抗酸药；②抑制胃酸分泌药；③胃黏膜保护药；④抗幽门螺杆菌药。

案例 26-1

患者，男，42 岁，患消化性溃疡 5 年余，时轻时重，发作严重时服用奥美拉唑可缓解，停药后又复发。半个月前无明显诱因出现上腹部疼痛，伴反酸、嗳气，3 天来加重。诊断：十二指肠溃疡。处方如下：

奥美拉唑	用法：20mg/ 次	1 次 / 天
阿莫西林	用法：1000mg/ 次	2 次 / 天
克拉霉素	用法：500mg/ 次	2 次 / 天
枸橼酸铋钾	用法：220mg/ 次	2 次 / 天

问题：试从药理学角度分析以上处方用药是否合理，为什么？

一、抗　酸　药

抗酸药是弱碱性药，口服后能直接中和胃酸，削弱胃蛋白酶的活性。有些抗酸药如氢氧化铝、三硅酸镁等可在溃疡面形成保护膜，减少胃酸和胃蛋白酶对溃疡面的腐蚀和消化作用，起到保护溃疡面和胃黏膜作用。常用的抗酸药包括氢氧化铝、三硅酸镁、氢氧化镁等。

氢氧化铝（aluminium hydroxide）具有抗酸、吸附、局部止血、保护溃疡面等作用，口服后可中和或缓冲胃酸，使胃内 pH 升高，从而使胃酸过多引起的症状得到缓解，但对胃酸分泌无直接影响。其中和胃酸后产生的氧化铝具有收敛作用，可局部止血，但也可引起便秘，严重时可导致肠梗阻。

三硅酸镁（magnesium trisilicate）中和胃酸的作用较弱，起效缓慢、持久，在胃内生成的二氧化硅对溃疡面有保护作用，并有轻泻、吸附作用。

氢氧化镁（magnesium hydroxide）抗酸作用较强、较快，镁离子有导泻作用，少量吸收后经肾排出。

碳酸氢钠（sodium bicarbonate）又称小苏打，中和胃酸作用强、快而短暂，但易吸收，中和胃酸时产生的二氧化碳可引起嗳气、腹胀、继发性胃酸分泌增加。口服后可被肠道吸收，导致碱血症和碱化尿液。一般不单用。

因抗酸药作用时间短，服药次数多，易产生腹泻和便秘，现较少单用治疗消化性溃疡，通常采用复方制剂，以增强抗酸作用，减少不良反应，如复方氢氧化铝、复方三硅酸镁等。

二、抑制胃酸分泌药

抑制胃酸分泌药又称抑酸药，通过各种机制抑制胃酸分泌，是治疗消化性溃疡的首选药。胃酸（H^+）是消化性溃疡的始动因子，而胃酸由胃壁细胞分泌，壁细胞上有三种促胃酸分泌的受体，即组胺H_2受体、胆碱受体和促胃液素受体，组胺、乙酰胆碱、促胃液素可分别激动相应受体，通过不同的信号转导途径，激活壁细胞上的质子泵（H^+-K^+-ATP 酶），将壁细胞内的H^+泵出至胃腔。因此，阻断上述三种受体和抑制质子泵的药物，均可抑制胃酸分泌。抑酸药主要有H_2受体阻断药、H^+-K^+-ATP酶抑制药、M胆碱受体阻断药和促胃液素受体阻断药。

（一）H_2受体阻断药

西 咪 替 丁

【体内过程】 西咪替丁（cimetidine，甲氰咪胍）口服后由小肠迅速吸收，1～3h后达到血药浓度峰值。血浆蛋白结合率较低。口服生物利用度约为70%，年轻人的吸收情况较老年人好，进餐时服药可以延缓吸收并延长作用时间。本品可广泛分布于全身组织，可透过胎盘屏障和血脑屏障，可分泌到乳汁，且乳汁中的药物浓度可高于血药浓度。可经血液透析或腹膜透析清除。

【药理作用与临床应用】 化学结构与组胺相似，能竞争性阻断组胺与壁细胞上的H_2受体结合，从而抑制胃酸的分泌。可用于治疗十二指肠溃疡、胃溃疡、上消化道出血等，治疗十二指肠溃疡的愈合时间大多在4周左右。对胃溃疡疗效不及十二指肠溃疡，疗程一般需6～8周。对基础胃酸和夜间胃酸的分泌有良好的抑制作用；对阿司匹林及其他非甾体抗炎药所致的胃黏膜损伤和应激性胃溃疡与上消化道出血也有明显疗效；也可用于无并发症的反流性食管炎的治疗。

【不良反应】 常见不良反应有腹泻、腹胀、口苦、口干、血清氨基转移酶轻度升高等。对骨髓有一定的抑制作用，少数患者可发生可逆性中等程度的白细胞或粒细胞减少，用药期间注意检查血常规。中枢神经系统不良反应有头晕、头痛、乏力、嗜睡等。对内分泌有影响，有轻度的抗雄激素作用，用药剂量较大（每日在1.6g以上）时可引起男性乳房增大、精子计数减少、女性溢乳等，停药后可消失。偶见严重肝炎、肝坏死、肝脂肪变性、心动过缓、肝肾功能损伤，用药期间注意检查肝肾功能。本品可进入乳汁，因此妊娠期和哺乳期妇女禁用。

西咪替丁是肝药酶抑制药，与普萘洛尔、苯妥英钠或其他乙内酰脲类合用，使合用药物的血药浓度升高。

雷 尼 替 丁

【药理作用与临床应用】 雷尼替丁（ranitidine）选择性阻断胃壁细胞上的H_2受体，能有效抑制组胺、五肽促胃液素及食物刺激后引起的胃酸分泌，降低胃酸和胃蛋白酶活性，作用比西咪替丁强5～8倍。用于治疗十二指肠溃疡、良性胃溃疡、术后溃疡、反流性食管炎及胃泌素瘤（又称佐林格-埃利森综合征，卓-艾综合征）。对胃及十二指肠溃疡的疗效高。静脉注射可用于上消化道出血。

【不良反应】 少，较为安全。部分患者在静脉注射后出现脸部发红、头晕、恶心、出汗等，持续十多分钟可自行消失。对肝有一定的毒性，但停药后可恢复。肝、肾功能不全患者慎用。妊娠期及哺乳期妇女禁用，8岁以下儿童禁用。

法 莫 替 丁

法莫替丁（famotidine）抑制胃酸分泌作用较西咪替丁和雷尼替丁均强，无抗雄激素作用，用于胃及十二指肠溃疡、吻合口溃疡、反流性食管炎；上消化道出血（如消化性溃疡、急性应激性溃疡、出血性胃炎所致）；胃泌素瘤。肾衰竭或肝病患者、有药物过敏史者慎用。

尼 扎 替 丁

尼扎替丁（nizatidine）与雷尼替丁作用相似，可治疗活动性十二指肠溃疡和良性胃溃疡，疗程8周；也可用于十二指肠溃疡愈合后的预防。不抑制肝药酶，也无抗雄激素作用。

（二）H^+-K^+-ATP酶抑制药（质子泵抑制药）

奥 美 拉 唑

【体内过程】 奥美拉唑（omeprazole）口服易吸收，单次用药的生物利用度为35%，反复用药的生物利用度可达60%。本药主要在肝脏代谢，经肾脏排出。有肝肠循环，血浆蛋白结合率为95%，半衰期为0.5～2.0h。

【药理作用与临床应用】 质子泵是一种氢钾ATP酶（H^+-K^+-ATP酶），其作用是将胃壁细胞内的H^+泵到胃腔，将细胞外的K^+泵入胃壁细胞内。胃壁细胞上的质子泵是各种原因所致壁细胞分泌胃酸的最终环节，本品作用于该环节，抑制质子泵，具有强大而持久地抑制胃酸分泌的作用，是目前作用最强的抑酸药。本品对基础胃酸分泌和刺激引起的胃酸分泌都有很强的抑制作用；能增加胃黏膜血流量，对胃蛋白酶的分泌也有抑制作用。对十二指肠溃疡的治愈率较高，且复发率较低。临床上主要用于十二指肠溃疡和胃泌素瘤，也可用于胃溃疡和反流性食管炎；静脉注射可用于消化性溃疡急性出血的治疗。与抗菌药（阿莫西林和克拉霉素或甲硝唑和克拉霉素）合用，以杀灭幽门螺杆菌。

【不良反应】 不良反应较少，主要为恶心、胀气、腹泻、便秘、上腹痛等。皮疹、谷丙转氨酶和胆红素升高也有发生，一般是轻微和短暂的，不影响治疗。长期服用者应检查胃黏膜有无肿瘤样增生。严重肾功能不全者和婴幼儿禁用。

本品对肝药酶有抑制作用，与华法林、地西泮、苯妥英钠等合用时，可延缓上述药物在肝脏的代谢速率，故有肝病或肝功能减退者，应减少后者的用量。

兰 索 拉 唑

兰索拉唑（lansoprazole）为第二代质子泵抑制药，具有一定的抗幽门螺杆菌和胃黏膜保护作用，临床用于治疗十二指肠溃疡、吻合口溃疡、反流性食管炎及胃泌素瘤。其抑制胃酸分泌作用和抗幽门螺杆菌作用较奥美拉唑强。

雷贝拉唑与泮托拉唑

泮托拉唑（pantoprazole）与雷贝拉唑（rabeprazole）均属于第三代质子泵抑制药，两药的抗消化性溃疡作用与奥美拉唑相似。对肝细胞色素P450酶系统的影响明显小于奥美拉唑，故不易发生药物间相互作用，应用时更安全，不良反应少。

（三）M胆碱受体阻断药

哌 仑 西 平

哌仑西平（pirenzepine）可选择性地阻断胃壁细胞上的M_1受体，抑制胃酸分泌，对平滑肌、心肌和唾液腺等部位的M受体亲和力低。临床用于治疗胃和十二指肠溃疡，能明显缓解患者疼痛。不良反应有口干、视物模糊等。本品抑制胃酸分泌作用较弱，目前已较少用于消化性溃疡的治疗。

（四）促胃液素受体阻断药

丙 谷 胺

丙谷胺（proglumide）化学结构与促胃液素结构相似，能竞争胃壁细胞上的促胃液素受体，从而抑制胃酸和胃蛋白酶的分泌。临床用于治疗胃和十二指肠溃疡、胃炎等。不良反应有口干、失眠、腹胀、下肢酸胀等。本品抑制胃酸分泌作用弱，治疗效果不理想，目前已较少用于治疗消化性溃疡。但其利胆作用较受重视。

三、胃黏膜保护药

胃黏膜保护药主要是通过增强胃黏膜屏障功能，促进溃疡面的愈合。胃黏膜屏障包括细胞屏障和黏液 - 碳酸氢盐屏障。本类药物通过促进胃黏液和碳酸氢盐的分泌，增加胃黏膜血流，增加胃黏膜细胞前列腺素的合成，预防和治疗胃黏膜损伤，保护胃黏膜，促进组织修复，促进溃疡愈合。有些药物还兼有抗酸作用和杀灭幽门螺杆菌的作用。

米索前列醇

米索前列醇（misoprostol）是最早应用于临床的合成前列腺素 E_1 的衍生物，具有强大的抑制胃酸分泌作用，还能促进胃黏液和碳酸氢盐的分泌，增强胃黏膜细胞对损伤因子的抵抗力、增加胃黏膜血流，具有细胞保护作用和防止溃疡形成的作用。临床用于治疗胃和十二指肠溃疡，对十二指肠溃疡的疗效略低于西咪替丁，但本品在保护胃黏膜不受损伤方面比西咪替丁更有效。其不良反应有稀便或腹泻，发生率约为 8%，大多数不影响治疗；对妊娠子宫有收缩作用，妊娠期妇女禁用。

硫 糖 铝

硫糖铝（sucralfate）在酸性环境下可形成不溶性胶体，且能与溃疡或炎症处渗出的蛋白质结合，在溃疡面形成一层薄膜，阻止胃酸及胃蛋白酶侵袭，促进溃疡愈合；同时，硫糖铝能吸附胃蛋白酶，抑制其活性；并能吸附表皮生长因子聚集于溃疡处，保护胃黏膜。临床用于胃及十二指肠溃疡、胃炎。复方制剂硫糖铝小檗碱对肠道感染有效，可用于慢性胃炎、胃肠炎。本品不良反应较少，主要有便秘，个别患者可出现口干、恶心、胃痛等，可与适当的抗胆碱药合用，长期服用可导致低磷血症。治疗剂量的硫糖铝一般不会引起铝蓄积中毒，但肾功能不全者慎用。硫糖铝在酸性的环境中才发挥作用，所以不能与抗酸药、抑制胃酸分泌药合用。

枸橼酸铋钾

枸橼酸铋钾（bismuth potassium citrate）在酸性环境中，于溃疡表面或基底肉芽组织处形成氧化铋胶体沉淀，成为保护性薄膜，隔绝胃酸、酶、食物对溃疡黏膜的侵蚀作用，并刺激内源性前列腺素的释放，促进溃疡组织的修复和愈合。本品具有杀灭幽门螺杆菌的作用。临床用于胃及十二指肠溃疡、复合溃疡、多发溃疡、吻合口溃疡和糜烂性胃炎的治疗。服药期间口中可能带有氨味，舌及粪便呈黑色，服药前后 0.5h 不要喝牛奶或服用抗酸药和其他碱性药，以免影响疗效。不宜长期大剂量服用，用药期间不得同服其他含铋制剂，以免血铋过高导致神经毒性。肾功能不良者禁用。

胶体果胶铋

胶体果胶铋（colloidal bismuth pectin）在酸性环境条件下，在胃黏膜形成保护膜，增强胃黏膜的屏障保护作用，对消化性溃疡和慢性胃炎有较好的治疗作用。临床用于胃及十二指肠溃疡，也可用于慢性浅表性胃炎、慢性萎缩性胃炎和消化道出血的治疗。本品与抗菌药合用，可根除幽门螺杆菌。

四、抗幽门螺杆菌药

幽门螺杆菌已经被公认为消化性溃疡的主要诱因。因此，杀灭该菌被认为是治疗消化性溃疡的重要环节。在体外试验中，幽门螺杆菌对多种抗菌药非常敏感。而在体内，由于大多数抗菌药在胃液低 pH 环境中活性降低且不能穿透黏液层到达细菌，单一使用一种抗菌药很难根除幽门螺杆菌感染。因此，目前临床大多采用铋剂或质子泵抑制药与抗菌药如甲硝唑、阿莫西林、克拉霉素、四环素等联合应用。

应注意的是，目前幽门螺杆菌对甲硝唑的耐药性正在上升，而呋喃唑酮抗幽门螺杆菌作用强，不易产生耐药性，可替代甲硝唑。

> **链接**　幽门螺杆菌（*Hp*）的发现是 20 世纪医学史上最重大的发现之一。*Hp* 是由澳大利亚科学家罗宾·沃伦（J. Robin Warren）和巴里·马歇尔（Barry J. Marshall）在 1982 年发现，并被证实在胃炎和胃溃疡等疾病的发生中起到了关键作用。由于他们的这一发现，溃疡病从难以治愈、反复发作的慢性病，变成了一种采用短疗程的抗生素和抑酸剂就可治愈的疾病。2005 年诺贝尔生理学或医学奖授予了上述两位科学家，不仅奖励他们在科学上的贡献，还奖励他们对真理的坚持和为科学献身的崇高精神。经过 30 多年的深入研究，*Hp* 在慢性胃炎、消化性溃疡、胃癌中的重要作用已经被充分证明。*Hp* 的根除使消化性溃疡的复发率显著降低。

第 2 节　助消化药、止吐药和增强胃肠动力药

一、助消化药

助消化药大多为消化液的成分，有些药物在消化液分泌不足的情况下可作为替代治疗，有些药物则可促进消化液的分泌或制止肠道过度发酵而促进食物消化。

胃蛋白酶（pepsin）是一种消化酶，常与稀盐酸合用，用于治疗因食用蛋白类食物过多所致的消化不良、病后恢复期消化功能减退及慢性萎缩性胃炎、胃癌、恶性贫血所致的胃蛋白酶缺乏。本药不能与碱性药物配伍。

胰酶（pancreatin）是多种酶的混合物，含胰蛋白酶、胰淀粉酶和胰脂肪酶。用于缓解消化不良或食欲减退等症状。

乳酶生（lactasin）又名表飞鸣，是干燥的活乳酸杆菌制剂，能分解糖类产生乳酸，提高肠内酸度，从而抑制肠内病原体的繁殖，减少发酵和产气。用于消化不良、腹胀、小儿消化不良性腹泻。不宜与抗菌药或吸附药同时服用，以免降低疗效。

稀盐酸（acid hydrochloric dilute）口服增加胃内酸度，用于各种胃酸缺乏症及发酵性消化不良。

多酶片（multienzyme tablets）含淀粉酶、胰酶、胃蛋白酶，用于多种消化酶缺乏引起的消化不良。

二、止吐药

呕吐是机体一种重要的反射活动，由多种原因引起，同时也是机体的一种保护反应。呕吐中枢和化学催吐感受区（CTZ）参与了呕吐反射。一些药物和疾病可刺激化学催吐感受区导致呕吐。此外，一些外周的刺激也可通过反射导致呕吐。中枢和外周的许多受体（如组胺受体、胆碱受体、多巴胺受体、5-HT$_3$ 受体）与呕吐有关。止吐药可通过阻断这些受体发挥止吐作用。病因不同，选择的止吐药也有所不同。其中一些多巴胺受体阻断药和 5-HT$_3$ 受体阻断药可促进胃肠道蠕动，协调肠道运动，称为增强胃肠动力药，故多巴胺受体阻断药一般兼有止吐和增强胃肠动力的作用。

止吐药可分为以下几类。

1. H$_1$ 受体阻断药　苯海拉明、美克洛嗪、异丙嗪等，具有止吐和中枢镇静作用，用于防治晕动

病、内耳眩晕症等疾病引起的呕吐。

2. M受体阻断药 东莨菪碱、阿托品、苯海索等，通过阻断呕吐中枢和外周反射途径中的M受体，降低迷路感受器的敏感性，抑制前庭小脑通路的传导，用于晕动病和防治胃肠刺激所致的恶心、呕吐，其中东莨菪碱疗效较好。

3. 多巴胺D_2受体阻断药 氯丙嗪、硫乙拉嗪等，通过阻断CTZ的D_2受体，降低呕吐中枢的神经活动，有效地减轻化疗药物引起的轻度恶心、呕吐，但不能控制化疗药物引起的严重恶心、呕吐。

4. 5-羟色胺受体阻断药 昂丹司琼、格拉司琼、阿扎司琼、多拉司琼等，均为高度选择性的5-HT$_3$受体阻断药。

昂 丹 司 琼

昂丹司琼（ondansetron）能选择性地阻断中枢和迷走神经传入纤维的5-HT$_3$受体，止吐作用强大。临床用于治疗由放疗和化疗引起的恶心、呕吐，作用迅速、显著。对晕动病及多巴胺受体激动药阿扑吗啡引起的呕吐无效。不良反应较轻，有头痛、腹泻、皮疹、便秘等。

三、增强胃肠动力药

甲氧氯普胺

甲氧氯普胺（metoclopramide）能阻断CTZ的D_2受体，产生强大的中枢性止吐作用。同时还可增强胃肠蠕动，促进胃排空。主要用于胃肠功能失调所致的呕吐，对放疗、手术后及药物（如化疗药物）引起的呕吐也有效，对前庭功能紊乱所致的呕吐无效。还可用于功能性胃肠道张力低下、胃排空迟缓等。可发生锥体外系不良反应、焦虑、抑郁、溢乳及月经紊乱。

多 潘 立 酮

多潘立酮（domperidone）是作用较强的D_2受体阻断药，可阻断胃肠道的D_2受体，促进ACh的释放，加快胃肠道蠕动。该药不易透过血脑屏障，几乎无锥体外系不良反应。临床上用于各种原因引起的呕吐，如手术后、抗帕金森病药物（左旋多巴、溴隐亭等）、偏头痛、颅脑外伤、胃镜检查、放射治疗等所致的恶心、呕吐；同时也用于胃肠动力障碍性疾病，如功能性消化不良、反流性胃炎、反流性食管炎、慢性胃炎。不良反应较少，偶见头痛、头晕、嗜睡、神经过敏、乳房胀痛、溢乳等。

西 沙 必 利

西沙必利（cisapride）是5-HT$_4$受体激动药，可促进ACh的释放，增强食管、胃和十二指肠的收缩和蠕动，加强胃肠道蠕动，促进其排空。用于治疗胃肠动力低下、胃轻瘫综合征、反流性食管炎、慢性便秘。无锥体外系、催乳素释放及胃酸分泌过多等不良反应。

本类药物还有莫沙必利、伊托必利、氯波必利。

第3节 泻药和止泻药

一、泻 药

泻药是促进肠蠕动、增加肠内水分、软化粪便、使排便顺利的药物。按照作用机制的不同可分为渗透性泻药、刺激性泻药、润滑性泻药。

（一）渗透性泻药

渗透性泻药又称容积性泻药，口服后不易被肠道吸收，在肠内形成高渗性盐溶液，使肠内容积增大，增强肠蠕动，促进排便。

硫　酸　镁

【药理作用与临床应用】

1. 导泻作用　硫酸镁（magnesium sulfate）口服不易吸收，硫酸根离子、镁离子在肠道形成高渗溶液，肠内水分吸收受到抑制，肠内容积增加，肠蠕动增快，引起泻下。导泻剧烈，临床用于外科手术前或结肠镜检查前促进肠内容物的排出、药物中毒时促进肠内毒物排出、与驱虫药合用辅助排出肠道寄生虫。

2. 利胆作用　口服高浓度（33%）硫酸镁或用导管直接灌入十二指肠，可促进胆囊排空，有利胆作用，用于治疗阻塞性黄疸、慢性胆囊炎。

3. 对中枢神经系统的作用　硫酸镁注射给药可抑制中枢神经系统，产生镇静、解痉、松弛骨骼肌作用，可用于各种原因引起的惊厥、子痫、破伤风。

4. 对心血管系统的作用　硫酸镁注射给药，可使血管扩张、血压下降。临床可用于高血压危象、高血压脑病、妊娠高血压综合征的治疗。

5. 消炎去肿　50%硫酸镁溶液外用热敷患处，有消炎去肿的作用。

【不良反应与注意事项】　导泻时如服用硫酸镁浓度过高，可导致脱水。静脉注射本品较为危险，剂量不宜过大，静脉给药时需缓慢，注意观察患者呼吸与血压及膝腱反射，如出现呼吸抑制、中枢抑制、血压下降及膝腱反射消失等中毒反应，可用10%葡萄糖酸钙注射液10ml静脉注射进行解救。中枢抑制药如苯巴比妥中毒不宜使用本品导泻排出毒物，以防加重中枢抑制。妊娠期及月经期妇女禁用硫酸镁口服导泻。

乳　果　糖

乳果糖（lactulose）口服不吸收，能增加肠内容积，进入结肠后被细菌分解成乳酸，刺激肠壁水分渗出，使粪便容积增加，促进排便。乳酸还可抑制结肠对氨的吸收，有降低血氨的作用。用于慢性或习惯性便秘，也用于肝性脑病的治疗。

（二）刺激性泻药

刺激性泻药又称接触性泻药，可刺激肠壁，使肠蠕动增加，促进粪便排出。

酚　酞

酚酞（phenolphthalein）口服后在肠内遇胆汁及碱性溶液形成可溶性钠盐，刺激肠壁，抑制肠壁水分吸收，产生缓泻作用。用于习惯性顽固便秘，也用在各种肠道检查前作肠道清洁剂。长期使用可导致水电解质紊乱、结肠功能障碍。

比 沙 可 啶

比沙可啶（bisacodyl）口服或直肠给药后转换成有活性的代谢物，刺激肠壁，增强肠蠕动，促进排便。用于急慢性便秘、术前肠道准备等。长期用药可导致电解质紊乱、结肠功能紊乱。

其他药物：蒽醌类，如大黄、番泻叶等中药含有蒽醌苷类物质，在大肠内被细菌分解出蒽醌，刺激肠壁，推进结肠蠕动。用于急慢性便秘。

（三）润滑性泻药

润滑性泻药通过润滑肠壁，软化粪便，促进排便。

液 状 石 蜡

液状石蜡（liquid paraffin）为矿物油，口服不被吸收，软化粪便，润滑肠壁，使粪便易于排出。适用于老年人和儿童便秘。但长期服用可干扰脂溶性维生素的吸收。

甘　油

甘油（glycerin）能润滑和刺激肠壁，软化大便。便秘时可用本品栓剂或50%溶液灌肠，用于小儿或年老体弱者便秘。

开塞露（含甘油55.6%），也是临床常用治疗便秘的直肠用溶液剂。

二、止　泻　药

腹泻是多种疾病的一种症状，可加速毒物的排出，对机体有一定的保护作用。但剧烈而持久的腹泻可导致水电解质紊乱和脱水，在对因治疗的同时应适当给予止泻药，有细菌感染的腹泻还应加用抗菌药物。

地　芬　诺　酯

地芬诺酯（diphenoxylate，苯乙哌啶）为人工合成的吗啡类似物，有较弱的阿片样作用，但无镇痛作用，临床应用的是本品和阿托品的复方制剂，用于急、慢性功能性腹泻及慢性肠炎。偶见口干、恶心、呕吐、嗜睡等，大剂量和长期服用可引起依赖性。

洛　哌　丁　胺

洛哌丁胺（loperamide）化学结构与地芬诺酯相似，可抑制肠道平滑肌收缩，减少肠蠕动。用于急、慢性腹泻，尤其适用于其他止泻药效果不显著的慢性功能性腹泻。

蒙　脱　石

蒙脱石（montmorillonite）主要成分为双八面体蒙脱石粉末，口服后，药物均匀覆盖在肠腔表面，产生吸附、屏障作用。用于急、慢性腹泻，尤其对儿童急性腹泻疗效好。

鞣　酸　蛋　白

鞣酸蛋白（tannalbin）属收敛剂，口服后在小肠内分解释放鞣酸，使蛋白质凝固，产生收敛止泻作用，用于急性胃肠炎、非细菌性腹泻。

药　用　炭

药用炭（medicinal charcoal）口服后可减轻肠道内容物对肠壁的刺激，肠蠕动减少，产生止泻作用。还可吸收胃肠内有害物质。用于腹泻、胃肠胀气、食物中毒等。

第4节　肝胆疾病用药

一、利胆药和结石溶解药

胆汁中的胆固醇、胆汁酸及磷脂按一定的比例组成水溶性胶质微粒。当胆固醇含量过高，或比例不当时，胶质微粒即从胆汁中析出而形成结石。利胆药可促进胆汁分泌及胆囊排空，而结石溶解药则可促进结石溶解。

去　氢　胆　酸

去氢胆酸（dehydrocholic acid）可促进胆汁分泌，稀释胆汁，对脂肪的消化和吸收有促进作用。用于胆囊及胆道功能失调，胆囊切除术后综合征、慢性胆囊炎、胆石症及某些慢性肝脏疾病（如慢性肝炎）。少数患者服用后出现口干、皮肤瘙痒等，也可出现呼吸困难、心搏骤停、心律失常、肌痉挛和疲乏无力等症状。胆道完全阻塞及严重肝肾功能减退者禁用。

苯 丙 醇

苯丙醇（phenylpropanol）可促进胆汁分泌，有促进消化、增加食欲、排出结石、降低血胆固醇的作用。用于胆囊炎、胆道感染、胆石症、胆道手术后综合征和高胆固醇血症。胆道完全阻塞者禁用。

熊去氧胆酸

熊去氧胆酸（ursodeoxycholic acid）可促进胆汁分泌，使胆汁中胆固醇的含量减少，长期服用可使结石逐渐溶解。用于不宜手术治疗的胆固醇型胆结石。对胆色素结石、混合性结石无效。严重肝功能减退、急性胆囊炎和胆管炎、胆道完全阻塞者禁用。

二、治疗肝性脑病药

肝性脑病（肝昏迷）是急性肝衰竭时常见的一种严重临床综合征，其发病机制目前尚未完全阐明，一般认为是多种因素综合作用的结果，包括血氨升高、脑内假性神经递质增加等。临床多采用的降血氨药如谷氨酸钠、精氨酸等，对治疗血氨升高的肝性脑病有一定疗效，但对血氨不增高的肝性脑病则无效。目前还可利用左旋多巴、间羟胺恢复中枢递质的正常功能，治疗肝性脑病。

谷 氨 酸 钠

谷氨酸钠（sodium glutamate）与血中过多的氨生成无毒的谷氨酰胺，由尿液排出，减轻肝性脑病症状。本品为碱性，也可用于酸血症。

精 氨 酸

精氨酸（arginine）能降低血氨水平，适用于忌钠患者。也适用于其他原因引起的血氨升高所致的精神症状。

左 旋 多 巴

左旋多巴（levodopa，L-dopa）口服后可透过血脑屏障，改善肝性脑病患者的中枢神经系统功能，部分患者可苏醒，但机制不清。本品应用后只能使肝性脑病患者易于苏醒，并不能改善患者肝功能。

乳 果 糖

乳果糖（lactulose）进入结肠后，可被细菌分解为乳酸和乙酸，降低结肠pH，使NH_3转化为NH_4^+，后者由肠道排出，使血氨降低。另一方面乳果糖本身不易吸收，可发挥渗透性导泻作用，减少氨的吸收。主要用于血氨升高的肝性脑病。

（林 雅）

第**27**章

呼吸系统用药

呼吸系统常见疾病有上呼吸道感染、支气管炎、肺炎、支气管哮喘、慢性阻塞性肺疾病等，主要表现为咳嗽、咳痰、喘息与呼吸衰竭等。本章主要介绍呼吸系统常见疾病的对症治疗药物：平喘药、镇咳药、祛痰药。

第 1 节 平 喘 药

案例 27-1

患者，女，60 岁，患慢性支气管炎病史 10 年。近日因着凉病情加重 4 天，咳嗽，胸闷痰多，喘息，夜晚不能入睡。查体：T 37.5℃，WBC 11×10⁹/L，听诊两肺上部可闻及哮鸣音，诊断为慢性支气管炎急性发作，处方如下。

阿莫西林	用法：0.5g/次	3 次/天
氨茶碱	用法：0.2g/次	2 次/天
溴己新	用法：8mg/次	2 次/天

问题：试从药理学角度分析以上处方用药是否合理，为什么？

哮喘（asthma）是由多种细胞及细胞组分参与的慢性气道炎症性疾病，临床表现为反复发作的喘息、气急，伴有或不伴有胸闷或咳嗽等症状，同时伴有气道高反应性和可变的气流受限，随着病程延长导致气道结构改变，即气道重塑（airway remodeling）。平喘药（anti-asthmatic drug）是指能预防、缓解或者消除哮喘症状的药物，主要分为三类：一是抗炎平喘药，针对支气管哮喘的病因治疗，能有效地缓解疾病的进程，包括糖皮质激素；二是支气管扩张药，缓解支气管哮喘急性发作时的气道痉挛，包括β₂受体激动药、茶碱类、抗胆碱药等；三是抗过敏平喘药，主要用于预防哮喘的发作，包括抗过敏药物，如色甘酸钠。

一、抗炎平喘药

抗炎平喘药通过抑制气道炎症反应，有效地缓解喘息症状，已成为哮喘和慢性阻塞性肺疾病（chronic obstructive pulmonary disease，COPD，简称慢阻肺）的一线药物。糖皮质激素（glucocorticoid，GC）具有抑制多种参与哮喘发病的免疫细胞功能；抑制细胞因子和炎症介质的产生；减少花生四烯酸的炎症代谢物（前列腺素、白三烯等）的生成；抑制气道高反应性；增强支气管及血管平滑肌对儿茶酚胺的敏感性，利于缓解支气管痉挛和黏膜水肿等作用，是目前控制气道炎症最有效的药物。但全身应用作用广泛，不良反应较多，故通常应用吸入性糖皮质激素（inhale corticosteroid，ICS）。ICS局部抗炎作用强，能直接作用于呼吸道，有效控制气道炎症、降低气道高反应性、改善肺功能，减少哮喘发作的频率和减轻哮喘发作程度，降低病死率，所需剂量较小，且全身不良反应较轻。

常用药物有倍氯米松、布地奈德、氟替卡松等。但支气管哮喘急症时，糖皮质激素应全身用药，常用氢化可的松和地塞米松。

倍 氯 米 松

倍氯米松（beclomethasone）的局部抗炎作用比地塞米松强数百倍。气雾吸入可直接作用于气道而发挥抗炎平喘作用，作用维持4～6h，疗效好且全身不良反应较轻。主要用于轻、中度哮喘发作的防治，还能减少激素依赖性哮喘患者的全身用药量，重度哮喘宜合用β_2受体激动药或茶碱类以增强平喘作用。长期吸入可发生口腔及咽部真菌感染，如鹅口疮，吸入后宜马上漱口。应教会患者正确使用气雾剂以取得较好疗效。注意事项：不可擅自超量用药，不可擅自骤然停药。

布 地 奈 德

布地奈德（budesonide）脂溶性高，局部活性强，吸入治疗可对抗气道炎症而全身不良反应较轻，对支气管哮喘疗效良好等优点，喷吸后需2～3天才能充分发挥药效。本药不良反应轻微，偶可引起咽部轻度刺激和声音嘶哑，口咽念珠菌病极少见。

二、支气管扩张药

（一）β_2受体激动药

本类药物激动支气管平滑肌上的β_2受体，激活腺苷酸环化酶，使细胞内的环磷酸腺苷（cAMP）水平提高，松弛支气管平滑肌而平喘，同时兼有抑制过敏性介质释放作用。其中非选择性β受体激动药肾上腺素、异丙肾上腺素、麻黄碱等，除能扩张支气管外，尚可激动β_1受体引起心血管反应，现少用；选择性β_2受体激动药则减轻了这种不良反应，是目前哮喘首选的对症治疗药物之一。

沙 丁 胺 醇

沙丁胺醇（salbutamol，舒喘灵）为选择性β_2受体激动药。吸入给药后，5～15min起效，作用持续3～6h。口服易吸收，30min开始显效，作用可持续6h或更长时间；近年来有缓释和控释剂型，可使作用时间延长，适用于夜间发作。

【**药理作用与临床应用**】 本品舒张支气管作用与异丙肾上腺素相近；心脏兴奋作用是异丙肾上腺素1/10，故心悸不良反应轻；作用维持久；使用方便，既可口服又可气雾吸入及静脉给药。临床一般采用气雾吸入给药，对哮喘急性发作可迅速缓解症状，口服给药用于慢性哮喘控制症状或预防发作，静脉给药仅用于急需缓解呼吸道痉挛的患者。

【**不良反应**】

1. 骨骼肌震颤 好发部位为四肢和颜面部，有些患者开始时明显，随着用药时间延长逐渐减轻或消失。

2. 代谢紊乱 有时可引起血中乳酸及丙酮酸增高等代谢紊乱，故糖尿病患者应注意血糖，警惕乳酸中毒或酮症酸中毒。

3. 心脏反应 过量使用沙丁胺醇可致心动过速，但往往不严重。

4. 耐受性 长期使用沙丁胺醇，可形成耐受性，不仅疗效降低，还有加重哮喘的危险。

特 布 他 林

特布他林（terbutaline，间羟舒喘灵，博利康尼）为选择性β_2受体激动药，松弛支气管平滑肌，但作用弱于沙丁胺醇。吸入给药后5min起效，作用持续4～6h，口服60～120min起效，作用持续4～8h，静脉注射15min以内起效，作用持续1.5～4.0h。特布他林能迅速控制哮喘症状，不良反应少，有震颤、强直性痉挛、心悸等，但患者易耐受，可替代肾上腺素控制哮喘发作。

同类药物有克仑特罗、氯丙那林、丙卡特罗、沙美特罗和福莫特罗等，其中长效制剂如沙美特罗、福莫特罗尤适用于哮喘夜间发作者。

（二）茶碱类药

氨 茶 碱

氨茶碱（aminophylline）是茶碱和乙二胺的复合物，含茶碱75%～80%。

【药理作用与临床应用】

1. 平喘　本品平喘强度约为异丙肾上腺素的1/3。平喘机制是通过抑制磷酸二酯酶（phosphodiesterase，PDE）、促进内源性儿茶酚胺释放、阻断腺苷受体、增强呼吸肌收缩力、抗炎等作用，舒张支气管平滑肌。临床主要用于支气管哮喘、喘息性支气管炎及慢性阻塞性肺疾病，对重症哮喘或哮喘持续状态可静脉给药。

2. 强心利尿　本品能增强心肌收缩力，增加心排血量，舒张冠状动脉；增加肾血流量和肾小球滤过率，抑制肾小管对 Na^+、Cl^- 的重吸收，而表现为强心利尿作用。临床用于心源性哮喘，对肾源性、心源性水肿也有一定疗效。

3. 松弛胆道平滑肌　本品具有松弛胆道平滑肌作用，可用于缓解胆绞痛。

【不良反应】

1. 氨茶碱的安全范围窄，超量应用易导致癫痫发作或潜在致死性心律失常，因此必要时要进行血药浓度监测。

2. 氨茶碱碱性较强，局部刺激性大，口服易致恶心、呕吐、食欲下降等胃肠道反应，宜饭后服用。

3. 中枢兴奋作用，治疗量易引起烦躁不安、失眠等，大剂量给药可引起头痛、谵妄、甚至惊厥等反应。

（三）抗胆碱药

异丙托溴铵

异丙托溴铵（ipratropinum bromide，异丙阿托品）为阿托品的异丙基衍生物。

【药理作用与临床应用】　本品通过阻断M受体，抑制鸟苷酸环化酶，使cAMP/cGMP值增高而平喘。常用气雾剂，起效快，主要用于防治喘息型慢性支气管炎，也适用于不能耐受 β_2 受体激动药的支气管哮喘患者。

【不良反应】　不良反应少，不影响痰液的分泌和眼压，心血管作用也不明显。偶有口干、喉痒、肌肉震颤等。应嘱患者每次吸入后反复用温水漱口，以免产生口腔和咽部不良反应。慎用于闭角型青光眼和前列腺增生患者。

三、抗过敏平喘药

色 甘 酸 钠

【药理作用与临床应用】　色甘酸钠（sodium cromoglicate，咽泰）口服极难吸收，一般采用粉雾吸入给药。色甘酸钠可稳定肥大细胞膜，防止过敏介质如组胺、白三烯等释放，从而防止支气管收缩，又可降低支气管哮喘患者对非特异性刺激的敏感性，减少支气管痉挛的发生。由于本品不能直接松弛支气管平滑肌，故起效慢。主要用于预防各型哮喘的发作，对外源性哮喘效果好，也可用于变应性鼻炎、春季卡他性角膜炎、溃疡性结肠炎等。

【不良反应】　吸入给药少数人可因粉末刺激而引起呛咳、气急，甚至诱发哮喘，与少量沙丁胺醇同时吸入可避免。因喷雾胶囊是以乳糖作载体的，对乳糖不能耐受者可能产生不良反应。

酮 替 酚

酮替酚（ketotifen）是可口服的强效药物，除能抑制肥大细胞释放过敏介质外，还有较强的抗组胺作用及拮抗5-羟色胺等过敏介质的作用。对多种原因所致的哮喘均有预防作用，尤其对外因性哮喘效果好。对儿童疗效优于成人，对已发作的哮喘无效。此外，对变应性鼻炎、皮炎、瘙痒症、慢性荨麻疹也有一定疗效。不良反应较轻，有嗜睡、乏力、头晕、口干等。

第2节 镇 咳 药

咳嗽是呼吸系统疾病的主要症状之一，也是一种保护性反射运动，可将呼吸道内痰液及异物排出，但长期咳嗽不仅会给患者带来痛苦，还可引起多种并发症，因此需合理使用镇咳药。根据药物作用于咳嗽反射弧的环节不同，将镇咳药（antitussives）分为中枢性镇咳药和外周性镇咳药。

一、中枢性镇咳药

可 待 因

可待因（codeine，甲基吗啡）是阿片生物碱之一，口服易吸收，约20min起效，作用持续4～6h。

【**药理作用与临床应用**】 本品镇咳作用强度是吗啡的1/4，镇痛作用强度是吗啡的1/12～1/7，对咳嗽中枢有较高的选择性。主要用于无痰剧烈干咳，也可用于中等强度疼痛，对胸膜炎干咳伴有胸痛者尤为适宜。

【**不良反应**】 本品在一般剂量时耐受良好，偶见恶心、呕吐、便秘及眩晕等。过量可引起兴奋、烦躁。用于镇咳时应加祛痰药，如溴己新，以免咳嗽反射被抑制后痰液淤积，加重感染。久用可成瘾，应控制使用。多痰、呼吸功能不良或呼吸衰竭患者禁用或慎用。

右 美 沙 芬

右美沙芬（dextromethorphan）镇咳强度与可待因相当，但无成瘾性，无镇痛作用。主要用于无痰性干咳及频繁剧烈的咳嗽，常与抗组胺药合用，是目前临床应用最广泛的镇咳药。安全范围大，超过成人常用量的100倍也无致命反应。不良反应少见，偶有头晕、嗳气。妊娠期妇女及支气管哮喘、肝病及痰多者慎用。青光眼患者、妊娠3个月内妇女及有精神病史者禁用。

喷 托 维 林

喷托维林（pentoxyverine）为人工合成的中枢性非成瘾性镇咳药。

喷托维林对咳嗽中枢有直接抑制作用，强度为可待因的1/3，同时具有阿托品样作用和局麻作用，能松弛支气管平滑肌和抑制呼吸道感受器，而呈现较弱的外周性镇咳作用。常用于呼吸道感染所致的无痰干咳及百日咳。不良反应较少，偶见轻度头晕、恶心、口干、腹胀及便秘等。痰多者宜与祛痰药如氯化铵等合用，减轻局部刺激，增强止咳效果。青光眼患者禁用。

二、外周性镇咳药

苯 丙 哌 林

苯丙哌林（benproperine）是兼有外周和中枢镇咳作用的强效镇咳药物，外周主要作用在肺及胸膜的牵张感受器，抑制迷走神经反射，且有平滑肌解痉作用。其镇咳作用比可待因强，口服后10～20min起效，作用持续4～7h。用于多种原因引起的刺激性干咳。不良反应有轻度口干、头晕、乏力、胃部烧灼感和皮疹等。切勿嚼碎服以免引起口腔麻木。

苯 佐 那 酯

苯佐那酯（benzonatate）是丁卡因的衍生物，有较强的局部麻醉作用，通过抑制肺的牵张感受器及感觉神经末梢，阻止咳嗽反射冲动的传入而镇咳。用于干咳或阵咳，也可用于支气管镜等检查前预防咳嗽。不良反应有轻度嗜睡、头晕、头痛、鼻塞等，偶见过敏性皮炎。服用时勿将药丸咬碎，以免引起口腔麻木。

第3节 祛 痰 药

祛痰药（expectorants）是一类能使痰液变稀，黏滞度降低，或能加速呼吸道黏膜纤毛运动，使痰液易于咳出的药物。祛痰药促进呼吸道内积痰的排出，减少对呼吸道黏膜的刺激，间接起到镇咳和平喘作用，也有利于控制继发感染。

一、痰液稀释药

氯 化 铵

氯化铵（ammonium chloride）口服后刺激胃黏膜，反射性引起呼吸道腺体分泌增加。此外，部分氯化铵从呼吸道黏膜排出，通过提高管腔渗透压，保留水分而稀释痰液，利于黏痰的咳出。本品常与其他药物配成复方制剂，用于急、慢性呼吸道炎症所致痰多而又不易咳出者。此外，还可酸化体液、尿液以增强四环素类药的抗菌作用，并用于促进碱性药物的排泄和纠正代谢性碱中毒。

本药可引起恶心、呕吐、胃痛等不良反应，故宜饭后服用。过量或长期服用易致高氯性酸血症，应予监测。肝肾功能不全、代谢性酸血症及消化性溃疡患者禁用。

二、黏痰溶解药

乙酰半胱氨酸

乙酰半胱氨酸（acetylcysteine）是半胱氨酸乙酰化的产物，化学结构中的巯基（—SH）能使黏痰中连接黏蛋白肽链的二硫键（S—S）断裂，降低痰的黏度；尚能使脓痰中的纤维断裂，因此，对白色黏痰和脓性痰均有较强的溶解作用。适用于大量黏痰阻塞气道引起的呼吸困难及术后咳痰困难者。紧急时可气管内滴入，能迅速使黏痰变稀而利于吸痰器吸出，但气管滴入或注入仅在急救时应用，不能作为常规给药。此外本品尚可用于对乙酰氨基酚中毒的解救。

本品有特殊臭味，可引起恶心、呕吐，甚至支气管痉挛，加入β_2受体激动药可避免。与铁、铜等金属及橡胶接触可发生不可逆结合而失效，故喷雾器宜用玻璃或塑料制品。不宜与青霉素、四环素、头孢菌素类混合，以免降低它们的抗菌作用。溶液应临用前配制，用后密封并贮存于冰箱中，于48h内用完。支气管哮喘患者慎用。

溴 己 新

溴己新（bromhexine）可裂解黏痰中的糖胺聚糖（黏多糖）纤维，抑制酸性黏多糖的合成，使痰液的黏稠度降低，还可促进呼吸道纤毛运动，有利于痰液排出。适用于急、慢性支气管炎、支气管扩张等痰液黏稠不易咳出者。偶有恶心、胃部不适及血清氨基转移酶升高，餐后服用可降低胃肠道反应，给药期间，应定期检查肝功能，如有明显异常，应立即停药。本品可增加四环素类抗生素在支气管的浓度，增强其抗菌效果。消化性溃疡、肝功能不良者慎用。

羧 甲 司 坦

羧甲司坦（carbocisteine）能直接作用于支气管腺体，使低黏度的唾液黏蛋白分泌增加，高黏度的岩藻蛋白生成减少，降低黏痰的黏滞性而易于咳出。适用于各种呼吸道疾病引起的痰液黏稠及术后咳痰困难者。不良反应有轻度头晕、恶心、胃部不适、腹泻、皮疹等。消化性溃疡患者慎用。

（林　雅）

案例 28-1

张某，男，25 岁，司机。2 天前吃海鲜后，右上肢出现一红色丘疹，伴瘙痒，搔抓后皮疹增大呈风团样，并逐渐增多，扩散至全身。经检查初步诊断为急性荨麻疹。

问题：1. 该患者可用什么药物进行治疗？
2. 用药过程中应该注意什么问题？

第 1 节　组胺和抗组胺药

一、组胺与组胺受体

（一）组胺（histamine）

组胺是广泛存在于人体组织的自体活性物质，由组氨酸在组氨酸脱羧酶催化下脱羧而成。正常生理状态下，组胺主要以无活性的结合型存储在组织肥大细胞和血液嗜碱性粒细胞颗粒中，以肥大细胞较多的皮肤、胃肠黏膜、肺和支气管黏膜组织中含量最高。当机体发生变态反应或受理化等因素刺激时，肥大细胞脱颗粒，使结合型组胺变为有活性的游离型组胺释放，作用于组胺受体而引起效应。其本身无治疗用途，但其拮抗剂却广泛用于临床。

（二）组胺受体

位于靶细胞膜上组胺受体有 H_1、H_2 和 H_3 三种亚型。组胺与靶细胞上的相应受体结合并激动受体，产生多种生物学效应。主要的效应有支气管和胃肠平滑肌收缩、血管平滑肌舒张、胃酸分泌增加、心肌收缩力加强、房室传导减慢等（表 28-1）。

表28-1 组胺受体的分布、效应及阻断药			
受体类型	分布	效应	阻断药
H_1受体	支气管、胃肠、子宫等平滑肌	收缩	苯海拉明
	皮肤血管	扩张	异丙嗪
	心房肌、房室结	收缩增强，传导减慢	氯苯那敏
H_2受体	胃壁细胞	胃酸分泌增多	西咪替丁
	血管	扩张	雷尼替丁
	心室肌、窦房结	收缩增强，心率加快	法莫替丁
H_3受体	中枢与外周神经末梢	负反馈调节组胺合成与释放	硫丙咪胺

二、H_1 受体阻断药

组胺受体阻断药是指能竞争性阻断组胺与受体的结合，从而表现为抗组胺作用的药物。根据其对组胺受体选择性的不同，可分为 H_1 受体阻断药、H_2 受体阻断药和 H_3 受体阻断药。

临床常用的 H_1 受体阻断药如下。

第一代：苯海拉明（diphenhydramine，苯那君）、异丙嗪（promethazine，非那根）、曲吡那敏（tripelennamine，扑敏宁）、氯苯那敏（chlorpheniramine，扑尔敏）。

第二代：西替利嗪（cetirizine，仙特敏）、美喹他嗪（mequitazine，甲喹吩嗪）、左卡巴斯汀（levocabastine，立复汀）、咪唑斯汀（mizolastine）、氯雷他定（loratadine）等。

【药理作用】

1. 外周 H_1 受体阻断作用 本类药物通过阻断 H_1 受体，可对抗组胺引起的胃肠道、支气管平滑肌收缩及小血管扩张、通透性增加，但对血管舒张和降压等全身作用仅有部分对抗作用，对后者需 H_1 和 H_2 受体阻断药同时应用才能完全对抗。

2. 中枢抑制作用 第一代 H_1 受体阻断药因中枢活性强、受体特异性差，故引起明显的镇静和抗胆碱作用。表现出"（困）倦、耐（药）、（作用时间）短、（口鼻眼）干"。第二代药物因不通过血脑屏障，故无中枢抑制作用。

3. 其他作用 多数 H_1 受体阻断药具有抗胆碱作用，产生较弱的阿托品样作用，还有较弱的局麻作用。常用的 H_1 受体阻断药的比较见表28-2。

表 28-2 常用 H_1 受体阻断药的比较

分类	药物	持续（h）	镇静催眠	防晕止吐	主要应用	单次剂量（mg）
乙醇胺类	苯海拉明	4~6	+++	++	皮肤黏膜过敏、晕动病	25~50
	茶苯海明	4~6	+++	+++	晕动病	25~50
吩噻嗪类	异丙嗪	6~12	+++	++	皮肤黏膜过敏、晕动病	12.5~50
乙二胺类	曲吡那敏	4~6	++	-	皮肤黏膜过敏	25~50
烷基胺类	氯苯那敏	4~6	+	-	皮肤黏膜过敏	4
哌嗪类	西替利嗪	7~10	+	-	皮肤黏膜过敏	10
哌啶类	阿司咪唑	10d	-	-	皮肤黏膜过敏	10
其他	阿伐斯汀	1.5	-	-	皮肤黏膜过敏	8~16
	左卡巴斯汀	12	-	-	皮肤黏膜过敏	50μg喷雾
	咪唑斯汀	>24	-	-	皮肤黏膜过敏、鼻塞	10

注：+、++、+++表示作用依次增强，-表示无作用。

【临床应用】

1. 皮肤黏膜变态反应性疾病 H_1 受体阻断药对荨麻疹、过敏性鼻炎等疗效较好，可作为首选药物，现多用第二代 H_1 受体阻断药。对昆虫咬伤引起的皮肤瘙痒和水肿有较好的疗效，对药疹和接触性皮炎也有一定疗效；对慢性过敏性荨麻疹与 H_2 受体阻断药合用效果比单独使用好。本类药物对支气管哮喘疗效差，对过敏性休克几乎无效。

2. 防晕止吐 H_1 受体阻断药可用于晕动病、妊娠及放射病引起的呕吐，常用的有苯海拉明、异丙嗪。防晕动病应在乘车、乘船前15~30min服用。

3. 镇静催眠 异丙嗪、苯海拉明可用于失眠，尤其是因变态反应性疾病所致的失眠。异丙嗪可与平喘药氨茶碱配伍使用，以对抗氨茶碱中枢兴奋、失眠的不良反应，同时也对气道炎症起到一定的治疗效果。

【不良反应】

1. 中枢神经系统反应 第一代 H_1 受体阻断药多见镇静、嗜睡、乏力等中枢抑制现象。以苯海拉明和异丙嗪最为明显，驾驶员、高空作业者、运动员等工作时不宜使用。第二代 H_1 受体阻断药多数无中枢抑制作用。

2. 胃肠道反应　表现为口干、厌食、便秘或腹泻等。

3. 其他反应　偶见粒细胞减少及溶血性贫血。

三、H₂ 受体阻断药

H₂ 受体阻断药是一类能选择性阻断 H₂ 受体，竞争性对抗组胺引起的胃酸分泌增加，主要用于治疗消化性溃疡的药物。临床常用的药物有西咪替丁（cimetidine）、雷尼替丁（ranitidine）、法莫替丁（famotidine）、尼扎替丁（nizatidine）等。H₂ 受体阻断药的药理作用及其临床应用详见第26章。

第2节 钙　　剂

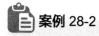 **案例 28-2**

　　患儿，男，8 岁。因荨麻疹治疗效果不佳就诊。医生以 10% 葡萄糖酸钙 3ml 加 50% 葡萄糖注射液 10ml 稀释后缓慢静脉注射。注射进行到大约 3min 时，患儿突然出现口唇发绀、呼之不应。护士立即停止注射，予氯化钠冲洗注射，并给予吸氧。15min 后患儿慢慢恢复正常。

　　问题：1. 该治疗是否合理，为什么？

　　　　　　2. 使用钙剂过程中应注意什么？

临床常用的钙剂有氯化钙（calcium chloride）、葡萄糖酸钙（calcium gluconate）和乳酸钙（calcium lactate）等。

【药理作用与临床应用】

1. 抗过敏作用　钙剂能增加毛细血管的致密性，降低其通透性，使渗出减少，呈现抗炎、消肿及抗过敏等作用。可用于严重荨麻疹、血管神经性水肿、血清病、接触性皮炎和湿疹等，一般采用静脉给药。

2. 促进骨骼和牙齿的发育　钙是构成骨骼和牙齿的主要成分。体内缺钙可引起佝偻病或软骨病，补充钙盐可防治。维生素 D 可增加钙的吸收、促进骨骼的正常钙化，故口服钙剂常同时配伍使用维生素 D。

3. 维持神经肌肉的正常兴奋性　正常人血清钙含量为 90～110mg/L，当血清钙含量低于 60～70mg/L 时，神经肌肉的兴奋性升高，出现手足搐搦症，婴幼儿可见喉痉挛或惊厥，此时应静脉注射钙剂以迅速缓解症状，待症状减轻或惊厥控制后可采用口服给药。

4. 拮抗镁离子的作用　钙与镁的化学性质相似，因此钙剂可以相互竞争同一结合部位而产生对抗作用，故注射硫酸镁过量引起中毒时，可静脉注射氯化钙或葡萄糖酸钙解救。

5. 其他　钙剂可对抗氨基糖苷类抗生素引起的呼吸肌麻痹，还参与凝血过程等。

【不良反应】　静脉注射有全身发热感，注射过快可引起心律失常甚至心搏骤停，故应缓慢静脉注射；也可增加强心苷的毒性，故强心苷治疗期间禁忌钙剂静脉注射；该药有强烈刺激性，不可做皮下或肌内注射，并避免漏出血管外而引起剧痛及组织坏死。

（宋京风）

第**29**章
肾上腺皮质激素类药

激素是由内分泌腺或内分泌细胞分泌的生物活性物质，对机体产生高效能的调节作用，若激素不足或过量，便会引起相应的机体功能异常。肾上腺皮质分泌盐皮质激素、糖皮质激素和性激素，对机体发挥广泛的生理调节作用，尤其是糖皮质激素，在诸多疾病治疗中具有重要的临床地位，但不良反应也广泛存在，使用不当会造成严重后果。

案例 29-1

陈某，女，27 岁，关节疼痛近 2 年，下肢水肿 10 个月，发热伴全身水肿 3 个月。T38.4℃，P120 次 / 分，R26 次 / 分，BP110/70mmHg，面部有蝶形红斑，肾功能检查异常，抗核抗体阳性，抗双链 DNA 抗体阳性，抗 Sm 抗体阳性，诊断为系统性红斑狼疮（SLE）。医嘱予泼尼松 50mg 晨起顿服。

问题：1. 该患者使用泼尼松是否合理？

2. 大剂量使用糖皮质激素可能发现哪些不良反应？

3. 应如何进行防治？

第 1 节　糖皮质激素类药

糖皮质激素对机体有广泛、复杂的调节作用，其作用随剂量不同而改变。人血浆中的糖皮质激素主要是氢化可的松，以及少量可的松，生理情况下机体分泌的糖皮质激素主要影响正常的物质代谢，缺乏时，可引起代谢失调，严重者可致死亡。应激反应时糖皮质激素大量分泌，可达正常情况下的 10 倍，提高机体对有害刺激的抵抗能力，对维持生存至关重要。药理剂量（超生理剂量）的糖皮质激素除影响物质代谢外，还具有抗炎、抗过敏、抗休克等广泛的药理作用。

【体内过程】 糖皮质激素类药物脂溶性高，口服、注射均可吸收，也可经皮肤、黏膜、眼结膜等局部吸收。氢化可的松口服 1～2h 后血药浓度达到高峰，吸收后 80% 与皮质激素转运蛋白（CBG）结合，10% 与白蛋白结合，具有活性的游离型约占 10%。人工合成的糖皮质激素与 CBG 结合率稍低（约 70%）。糖皮质激素主要在肝代谢，经肾排泄。肝、肾患病时 CBG 减少，游离型激素增多，作用增强，易产生不良反应。可的松和泼尼松只有在肝脏分别转化为氢化可的松和泼尼松龙后才能发挥作用，故肝功能不全的患者宜用氢化可的松或泼尼松龙。临床常用的糖皮质激素类药物可分为短效、中效和长效三类（表29-1）。

类别	药物	水盐代谢（比值）	糖代谢（比值）	抗炎作用（比值）	等效剂量（mg）	持续时间（h）	$t_{1/2}$（min）
		表29-1 常用糖皮质激素类药分类及特点					
短效	氢化可的松	1.0	1.0	1.0	20	8～12	90
	可的松	0.8	0.8	0.8	25	8～12	30
中效	泼尼松	0.8	4.0	3.5	5	12～36	60
	泼尼松龙	0.8	4.0	4.0	5	12～36	200
	甲泼尼龙	0.5	5.0	5.0	4	12～36	180
	曲安西龙	0	5.0	5.0	4	12～36	＞200
长效	地塞米松	0	20～30	30	0.75	36～54	100～300
	倍他米松	0	20～30	25～35	0.75	36～54	100～300

【生理和药理作用】

1. 对物质代谢的影响

（1）糖代谢 糖皮质激素促进糖原异生，抑制外周组织对葡萄糖的利用，增加中间代谢产物如丙酮酸和乳酸等在肝和肾合成葡萄糖，使血糖升高，同时增加肝糖原、肌糖原含量。

（2）蛋白质代谢 糖皮质激素促进肝外组织的蛋白质分解，增加血清中氨基酸和尿中氮的排泄量，导致负氮平衡，大剂量可抑制蛋白质的合成。长期使用可致生长减慢、肌肉消瘦、皮肤变薄、骨质疏松、淋巴组织萎缩和伤口愈合延缓等。

（3）脂肪代谢 短期使用糖皮质激素对脂代谢无明显影响，大剂量长期使用增加血中胆固醇含量并激活四肢皮下的脂酶，促使皮下脂肪分解，使脂肪重新分布到面部、胸部、背部、臀部及腹部。

（4）水盐代谢 糖皮质激素有较弱的盐皮质激素样作用，能保钠排钾，长期应用作用明显，可引起高血压和水肿。继发性醛固酮增多时，能增加肾小球滤过率和拮抗抗利尿激素，产生利尿作用。另外，长期过多使用会导致低血钙、骨质脱钙及骨质疏松，可能与减少小肠对钙的吸收和促进尿钙排泄，以及抑制成骨细胞活性、减少骨胶原和骨质形成有关。

（5）核酸代谢 糖皮质激素对各种代谢的影响，主要是通过影响敏感组织中的核酸代谢来实现的。在实验中发现，氢化可的松可诱导特殊mRNA合成，表达一种抑制细胞膜转运功能的蛋白质，从而抑制细胞对葡萄糖、氨基酸等物质的摄取，使细胞合成代谢受到抑制。但是糖皮质激素又能促进肝细胞中其他多种RNA及酶蛋白的合成，进而影响多种物质代谢。

2. 抗炎作用 糖皮质激素具有强大的非特异性抗炎作用，对各种原因（如物理、化学、生物、免疫等因素）引起的炎症和炎症过程的不同阶段均有很强的抑制作用。在炎症初期可抑制毛细血管扩张，降低血管通透性，减轻充血、渗出、白细胞浸润和吞噬等反应，抑制炎症因子的释放，从而缓解红、肿、热、痛等局部症状，同时还能改善炎症的全身反应。在慢性炎症或炎症后期，通过抑制成纤维细胞增生和肉芽组织形成，防止粘连和瘢痕形成，减轻后遗症。但糖皮质激素在抑制炎症的同时，也降低了机体的防御和修复功能，若使用不当可致感染扩散，影响伤口愈合。

糖皮质激素抗炎机制复杂，其基本机制是基因效应，即糖皮质激素进入细胞质与糖皮质激素受体（GR）结合后，使GR活化，活化的激素-受体复合物进入细胞核，与特异的DNA位点结合，影响基因转录，改变炎症介质相关蛋白的水平，从而对炎症细胞和炎症分子产生影响，最终发挥抗炎作用。糖皮质激素一方面可以减少前列腺素、白三烯、NO等介质生成，诱导血管紧张素转化酶的生成而降解缓激肽；另一方面可以抑制炎症细胞因子（TNF-α、IL-1、IL-2、IL-6等）、黏附分子（如E-选择素）和细胞间黏附分子-1的产生，且增加抗炎介质（NF-κB抑制蛋白-1、IL-10、IL-12等）的表达；此外还能诱导炎症细胞凋亡。

3. 免疫抑制与抗过敏作用

（1）免疫抑制作用 糖皮质激素对免疫过程的多个环节均有抑制作用。小剂量主要抑制细胞免疫，抑制巨噬细胞对抗原的吞噬和处理，干扰淋巴组织在抗原作用下的分裂和增殖，减少血中淋巴细胞数量，从而抑制迟发型变态反应和异体器官移植的排斥反应，并能减轻一些自身免疫性疾病的症状；大剂量则能抑制体液免疫，抑制B细胞向浆细胞转化，使抗体和补体生成减少。其免疫抑制机制有：①诱导淋巴细胞DNA降解；②影响淋巴细胞的物质代谢；③抑制核转录因子NF-κB的活性；④诱导淋巴细胞凋亡。

（2）抗过敏作用 免疫过程中，由于抗原-抗体反应引起肥大细胞脱颗粒而释放组胺、5-羟色胺、过敏性慢反应物质、缓激肽等，从而引起一系列过敏反应症状。糖皮质激素能减少上述过敏介质产生，抑制过敏介质导致的病理变化，解除或缓解过敏反应症状。

4. 抗毒素作用 糖皮质激素可增强机体对内毒素的耐受力，减轻内毒素对机体的损害，迅速缓解中毒症状，但对内毒素无中和作用，对外毒素无效。可减少内源性致热原的释放，并抑制下丘脑对致热原的反应，对严重感染引起的发热具有高效退热作用，明显改善中毒症状。

5. 抗休克作用 大剂量的糖皮质激素具有抗休克作用，广泛用于各种休克，特别是感染脓毒症休克（又称感染性休克、中毒性休克）。抗休克作用机制有：①抑制某些炎症因子的产生，减轻全身炎症反应综合征和组织损伤，使微循环血流动力学恢复正常，改善休克状态；②稳定溶酶体膜，减少心肌抑制因子（MDF）的形成和释放；③降低血管对缩血管活性物质的敏感性，解除小血管痉挛，增强心肌收缩力，改善微循环；④增强机体对内毒素的耐受力，但对内毒素无中和作用，对外毒素无效。

6. 其他作用

（1）允许作用 糖皮质激素对有些组织细胞无直接作用，但可给其他激素发挥作用创造有利条件，称为允许作用。例如，糖皮质激素可增强儿茶酚胺收缩血管的作用和胰高血糖素升高血糖的作用等。

（2）对血液和造血系统的影响 糖皮质激素刺激骨髓造血功能，使血液中红细胞、血红蛋白增多；大剂量使血小板数量增多，纤维蛋白原浓度升高，缩短凝血酶原时间；使中性粒细胞数增多，但其游走、吞噬及消化等功能下降；使血液中淋巴细胞、嗜酸性粒细胞数和嗜碱性粒细胞数减少。

（3）对中枢神经系统影响 糖皮质激素降低脑内抑制性递质γ-氨基丁酸的浓度，提高中枢神经系统兴奋性，引起激动、失眠、欣快等症状，甚至诱发精神失常和癫痫发作。儿童大剂量使用可引起惊厥。

（4）对消化系统的影响 糖皮质激素刺激胃酸和胃蛋白酶的分泌，减少胃黏液的分泌，提高食欲，促进消化，但大剂量可加重或诱发溃疡。

（5）对心血管系统的影响 糖皮质激素增强血管对其他物质的反应性，增加血管壁肾上腺素受体的表达，库欣综合征患者及长期使用糖皮质激素者可出现高血压。

（6）对骨骼的影响 糖皮质激素可抑制成骨细胞的活性，减少骨胶原的合成，促进胶原和骨基质的分解，使骨盐不易沉积，导致骨质形成障碍。长期使用可导致骨质疏松，特别是脊椎骨，可引起腰背痛、压缩性骨折。

【临床应用】

1. 严重感染或炎症

（1）严重急性感染 原则上仅限于急性严重感染、症状凶险、组织破坏严重，并伴有中毒或休克症状的危重患者，如中毒性菌痢、暴发型流行性脑膜炎及败血症等，一般感染不用。糖皮质激素通过其增强机体对有害刺激的耐受力，减轻中毒反应，迅速缓解中毒症状，保护心、脑等重要器官，帮助患者度过危险期，为病因治疗争取时间。但糖皮质激素无抗菌和抗病毒作用，并且会降低机体防御功能，因此在治疗细菌感染时，必须合用足量有效的抗菌药物，以免感染扩散。停药时应先停糖皮质激素，后停抗菌药。一般病毒感染由于缺乏特效药不主张应用，但严重病毒感染（如严重病毒性肝炎、严重急性呼吸窘迫综合征、麻疹、流行性乙型脑炎等）时，所致病变已对机体构成严重威胁需使用糖皮质激素迅速控制症状，防止或减轻并发症和后遗症。

（2）治疗炎症及防止某些炎症的后遗症：机体一些重要部位的炎症，感染虽然不严重，但是为了避免组织粘连和瘢痕形成造成功能障碍，可早期使用糖皮质激素，如结核性脑膜炎、胸膜炎、腹膜炎、心包炎、风湿性心瓣膜炎、睾丸炎及烧伤等。对眼科疾病如虹膜炎、角膜炎、视网膜炎和视神经炎等非特异性眼炎，应用后可迅速抗炎镇痛、防止角膜混浊和瘢痕、粘连的发生。但角膜溃疡和青光眼患者禁用。

2. 自身免疫性疾病、器官移植排斥反应和过敏性疾病

（1）自身免疫性疾病 严重风湿热、风湿性心肌炎、风湿性及类风湿关节炎、系统性红斑狼疮、肾病综合征、多发性皮肌炎等自身免疫性疾病，糖皮质激素可缓解症状，但不能根治。对多发性皮肌炎、重症系统性红斑狼疮为首选药物，但长期应用容易产生不良反应，一般采用综合疗法，不宜单用。

（2）器官移植排斥反应 糖皮质激素可以抑制异体器官移植术后产生的排斥反应，与环孢素等免疫抑制剂合用疗效好，并可减少药量。

（3）过敏性疾病 如荨麻疹、血管神经性水肿、支气管哮喘和过敏性休克等，一般用拟肾上腺素药或抗组胺药治疗，对严重患者或其他药物无效时，可考虑使用糖皮质激素辅助治疗，用以抑制抗原抗体反应引起的组织损害和炎症过程。吸入型糖皮质激素已作为支气管哮喘防治的一线用药。

3. 抗休克治疗 糖皮质激素适用于各种休克。对感染脓毒症休克效果最好，在应用足量有效抗菌药物的同时，可早期、短时间、大剂量突击使用，一旦微循环改善、脱离休克状态及时停用。对过敏性休克，可与首选药肾上腺素合用；对低血容量性休克，在输血、补液及补电解质后效果不佳者，可合用超大剂量糖皮质激素；对心源性休克，须结合病因治疗。

4. 血液病 糖皮质激素多用于儿童急性淋巴细胞白血病，与抗肿瘤药物合用。对再生障碍性贫血、粒细胞减少症、血小板减少症、过敏性紫癜等也有一定疗效，但停药后易复发。

5. 替代疗法 急性和慢性肾上腺皮质功能不全症、肾上腺次全切除术后、脑腺垂体功能减退等可采用小剂量糖皮质激素补充治疗，称作替代疗法。

6. 局部应用 治疗接触性皮炎、湿疹、肛门瘙痒、银屑病等，宜选用氟轻松、氢化可的松等软膏、栓剂或洗剂等局部用药。对天疱疮及剥脱性皮炎等严重患者仍需全身用药。氢化可的松或泼尼松等糖皮质激素加入1%普鲁卡因注射液等局部麻醉药物注入劳损的肌肉、关节或韧带等部位进行局部封闭治疗可起到局部消炎止痛的效果。

【不良反应】

1. 长期大剂量应用引起的不良反应

（1）医源性肾上腺皮质功能亢进 也称为类肾上腺皮质功能亢进综合征，是长期大剂量使用糖皮质激素引起水盐代谢和物质代谢紊乱所致。表现为满月脸、水牛背、向心性肥胖、皮肤变薄、多毛、痤疮、肌无力或萎缩、低血钾、水肿、高血压、高血糖、高血脂等。一般不需要特殊治疗，停药后可自行消退，但肌无力恢复缓慢。用药期间宜采取低盐、低糖、高蛋白饮食，多摄入富含钾的食物。定期测量血压、血糖、血脂和体重，必要时用降压药、降血糖药等对症治疗。

（2）诱发或加重感染 因糖皮质激素使机体免疫功能下降，长期使用可诱发新的感染或使体内潜在的感染病灶扩散，特别是在原有疾病（如白血病、再生障碍性贫血、肾病综合征等）已使抵抗力下降时更易产生。故对体内已有感染病灶者（如结核病）等应加用有效抗菌药物，无有效药物控制的感染不宜使用。

（3）诱发或加重消化性溃疡 糖皮质激素可促进胃酸、胃蛋白酶分泌，减少胃黏液分泌、降低胃肠黏膜的抵抗力，故可诱发或加重胃、十二指肠溃疡，严重者致消化道出血或穿孔，与水杨酸类合用更易发生。溃疡的特点是表浅、多发，易在幽门前窦部发生，症状少，出血或穿孔率高，称为甾体激素溃疡。少数患者可诱发胰腺炎或脂肪肝。

（4）心血管并发症　长期应用糖皮质激素可引起高血压和动脉粥样硬化等，这与水钠潴留使血容量增加和血脂升高有关。

（5）诱发精神失常或癫痫发作　与中枢兴奋作用有关。

（6）骨质疏松、肌肉萎缩、伤口愈合延迟　与糖皮质激素对蛋白质代谢、对骨骼的影响、对炎症增生期的抑制和增加钙磷排泄有关。儿童、老年人和绝经期妇女更容易发生骨质疏松，严重者可发生自发性骨折，可补充维生素D、钙盐及同化激素进行预防，出现骨质疏松时必须停药。另外，长期使用糖皮质激素可使血脂升高，出现脂肪栓塞，可造成股骨头无菌性缺血坏死。

（7）诱发糖尿病　长期使用超生理剂量糖皮质激素，引发糖代谢紊乱，约半数患者可出现糖耐量受损或类固醇性糖尿病，该病对降糖药敏感性差，应在控制原发病的基础上，尽可能减少激素的用量，最好停药，不能停药者需给予降糖药或注射胰岛素。

（8）其他　可影响儿童生长发育，不宜久用；偶可导致胎儿畸形，妊娠早期不宜使用；还可诱发糖皮质激素青光眼和糖皮质激素白内障。

2. 停药反应

（1）医源性肾上腺皮质功能不全　糖皮质激素分泌受下丘脑-腺垂体-肾上腺皮质轴的调节。长期大剂量使用糖皮质激素时，外源性激素通过负反馈调节，使腺垂体分泌促肾上腺皮质激素（ACTH）减少，引起肾上腺皮质萎缩和功能不全。若减量过快或突然停药，特别是遇到手术、感染、创伤等应激情况时，可引起肾上腺皮质功能不全甚至危象，表现为恶心、呕吐、肌无力、低血糖、低血压，甚至休克或昏迷等。因此长期用药者不可突然停药，应逐渐减量，缓慢停药。在停药1年内如遇应激情况，如感染或手术等，应及时给予足量糖皮质激素。

（2）反跳现象　长期大剂量使用激素患者，若突然停药或减量太快，导致原有疾病复发或恶化，称为反跳现象。这可能与患者对激素产生了依赖性或病情未完全控制有关，此时需加大剂量再行治疗，待症状缓解后再逐渐减量至停药。

【禁忌证】　肾上腺皮质功能亢进、严重高血压、严重的精神病和癫痫、活动性消化性溃疡、活动性肺结核、新近胃肠吻合术、骨折及创伤修复期、角膜溃疡、糖尿病、妊娠早期、抗菌药物不能控制的严重感染等。但是，若必须用糖皮质激素类药物才能控制病情，挽救患者生命时，合并上述情况，可在积极治疗原发疾病、严密监测病情变化的同时，权衡利弊，慎重使用糖皮质激素类药物。

链接

库欣综合征

库欣综合征又称皮质醇增多综合征，是最常见的肾上腺皮质疾病，是由于肾上腺皮质长期、过量分泌皮质醇（氢化可的松）引起的临床综合征，1912年由美国神经外科医师哈维·库欣（Harvey Cushing）首先报道。该病可发生于任何年龄，好发于20～45岁，女性多于男性，男女比例约为1∶3。可分为ACTH依赖性皮质醇症[ACTH或促肾上腺皮质激素释放激素（CRH）过量分泌引起]和ACTH非依赖性皮质醇症（皮质醇自主过量分泌引起）两种。主要表现有向心性肥胖、多血质、高血压、继发性糖耐量降低和（或）糖尿病、肌肉萎缩、多毛、月经失调或继发性闭经、性功能障碍、紫纹、满月脸、骨质疏松、病理性骨折、痤疮、色素沉着、水肿、头痛、伤口不愈等。儿童常见表现为体重增加和生长发育迟缓。治疗主要是针对病因进行手术，以及采用放疗、类固醇合成抑制剂及糖皮质激素受体拮抗剂进行辅助治疗。

【用法与疗程】

1. 大剂量冲击疗法　适用于危重患者的抢救，如严重感染和各种休克。常选用氢化可的松静脉滴注，首次200～300mg，一日量可达1g以上，疗程3～5日，根据临床情况迅速停药或逐渐减量后撤药。大剂量应用时宜合用氢氧化铝凝胶等以防止急性消化道出血。

2. 一般剂量长期疗法 用于结缔组织病、肾病综合征、淋巴细胞白血病等慢性疾病。一般选用泼尼松，每日10～30mg（或等效的其他糖皮质激素制剂），一日3次。显效后，每3～5日减量一次，至最小维持量，疗程为6～12个月。一般不用长效制剂，不能突然停药。长期使用停药指征：①维持量已减至正常生理需要量，病情稳定不再活动者；②治疗效果差，不宜再用激素，需换药者；③因严重副作用或并发症，难以继续用药者。

3. 隔日疗法 糖皮质激素的分泌具有昼夜节律性，上午8时为分泌高峰，随后下降，午夜12时最低，这是由ACTH分泌昼夜节律决定的。长期用药时可配合这种节律给药，即采用清晨一次给药，使外源性和内源性糖皮质激素对下丘脑-腺垂体-肾上腺轴的负反馈抑制作用的时间一致，以减轻肾上腺皮质萎缩。某些慢性病的长程疗法中常采用隔日一次给药法，即将两日的总药量在隔日清晨7～8时一次给予，隔日服药采用泼尼松、泼尼松龙等中效制剂较好。也有主张采用短效制剂如可的松、氢化可的松在每日早晨7～8时给药的每日晨给药法。

4. 小剂量替代疗法 用于腺垂体功能减退、慢性肾上腺功能不全及肾上腺皮质次全切除术后等。宜选用可的松每日12.5～25.0mg或氢化可的松每日10～20mg。需长期替代治疗。

5. 局部用药 眼科、皮肤科及某些内科疾病可以采用局部给药的方法。

> **链接**
>
> **糖皮质激素在妊娠期和哺乳期患者中的应用注意**
>
> 妊娠期妇女应用糖皮质激素应严格掌握适应证，选用适当的治疗方法。使用最低有效剂量，常用氢化可的松、泼尼松龙、地塞米松，一般在妊娠12周后上颚发育结束后用药。氢化可的松和泼尼松龙透过胎盘比例小，一般用于治疗孕妇疾病；地塞米松透过胎盘比例大，约46%，一般用于治疗胎儿疾病。对有早产风险的孕妇给予产前糖皮质激素治疗能显著降低新生儿呼吸窘迫综合征、脑室内出血、坏死性小肠结肠炎、脓毒症及新生儿死亡的发生率。母乳中的糖皮质激素浓度很低，生理或维持剂量的糖皮质激素对婴儿一般无严重不良影响。因为母乳中药物浓度在用药后2h达到峰值，建议丢弃用药后4h内的母乳。如果哺乳期妇女接受中等以上剂量的糖皮质激素不推荐哺乳。

第2节 盐皮质激素类药

天然盐皮质激素包括醛固酮（aldosterone）和去氧皮质酮（desoxycortone），具有明显的保钠排钾作用，维持机体水、电解质平衡。醛固酮一般不作药用，人工合成的去氧皮质酮，可采用肌内注射或皮下埋置给药，与糖皮质激素合用，可作为慢性肾上腺皮质功能减退的替代疗法，纠正患者失钠、失水和钾潴留，恢复水和电解质平衡。氟氢可的松（fludrocortisone）也可以口服，其抗炎作用和对糖代谢的影响为氢化可的松的10倍，对水盐代谢的作用为氢化可的松的100～125倍，故全身用药时只用作盐皮质激素类药物。替代疗法进行的同时，每日需补充食盐6～10g，以更好地纠正患者失钠、失水和钾潴留等，恢复水和电解质的平衡。

第3节 促肾上腺皮质激素及皮质激素抑制药

一、促肾上腺皮质激素

促肾上腺皮质激素（adrenocorticotrophic hormone，ACTH）是由腺垂体分泌的多肽类激素，其作用主要是促进肾上腺皮质合成、分泌皮质激素，并维持肾上腺的正常形态和功能。ACTH 口服被消化酶破坏失效，需注射给药。一般 ACTH 给药后 2h 肾上腺皮质才会分泌氢化可的松。临床上主要用于诊断垂体 - 肾上腺皮质功能状态（ACTH 兴奋试验）及检测长期应用糖皮质激素停药前后的皮质功能水平。

二、皮质激素抑制药

皮质激素抑制药可代替外科的肾上腺皮质切除术，临床常用的有美替拉酮、酮康唑、氨鲁米特、米托坦和依托咪酯等。

美 替 拉 酮

美替拉酮（metyrapone，甲吡酮）为 11β- 羟化酶抑制剂，能减少氢化可的松的合成，并反馈性促进 ACTH 的分泌，用于治疗肾上腺皮质肿瘤或产生 ACTH 的肿瘤所致的氢化可的松过多症和皮质癌，也可用来测定腺垂体分泌 ACTH 的功能。不良反应较少，可有恶心、呕吐、头晕、昏睡等，较大剂量使用可导致肾上腺皮质功能减退。

酮 康 唑

酮康唑（ketoconazole）是一种抗真菌药，其机制是阻断真菌类固醇的合成。但由于哺乳类动物组织对其敏感性远较真菌低，因此对人体类固醇合成影响仅在高剂量时才会出现。主要用于库欣综合征和前列腺癌的治疗。不良反应有恶心、腹泻、瘙痒、头痛、氨基转移酶升高及男性性功能减退等。

氨 鲁 米 特

氨鲁米特（aminoglutethimide）能抑制胆固醇转变成 20-α- 羟胆固醇，阻断类胆固醇生物合成的第一步反应，从而对氢化可的松和醛固酮的合成产生抑制作用，能有效抑制肾上腺肿瘤和 ACTH 过度分泌时氢化可的松的增多。本品可与美替拉酮合用治疗由垂体所致 ACTH 过度分泌诱发的库欣综合征。不良反应主要有嗜睡、乏力、头晕、恶心、皮疹等。

米 托 坦

米托坦（mitotane）选择性地使肾上腺皮质束状带及网状带细胞萎缩坏死，用药后血、尿中氢化可的松及其代谢产物迅速减少，但不影响球状带分泌醛固酮。口服用于不可手术的肾上腺皮质癌、切除后的肾上腺皮质复发癌及肾上腺皮质癌术后辅助治疗。可有胃肠道反应、中枢抑制和运动失调等不良反应，减小剂量后症状可消失。

（邓庆华）

第**30**章
甲状腺激素类药及抗甲状腺药

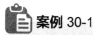 **案例 30-1**

　　肖某，女，28 岁，因近 2 个月脾气急躁、怕热、多汗、多食、消瘦、失眠，来院就诊。查体：甲状腺 I 度肿大，两手颤抖，眼球有轻度突出，心率 100 次 / 分，实验室检查 T_3 和 T_4 均高于正常水平。诊断为甲状腺功能亢进，给予甲巯咪唑治疗，用药 2 个月后症状好转，但自觉脖子比先前变粗、怕冷，近 3 天出现咽痛、发热。

　　问题：甲巯咪唑的作用是什么？患者用药后出现了什么问题？如何防治？

第 1 节　甲状腺激素类药

　　甲状腺是人体最大的内分泌腺，分泌的甲状腺激素对人体的物质代谢、能量代谢、生长发育及神经系统兴奋性有重要的调节作用，其功能异常时可导致甲状腺功能亢进（甲亢）或甲状腺功能减退（甲减）。甲状腺激素为碘化酪氨酸的衍化物，包括三碘甲状腺原氨酸（triiodothyronine，T_3）和四碘甲状腺原氨酸[tetraiodothyronine，又称甲状腺素（thyroxine，T_4）]。

　　【**体内过程**】　T_4、T_3 口服易吸收，生物利用度分别为 50%～70% 和 90%～95%，T_4 的吸收率因肠内容物等影响而不恒定。两者的血浆蛋白结合率均达 99% 以上，T_4 游离型仅为 0.05%，T_3 游离型为 0.5%。T_4 脱碘可变为 T_3，T_3 作用快而强，作用约为 T_4 的 5 倍，维持时间短，$t_{1/2}$ 为 2 天；T_4 作用慢而弱，维持时间较长，$t_{1/2}$ 为 5 天。T_3、T_4 在肝、肾线粒体内脱碘，并与葡糖醛酸或硫酸结合，经肾排泄。也可透过胎盘或从乳汁分泌，因此妊娠期及哺乳期妇女慎用。

链接

甲状腺激素的生物合成

　　甲状腺激素以碘为原料合成。血液中的碘化物被甲状腺细胞通过碘泵主动摄取，碘化物在过氧化物酶的作用下被氧化成活性碘，活性碘与甲状腺球蛋白上的酪氨酸残基结合，生成单碘酪氨酸（monoiodotyrosine，MIT）和双碘酪氨酸（diiodotyrosine，DIT），在过氧化物酶催化下，一分子 MIT 和一分子 DIT 缩合生成 T_3，两分子 DIT 缩合生成 T_4。合成的 T_3、T_4 贮存于滤泡腔内的胶质中。在蛋白水解酶作用下，甲状腺球蛋白分解并释放出 T_3、T_4 进入血液。甲状腺激素的分泌受下丘脑 - 腺垂体 - 甲状腺轴的调控。下丘脑分泌促甲状腺激素释放激素（TRH），促进垂体前叶分泌促甲状腺激素（TSH），TSH 可促进甲状腺细胞增生及 T_3、T_4 的合成。当血中游离的 T_3、T_4 浓度过高时，又对下丘脑和腺垂体起负反馈调节作用。

【**药理作用**】

　　1. 维持正常生长发育　甲状腺激素能促进蛋白质合成、骨骼和脑组织的生长发育。甲状腺功能先天不足或缺碘时，可使大脑和骨骼的生长发育受阻，出现智力低下、身材矮小，称为克汀病（cretinism），又称呆小病。成年人甲状腺功能不全时，容易出现疲乏、嗜睡、反应迟钝、皮肤干燥、毛发脱落、腹胀、便秘、性欲下降及黏液性水肿等症状，严重时出现甲状腺功能减退危象（又称为黏液性水肿昏迷），是甲状腺功能低下失代偿的一种严重的临床状态。

2. 促进代谢和产热　甲状腺激素能促进物质氧化代谢，增加耗氧量，提高基础代谢率，使产热增多。甲状腺功能亢进时，基础代谢率升高，患者易饥多食、怕热多汗。甲状腺功能减退时，患者畏寒、代谢活动降低。

3. 提高机体交感-肾上腺系统的反应性　甲状腺激素能增强机体对儿茶酚胺的敏感性。甲状腺功能亢进时，患者可出现神经过敏、急躁易怒、心率加快、心排血量增加及血压升高等症状。

【临床应用】　临床上常用的甲状腺激素类药是左甲状腺素钠，主要用于甲状腺功能低下的替代疗法，应于早餐前至少半小时空腹服用一日剂量。

1. 克汀病　是由胚胎期缺碘造成甲状腺激素合成不足，或出生后甲状腺功能低下所致。应以预防为主，尽早诊治，妊娠期应注意碘的摄入，治疗从小剂量开始，逐渐增加剂量，有效者应终身治疗，并根据症状和甲状腺功能检查随时调整剂量。若治疗延迟，即使躯体能正常发育，但智力仍然低下。

2. 黏液性水肿　应从小剂量开始，逐渐增至足量。2~3周后如基础代谢率恢复正常，症状缓解，可逐渐减至维持量。老年人及心血管系统疾病患者增量宜缓慢，以防过量诱发或加重心脏病变；垂体功能低下者宜先用糖皮质激素，再用甲状腺激素，以防发生急性肾上腺皮质功能不全；黏液性水肿昏迷者必须立即静脉注射大量T_3，直至症状改善，清醒后改口服，同时给予足量氢化可的松。

3. 单纯性甲状腺肿　由于机体甲状腺激素合成明显减少，促甲状腺激素（TSH）释放增加，从而促使甲状腺组织代偿增生肥大，称单纯性甲状腺肿。缺碘者应补碘，原因不明者可给予适量甲状腺激素，以补充内源性激素的不足，抑制TSH过多分泌，缓解甲状腺组织代偿性增生肥大。

4. 其他　①T_3抑制试验，服用T_3后摄碘率比用药前对照值下降50%以上者为单纯性甲状腺肿，摄碘率下降小于50%者为甲亢，现已少用；②甲状腺癌术后应用T_4，可抑制残余癌变组织，减少复发；③甲亢患者服用抗甲状腺药时，加用T_4有利于减轻突眼、甲状腺肿大及防止甲状腺功能低下。

【不良反应】　过量可出现甲亢的症状，如心悸、震颤、多汗、失眠等，严重者出现腹泻、呕吐、发热甚至心绞痛、心力衰竭、骨骼肌痉挛等。应采用个体化用药，口服给药宜从小剂量开始，逐渐加量，并根据患者临床症状及实验室检查结果调整剂量。老年人或心脏病患者更容易诱发心绞痛、心力衰竭，应密切观察患者心率、血压等的变化，必要时停药并并用β受体阻断药拮抗，停药后1周再从小剂量开始应用。糖尿病、高血压、冠心病、快速性心律失常患者禁用，妊娠期及哺乳期妇女慎用。

第2节　抗甲状腺药

链接

国际甲状腺知识宣传周

2007年9月，国际甲状腺联盟为了提高全球居民的甲状腺健康意识，选定每年5月25日为"世界甲状腺日"，5月25日所在的周，被确定为"国际甲状腺知识宣传周"，又称甲状腺周、甲状腺知识周。2023年第15个国际甲状腺知识宣传周，主题是"守护甲状腺，提升她力量"。

一、硫　脲　类

硫脲类是临床最常用的抗甲状腺药，具体包括两类：①硫氧嘧啶类，包括甲硫氧嘧啶（methylthiouracil，MTU）、丙硫氧嘧啶（propylthiouracil，PTU）；②咪唑类，包括甲巯咪唑（thiamazole，他巴唑）、卡比马唑（carbimazole，甲亢平）。

【体内过程】　硫脲类口服吸收迅速，生物利用度可达80%，血浆蛋白结合率约75%，可分布于全身各组织，在甲状腺组织中浓度最高，易透过胎盘和进入乳汁。主要在肝内代谢，部分可与葡萄糖醛酸结合而通过肾排泄。丙硫氧嘧啶作用快而强，$t_{1/2}$ 为2h；甲巯咪唑作用慢而弱，$t_{1/2}$ 为6h，作用可维持16～24h；卡比马唑在体内转化为甲巯咪唑才能发挥作用，作用更慢，不能用于甲状腺危象。

【药理作用】

1. 抑制甲状腺激素的合成　硫脲类能抑制甲状腺细胞内过氧化物酶，影响酪氨酸碘化及耦联，从而抑制甲状腺激素的生物合成。对已合成的甲状腺激素无效，需待储存的甲状腺激素被消耗到一定程度后才能显效。故用药2～3周后甲亢症状开始减轻，1～2个月基础代谢率接近正常。

2. 抑制外周组织的 T_4 转化为 T_3　丙硫氧嘧啶能迅速抑制 T_4 在外周组织脱碘转化为 T_3，故在重症甲亢、甲状腺危象时可作为首选药物。

3. 减弱β受体介导的糖代谢　硫脲类能减少心肌、骨骼肌细胞的β受体数目，降低腺苷酸环化酶的活性而减弱β受体介导的糖代谢。

4. 免疫抑制作用　甲亢的发病机制与自身免疫异常有关。硫脲类药物能降低血中甲状腺刺激性免疫球蛋白（thyroid stimulating immunoglobulin，TSI）的水平，有利于甲亢的病因治疗。

【临床应用】

1. 甲亢的内科治疗　硫脲类适用于轻症和不宜手术或不宜用放射性碘治疗的患者，如青少年、儿童、术后复发、年老体弱的中重度患者或兼有心、肝、肾、出血性疾病的患者。开始治疗时给予大剂量，以对甲状腺激素合成产生最大抑制作用；经1～2个月的治疗，症状明显减轻，基础代谢率接近正常时，药量即可递减，直至维持量，疗程1～2年，过早停药易复发。内科治疗可使40%～70%的患者不复发。

2. 甲亢术前准备　为减少甲状腺次全切除术患者麻醉或术后的合并症，防止术后发生甲状腺危象，可在术前服用硫脲类药物，使甲状腺功能控制到正常或接近正常。但由于用药后TSH分泌增多，使甲状腺增生充血，不利于手术进行，须在术前2周加服大剂量碘剂，使腺体缩小变硬，以减少出血，利于手术进行。

3. 甲状腺危象的治疗　甲亢患者在感染、外伤、手术、情绪激动等诱因影响下，甲亢症状急骤加重和恶化，甲状腺激素大量释放入血，患者出现高热、虚脱、心力衰竭、肺水肿、水和电解质紊乱等症状，可危及生命，称为甲状腺危象。此时除消除诱因、对症治疗外，主要应用大剂量碘剂抑制甲状腺激素释放，并立即用丙硫氧嘧啶抑制甲状腺激素的合成、降低外周组织 T_3 的含量，剂量约为治疗量的2倍，用药时间不超过1周。必要时合用β受体阻断药。

【不良反应】

1. 过敏反应　最常见，有瘙痒、皮疹、发热等，少数患者发生剥脱性皮炎。一般可自行消退，必要时可用抗组胺药或糖皮质激素治疗。

2. 胃肠道反应　恶心、呕吐、腹痛、腹泻等。

3. 粒细胞缺乏症　为最严重的不良反应，发生率为0.1%～0.5%。一般发生在治疗后的2～3个月内，老年人较易发生，应定期检查血常规。若用药后出现发热、咽痛或口腔溃疡等现象，应立即停药并进行粒细胞计数等相关检查，粒细胞计数越低可能粒细胞恢复至正常的时间越长，部分无症状的患者可通过监测血常规及时发现粒细胞缺乏。

4. 甲状腺肿及甲状腺功能减退　长期用药使血清甲状腺激素水平显著下降，通过负反馈调节，促进TSH分泌增多，引起甲状腺代偿性增生，腺体肿大充血，重者可产生压迫症状，及时停药可恢复。用药期间定期检查甲状腺功能，及时调整用量。如出现畏寒、乏力、记忆力减退、声音嘶哑等甲状腺功能减退症状，应减量或停药，并给予甲状腺激素制剂。

5. 肝功能损害　丙硫氧嘧啶在体内形成的活性代谢产物具有肝细胞毒性，可引起肝细胞坏死，主要表现为氨基转移酶升高；甲巯咪唑导致的肝损害主要表现为黄疸，胆红素明显升高，停用后可缓慢恢复。故应定期检查肝功能，肝功能异常时慎用。

6. 注意事项 硫脲类药物可通过胎盘，浓集于胎儿甲状腺，妊娠期妇女慎用或不用（丙硫氧嘧啶通过胎盘量很少，适用于妊娠期甲亢患者）；可通过乳汁排泄，用药时应避免哺乳；结节性甲状腺肿合并甲亢及甲状腺癌患者禁用；碘使体内甲状腺激素合成与贮存增多，延缓硫脲类药物的起效时间，故应避免同时服用碘剂或高碘食物。

二、碘及碘化物

碘及碘化物是治疗甲状腺病最古老的药物之一，在《神农本草经》就有用海带等含碘食物治疗"瘿瘤"（甲状腺肿大）的记载。目前常用的有碘化钾（potassium iodide）、碘化钠（sodium iodide）和复方碘溶液（卢戈液）等。

【药理作用】

1. 促进甲状腺激素的合成 碘是甲状腺激素合成的原料，小剂量碘促进甲状腺激素的合成，小剂量碘可用来防治单纯性甲状腺肿。

2. 抗甲状腺作用 大剂量碘产生抗甲状腺作用，主要机制有：①大剂量（每天大于6mg）碘抑制蛋白水解酶，使T_3、T_4不能和甲状腺球蛋白解离，从而抑制甲状腺激素释放；②拮抗TSH的作用，抑制T_3、T_4的释放；③抑制过氧化物酶，从而减少甲状腺激素的合成。其抗甲状腺作用快而强，用药后2～7天起效，10～15天达最大效应，疗效最多维持2周。若继续用药，反使碘的摄取受抑制，细胞内碘离子浓度下降，因此失去抑制激素合成的效应，导致甲亢症状复发，甚至加重，因此碘化物不能单独用于甲亢的内科治疗。

【临床应用】

1. 单纯性甲状腺肿 小剂量碘用于治疗单纯性甲状腺肿，早期服用碘化钾或复方碘溶液即可使腺体缩小而痊愈，腺体太大有压迫症状时需手术治疗。缺碘地区食用碘盐可预防该病发生。

2. 甲亢术前准备 手术前先用硫脲类药物控制病情，术前2周给予大剂量碘剂，对抗TSH的作用，使腺体缩小变硬、充血减少，有利于手术进行并减少出血。

3. 甲状腺危象 大剂量碘剂和硫脲类药物配合使用，可迅速控制甲状腺危象症状。一般将碘化物加到10%葡萄糖溶液中静脉滴注，也可服用复方碘溶液。待危象消除后停药，用药时间不宜超过2周。

【不良反应】

1. 过敏反应 用药后立即或几小时内发生，表现为发热、皮疹、皮炎，严重者出现血管神经性水肿、上呼吸道水肿及喉头水肿，甚至窒息。一般停药后可消退，加服食盐和增加饮水量可促进碘排泄。必要时采取抗过敏治疗。

2. 一般反应 常有咽喉不适、口有金属味、呼吸道刺激、鼻窦炎、眼结膜炎及唾液分泌增多等，停药后可消退。

3. 诱发甲状腺功能紊乱 长期服用碘化物可诱发甲亢，已用硫脲类控制症状的甲亢患者可因服用少量碘而复发；还可能诱发甲状腺功能减退和甲状腺肿。碘能通过胎盘进入胎儿体内，还可通过乳汁分泌，从而引起新生儿甲状腺功能异常或甲状腺肿，故妊娠期和哺乳期妇女应慎用。

> **链接**
>
> **碘**
>
> 碘是甲状腺疾病相关的重要环境因素，碘营养对甲亢的影响与基础碘营养状态及碘补充有关。在既往碘缺乏地区补碘后的1～3年，甲亢发病率明显增加。碘缺乏越严重，强化补碘量越大，甲亢发病率增加的倾向越明显。在长期补碘地区，碘过量和碘缺乏均与甲亢患病率增加有关。我国自1994年起实行全民普遍食盐碘化政策以来，碘缺乏性疾病得到了有效的控制，为了避免碘

超足量带来的负面作用，我国1996年、2000年、2012年3次调整食用盐碘含量，从1996年全国统一的不超过60mg/kg逐步调整到2000年的20～50mg/kg，2012年的20mg/kg、25mg/kg、30mg/kg 3种标准，各省份根据本地区人群实际碘营养水平自行选择。中国居民膳食矿物质推荐摄入量（RNI）或适宜摄入量（AI）推荐18岁及以上人群碘摄入量为120μg/d，孕妇为230μg/d，乳母为240μg/d。

三、放 射 性 碘

临床常用的放射性碘为^{131}I，其$t_{1/2}$为8天，用药后1个月放射性可消除90%，56天可消除99%以上。

【药理作用】 甲状腺有高度摄碘能力，^{131}I口服后被甲状腺大量摄取，在腺泡细胞内产生β射线（99%）和γ射线（1%）。β射线在组织内的射程为0.5～2.0mm，辐射作用只限于甲状腺内，可破坏甲状腺组织，特别是敏感的增生细胞，很少波及周围组织，疗效类似手术切除。γ射线射程远，可在体外测得，可测定甲状腺摄碘功能。

【临床应用】

1. 治疗甲亢 适用于不宜手术或手术后复发者、硫脲类治疗无效或过敏者。其作用缓慢，一般用药后1个月见效，3～4个月后甲状腺功能恢复正常，起效前需用其他药物控制症状。

2. 甲状腺摄碘功能检查 口服^{131}I后分别于1h、3h及24h测定甲状腺放射性，计算摄碘率。甲亢时，摄碘率高，摄碘高峰时间前移；而甲状腺功能减退时，摄碘率低，摄碘高峰时间后延。

【不良反应】 主要是甲状腺功能减退，故应严格掌握剂量和密切观察，定期检查甲状腺功能，一旦发生甲状腺功能低下可补充甲状腺激素。20岁以下的患者、妊娠期和哺乳期妇女及肾功能不良者不宜使用，甲状腺危象、重症浸润性突眼及甲状腺不能摄碘者禁用。治疗前后1个月内应避免服用碘剂及含碘的食物或药物。

四、β受体阻断药

β受体阻断药如普萘洛尔等通过阻断β受体可减轻甲亢患者交感-肾上腺系统兴奋症状，如焦虑、心悸等，也可抑制甲状腺激素的分泌以及外周组织T_4转变为T_3，减少T_3生成。临床主要用于甲亢、甲亢术前准备及甲状腺危象的辅助治疗。单用时控制症状的作用有限，常与硫脲类合用，以提高疗效。

（邓庆华）

第31章
降血糖药

案例 31-1

李某，女，50岁，3年前因尿量增多、容易饥饿、口渴多饮、体重下降到医院就诊，检查空腹血糖升高，诊断为2型糖尿病。予以口服二甲双胍和格列本脲片治疗，1个月前因血糖控制不佳改用诺和灵 30R（30% 常规胰岛素和70% 低精蛋白锌胰岛素的预混制剂）皮下注射治疗。某日患者注射后未及时就餐，感觉头晕乏力、饥饿、出冷汗。

问题： 患者用药后出现了什么问题？如何防治？

糖尿病（diabetes mellitus，DM）是一组由胰岛素分泌和（或）作用缺陷所引起的以慢性高血糖为特征的代谢性疾病。典型临床表现为"三多一少"，即多饮、多食、多尿及体重减轻。糖尿病可分为：①1型糖尿病（T1DM），发病多在30岁以下，由于胰岛素分泌绝对缺乏引起；②2型糖尿病（T2DM），发病率占糖尿病患者总数的90%以上，多见于30岁以上人群，由于胰岛素抵抗和胰岛素分泌相对不足引起；③妊娠糖尿病；④其他特殊类型糖尿病。糖尿病需采取综合治疗方案终身治疗，使患者的血糖控制在正常或接近正常的范围，纠正代谢紊乱，防止或延缓并发症发生。

第1节 胰 岛 素

胰岛素（insulin）是由胰岛β细胞分泌的一种多肽类激素，是由A、B两条多肽链经2个二硫键共价连接而成的含51个氨基酸的小分子蛋白质。药用胰岛素可由猪、牛的胰腺提取纯化获得，但容易引起过敏反应，现主要通过基因工程技术制备人胰岛素及胰岛素类似物。

胰岛素是治疗糖尿病的重要手段。T1DM患者必须用胰岛素维持生命，并降低糖尿病并发症的发生风险。T2DM患者当用口服降糖药效果不佳或有使用禁忌时，仍需使用胰岛素。

胰岛素根据来源和化学结构的不同，可分为动物胰岛素、人胰岛素和胰岛素类似物。人胰岛素具有免疫原性低、长期使用安全可靠、效价比高等优点，应用广泛。由于常规胰岛素（regular insulin，简称R）作用时间短，为延长胰岛素的作用时间，在常规胰岛素中加入碱性蛋白，使其等电点接近体液pH，再加入微量锌增加稳定性，制成中效及长效制剂。但所有中、长效制剂均为混悬剂，不可静脉注射。预混胰岛素是将短效与中效胰岛素按不同比例预先混合的胰岛素制剂，如预混人胰岛素（30R）表明预混制剂中30%为短效制剂，70%为中效制剂，这样可在控制餐后血糖的同时兼顾整体血糖。

胰岛素类似物通过改变人胰岛素结构而改变了药动学特性，与人胰岛素相比，胰岛素类似物控制血糖的效能相似，但能更好地模拟生理性胰岛素分泌和减少低血糖发生风险。胰岛素类似物有超短效、长效及超长效类似物，也有预混制剂，还包括双胰岛素类似物。双胰岛素类似物是两种胰岛素各自独立存在于制剂中，各自发挥作用，如德谷门冬双胰岛素。

根据作用特点的差异，胰岛素可分为超短效胰岛素、常规（短效）胰岛素、中效胰岛素、长效胰岛素、超长效胰岛素、预混胰岛素及双相胰岛素（表31-1）。

种类	制剂	起效时间（h）	达峰时间（h）	维持时间（h）
超短效胰岛素	谷赖胰岛素	1/12～1/4	0.5～1.5	3～5
	赖脯胰岛素	1/12～1/4	0.5～2.0	3.50～4.75
	门冬胰岛素	1/12～1/4	0.5～1.5	3～5
常规（短效）胰岛素	常规胰岛素	0.5～1.0	2～3	5～8
中效胰岛素	低精蛋白锌胰岛素	2～4	8～12	10～16
	珠蛋白锌胰岛素	3～4	6～10	12～18
长效胰岛素	精蛋白锌胰岛素	3～6	16～18	20
超长效胰岛素	地特胰岛素	3～4	3～14	24
	甘精胰岛素（U300）	6	无峰	36
	德谷胰岛素	1	无峰	42
预混胰岛素	预混人胰岛素（30R）	0.5	2～12	14～24
	预混人胰岛素（40R）	0.5	2～8	24
	预混人胰岛素（50R）	0.5	2～3	10～24
	预混门冬胰岛素30	0.17～0.33	1～4	14～24
	预混门冬胰岛素50	0.25	0.50～1.17	16～24
	预混赖脯胰岛素25	0.25	0.50～1.17	16～24
	预混赖脯胰岛素50	0.25	0.50～1.17	16～24
双相胰岛素	德谷门冬双胰岛素（双胰岛素类似物）70/30	0.17～0.25	1.2	超过24

表31-1　常用胰岛素制剂

【体内过程】 胰岛素口服易被消化酶破坏，一般采用皮下注射，紧急情况常规胰岛素可静脉给药。皮下注射吸收快，血浆蛋白结合率低于10%，起效迅速，$t_{1/2}$约10min，但作用可维持数小时。主要在肝、肾代谢，严重肝肾功能不全者影响其灭活。

【药理作用】

1. 糖代谢 胰岛素可使血糖的来源减少和利用增多，降低血糖。可促进细胞膜对葡萄糖的转运，增加除脑部外其他组织对葡萄糖的摄取和利用；加速葡萄糖的氧化和酵解；促进糖原合成和储存，抑制糖原分解和异生。

2. 脂肪代谢 胰岛素可促进脂肪合成并抑制其分解，减少游离脂肪酸和酮体的生成。可抑制脂肪酶及肾上腺素、生长激素和胰高血糖素的脂肪分解作用，使脂肪分解减慢；促进脂肪酸进入细胞，促进肝脏等部位脂肪的合成及储存。

3. 蛋白质代谢 胰岛素可促进细胞对氨基酸的摄取和蛋白质的合成，抑制蛋白质的分解，故有促进生长及组织修复的作用。

4. K^+转运 胰岛素可激活Na^+-K^+-ATP酶，促进K^+进入细胞，降低血钾。

✚ 医者仁心　　　　　　　　　　**人工合成牛胰岛素**

胰岛素是加拿大人班廷和贝斯特在1921年首先发现的。1955年英国桑格小组测定了牛胰岛素的全部氨基酸序列，开辟了人类认识蛋白质分子化学结构的道路。1958年，中国科学院上海生物化学研究所、上海有机化学研究所及北京大学化学系组成课题小组，开始探索利用化学方法来合成胰岛素。经过不懈努力和三个研究团队的精诚协作，1965年，课题组终于完成了结晶牛胰岛素的全合成，经过检测，它的结构、生物活性等与天然的牛胰岛素完全一样。这是世界上第一次人工合成与天然胰岛素分子同化学结构并具有完整生物活性的蛋白质，也是继1828年利用无机物人工合成首个有机分子尿素后，人类在揭示生命本质的征途上实现的里程碑式的新飞跃。

【作用机制】 胰岛素通过与其受体结合而发挥作用。胰岛素受体是位于细胞膜上的糖蛋白，具有酪氨酸蛋白激酶的活性。当胰岛素与受体结合后，受体构象发生改变，酪氨酸残基被磷酸化，诱发一系列细胞内信息的传递，进而产生降血糖、促进脂肪合成、促进蛋白质合成等多种生物效应。

【临床应用】

1. 糖尿病 对各型糖尿病均有效。适应证有：①1型糖尿病，必须使用胰岛素治疗，且需终身用药；②2型糖尿病初始治疗时需迅速降低血糖至正常水平者；③2型糖尿病经饮食和口服降血糖药未能控制者；④糖尿病发生各种急性或严重并发症，如糖尿病酮症酸中毒及非酮症性高渗性昏迷；⑤糖尿病合并重度感染、消耗性疾病、高热、妊娠、分娩以及手术等应激情况；⑥某些特殊类型糖尿病。

2. 纠正细胞内缺钾 将葡萄糖、胰岛素和氯化钾按一定比例配制成极化液（GIK）静脉滴注，可促使K^+内流，纠正细胞内缺钾，同时提供能量，用于防治心肌梗死或其他心脏病变时的心律失常，降低病死率。

【不良反应】

1. 低血糖反应 最常见，一般与胰岛素过量或用药后未及时进食有关。表现为饥饿感、面色苍白、出汗、心悸、焦虑、震颤等症状，严重者引起昏迷、休克，甚至死亡。使用时应严格控制胰岛素用量，并教会患者知晓低血糖反应的症状，及时进食或服用糖水，严重者应立即静脉注射50%葡萄糖溶液救治。注意糖尿病昏迷时必须鉴别低血糖昏迷和酮症酸中毒昏迷及高渗性非酮症糖尿病昏迷，以便采取不同的急救措施。

2. 过敏反应 一般反应轻微而短暂，表现为荨麻疹、血管神经性水肿等，偶见过敏性休克。多因使用动物胰岛素引起，必要时改用人胰岛素或胰岛素类似物。

3. 胰岛素抵抗 机体对胰岛素的敏感性降低称为胰岛素抵抗，又称胰岛素耐受。①急性抵抗：多由于并发感染、创伤、手术、情绪激动等应激状态，血中抗胰岛素物质增多；或因酮症酸中毒，血中大量游离脂肪酸和酮体增多、pH降低，妨碍了葡萄糖的摄取和利用。出现急性抵抗时，需去除诱因，纠正酸碱和水电解质平衡紊乱，并在短时间内增加胰岛素剂量。②慢性抵抗：是指每日需用200U以上胰岛素且无并发症者，产生原因较为复杂，可能是产生了胰岛素抗体、靶细胞膜上胰岛素受体数目减少或靶细胞膜上葡萄糖转运系统功能障碍。此时可改用人胰岛素或胰岛素类似物，并适当调整剂量或加用口服降血糖药。

4. 局部反应 注射部位可出现皮肤红肿、皮下硬结和皮下脂肪萎缩等，应经常更换注射部位。在腹部常常按照顺时针方向轮流注射。

第2节 口服降血糖药

目前常用的口服降血糖药有磺酰脲类、双胍类、α-葡萄糖苷酶抑制药、胰岛素增敏药、餐时血糖调节药等。口服降血糖药是治疗2型糖尿病的主要药物，口服有效，使用方便，但作用慢而弱，主要用于轻、中度2型糖尿病的治疗，尚不能完全替代胰岛素。

一、磺 酰 脲 类

磺酰脲类是最早用于临床的口服降糖药。第一代有甲苯磺丁脲（tolbutamide，D860）、氯磺丙脲（chlorpropamide）等，目前已少用；第二代有格列本脲（glibenclamide）、格列吡嗪（glipizide）、格列喹酮（gliquidone）等，其不良反应较少；第三代有格列齐特（gliclazide）、格列美脲（glimepiride）等，具有起效快、作用强、持续时间长、不良反应少等特点（表31-2）。

表31-2　常用磺酰脲类药物的特点

药物	$t_{1/2}$(h)	达峰时间(h)	维持时间(h)	代谢/排泄	作用特点	给药次数(次/日)
甲苯磺丁脲	4～6	3～4	6～12	肝/肾	作用时间短、作用缓和	3(餐前)
氯磺丙脲	25～40	10	35～60	肝/肾	作用时间长、易低血糖	1(早餐前)
格列本脲	10～16	2～6	16～24	肝/肾	维持时间久	1～2(餐前)
格列吡嗪	2～4	1～2	8～12	肝/肾	起效快,维持时间短	1～2(餐前)
格列喹酮	1～2	2～3	8	肝	维持时间短、作用缓和	1～2(餐前)
格列齐特	6～12	2～6	10～20	肝/肾	作用缓和、维持时间长	1～2(餐前)
格列美脲	5～9	2～3	16～24	肝/肾	起效快、维持时间长、不易低血糖	1(早餐前)

【体内过程】　磺酰脲类胃肠道吸收迅速而完全,与血浆蛋白结合率高。各药体内过程和作用有所不同,多数药物在肝代谢,并迅速从肾排泄,其中格列喹酮仅约5%从肾排泄,故肾功能不全的患者可以选格列喹酮。

【药理作用】

1. 降血糖作用　磺酰脲类对正常人及胰岛功能尚存的糖尿病患者均有降血糖作用,但对胰岛功能完全丧失的患者无效。主要作用机制:①促进胰岛素释放:与β细胞表面的磺酰脲受体结合,刺激β细胞释放胰岛素;②增强胰岛素作用:上调胰岛素受体的数目,降低胰岛素的代谢,增强靶细胞对胰岛素的敏感性,增强胰岛素的作用;③抑制胰高血糖素的释放。

2. 抗利尿作用　氯磺丙脲、格列本脲通过促进抗利尿激素(ADH)的分泌和增强其作用,减少水的排泄,从而产生抗利尿作用。

3. 对凝血功能的影响　第二、三代磺酰脲类能使血小板黏附力减弱,刺激纤溶酶原的合成,改善微循环,对糖尿病合并微血管并发症患者有一定防治作用。

【临床应用】

1. 糖尿病　用于胰岛功能尚存且单用饮食控制无效的2型糖尿病,目前作为一线备选或二线药物。

2. 尿崩症　氯磺丙脲可使尿崩症患者尿量明显减少。

【不良反应】

1. 消化系统反应　常见胃肠不适、恶心、呕吐、腹痛、腹泻等。也可致黄疸和肝损害,尤以氯磺丙脲多见。

2. 低血糖反应　药物剂量过大、服药后未进食,可诱发低血糖,格列本脲可发生持久性低血糖,需反复注射葡萄糖解救,老年人及肝肾功能损害者易发生。注意控制药物剂量并及时进食,服药期间应戒酒。

3. 过敏反应　出现皮疹、红斑、瘙痒、荨麻疹等;也可引起粒细胞减少、血小板减少及溶血性贫血等,应定期检查血常规和肝功能。

4. 其他　体重增加,以及头痛、头晕、感觉异常、嗜睡、眩晕、共济失调等。

【药物相互作用】　磺酰脲类血浆蛋白结合率高,可与其他高血浆蛋白结合率的药物(如保泰松、阿司匹林、吲哚美辛、青霉素、双香豆素等)竞争血浆蛋白结合部位,使游离药物浓度上升而引起低血糖反应。消耗性患者血浆蛋白含量低,黄疸患者血浆胆红素水平高,也能竞争血浆蛋白结合部位,容易发生低血糖。糖皮质激素、噻嗪类利尿药、口服避孕药均可降低磺酰脲类的降血糖作用,须注意。

二、双　胍　类

双胍类常用药物为二甲双胍(metformin,甲福明),苯乙双胍由于乳酸性酸中毒发生率较高已停止使用。

【体内过程】 二甲双胍口服易吸收，不与蛋白质结合，不经肝代谢，主要以原型经肾排泄，$t_{1/2}$约1.5h。

【药理作用】 二甲双胍可明显降低糖尿病患者的血糖，对胰岛功能完全丧失者仍有降血糖作用，对正常人的血糖无影响。主要作用机制：①减少糖原异生，减少肝脏葡萄糖输出；②增强胰岛素与其受体的结合能力，改善胰岛素抵抗，增强机体对胰岛素的敏感性；③促进组织摄取葡萄糖，使肌肉组织无氧糖酵解增加，增加葡萄糖的利用；④减少葡萄糖在肠道的吸收；⑤抑制胰高血糖素的释放。此外，二甲双胍还能改善脂肪代谢，降低高血脂患者的低密度脂蛋白、三酰甘油及胆固醇水平。

【临床应用】 二甲双胍为2型糖尿病的首选用药，主要用于轻、中度2型糖尿病患者，尤其适用于单用饮食控制无效的肥胖、超重、高胰岛素血症患者。也可与胰岛素和其他口服降血糖药合用，进一步改善血糖。

【不良反应】

1. 消化道反应 表现为厌食、恶心、腹部不适、腹泻、口有金属味等，多发生于用药早期，大多数患者可耐受，长期使用可基本消失，从小剂量开始并逐渐加量是减少其不良反应的有效方法。

2. 乳酸性酸中毒 是最严重的不良反应。肝肾功能受损时发生乳酸性酸中毒的风险增加，因此肝肾功能受损和低氧血症患者应避免使用。

3. 巨幼细胞贫血 偶发，与长期大剂量使用引起维生素B_{12}及叶酸缺乏有关，可补充维生素B_{12}预防。

> **链接**
>
> ### 二甲双胍
>
> 二甲双胍应用于临床已有60多年的历史，是目前全球应用最广泛的口服降血糖药之一，为治疗2型糖尿病的首选用药和全程用药，不论是超重还是体重正常的2型糖尿病患者，除非存在禁忌证或无法耐受，否则都应从一开始就使用二甲双胍治疗，且应一直保留在糖尿病治疗方案中。二甲双胍是第一个被证明能预防糖尿病或延缓糖尿病发生的药物，对于糖尿病前期通过强化生活方式干预6个月效果不佳，可以选用二甲双胍进行干预，来降低糖尿病前期人群发生糖尿病的风险。

三、α-葡萄糖苷酶抑制药

α-葡萄糖苷酶抑制药常用药物有阿卡波糖（acarbose）、伏格列波糖（voglibose）、米格列醇（miglitol）等。

【药理作用】 α-葡萄糖苷酶抑制剂口服后在肠道内竞争性抑制小肠上皮刷状缘α-葡萄糖苷酶，减慢糖类水解及转化为葡萄糖的速度，延缓并减少葡萄糖的吸收，从而降低餐后血糖。

【临床应用】 本药适用于以糖类为主要食物成分的餐后血糖升高的患者。或与其他降糖药合用，控制餐后血糖。餐前即刻吞服或与第一口食物一起嚼服。

【不良反应】 主要不良反应为腹胀、嗳气、腹痛等胃肠道反应。从小剂量开始，逐渐加量是减少不良反应的有效方法。单独服用本类药物通常不会发生低血糖，一旦发生，治疗时需使用葡萄糖或蜂蜜，而食用蔗糖或淀粉类食物纠正低血糖的效果差。妊娠期及哺乳期妇女禁用，消化性溃疡病、肠道炎症者亦不宜使用。

四、胰岛素增敏药

胰岛素抵抗是导致2型糖尿病的主要原因，改善患者的胰岛素抵抗对糖尿病治疗具有重要意义。胰岛素增敏药主要通过增加靶细胞对胰岛素作用的敏感性而降低血糖。噻唑烷二酮类化合物（thiazolidinedione，TZD）可以降低胰岛素抵抗，常用药物有罗格列酮（rosiglitazone）、吡格列酮

（pioglitazone）、环格列酮（ciglitazone）、恩格列酮（englitazone），能改善胰岛β细胞功能，改善胰岛素抵抗及相关代谢紊乱。

【药理作用】

1. 改善胰岛素抵抗、降低高血糖 通过降低肝、肌肉和脂肪组织的胰岛素抵抗，促进外周组织对糖的摄取，降低血糖。对二甲双胍血糖控制效果较差的患者，加服TZD能有效控制血糖水平；口服降糖药无效而改用胰岛素的患者，可减少胰岛素用量。但对胰岛素分泌绝对不足者无效。

2. 改善脂质代谢紊乱 可降低三酰甘油和游离脂肪酸水平，增加高密度脂蛋白水平，降低极低密度脂蛋白、低密度脂蛋白水平。

3. 防治2型糖尿病血管并发症 可抑制血小板聚集、炎症反应和内皮细胞增生，抗动脉粥样硬化，并减轻肾小球的病理改变，延缓蛋白尿的发生。

4. 改善胰岛β细胞功能 TZD可增加胰腺胰岛的面积、密度和胰岛中胰岛素含量而对胰岛素分泌无影响，通过减少细胞死亡来阻止胰岛β细胞的衰退。

【临床应用】 临床主要用于其他降糖药疗效不佳的2型糖尿病，尤其是伴有胰岛素抵抗的患者。可单用，也可与其他降糖药物合用以增强疗效。

【不良反应】 常见不良反应有体重增加和水肿，与胰岛素合用时表现更加明显。单用不导致低血糖，与胰岛素或胰岛素促泌剂合用时可增加低血糖发生的风险。TZD的使用与骨折和心力衰竭风险增加相关。由于其不良反应具有潜在性的作用，临床上对TZD的使用有较多的顾虑，使用量逐步减少。

五、餐时血糖调节药

餐时血糖调节药又称为格列奈类药物，为非磺脲类胰岛素促泌剂，代表药物有瑞格列奈（repaglinide）、那格列奈（nateglinide）和米格列奈（mitiglinide）。

【药理作用】 格列奈类药物作用于胰岛β细胞，刺激胰岛素分泌而发挥降糖作用。其突出优点是模拟胰岛素的生理性分泌，起效快、作用时间短，促胰岛素分泌作用与血糖水平相关，以降低餐后血糖为主，不易引起β细胞衰竭。其机制可能是通过与胰岛β细胞膜上的特异性受体结合，促进储存的胰岛素分泌。

【临床应用】 餐前即刻服用，用于饮食控制、降低体重及运动锻炼不能控制的2型糖尿病患者，也用于老年糖尿病患者和糖尿病肾病患者，可与其他降糖药联合应用（磺酰脲类除外）。

【不良反应】 格列奈类药物的常见不良反应有低血糖（低血糖的风险和程度较磺酰脲类药物轻）、体重增加，以及皮肤过敏、胃肠道不适等，视觉异常、肝功能影响少见。

第3节 新型降血糖药

随着糖尿病及其治疗的研究深入，一些作用于新靶点的降血糖药物已经上市，为糖尿病患者的治疗提供了新的选择。

一、胰高血糖素样肽-1受体激动剂

胰高血糖素样肽-1（glucagon like peptide 1，GLP-1）是一种肠促胰素，是由肠道L细胞分泌的一种肽类激素，可以葡萄糖浓度依赖性地降低血糖。GLP-1具有以下作用：①以葡萄糖依赖的方式作用于胰岛β细胞，促进胰岛素基因的转录，增加胰岛素的合成和分泌；②刺激β细胞的增殖和分化，抑制其凋亡，增加胰岛β细胞的数量；③强烈抑制胰高血糖素的分泌；④促进生长抑素的分泌，而生长抑素又作为旁分泌激素参与抑制胰高血糖素的分泌；⑤抑制食欲与摄食；⑥延缓胃内容物排空等。

然而GLP-1在体内可被广泛存在的二肽基肽酶-4（dipeptidyl peptidase-4，DPP-4）快速降解，半衰期仅为1～2min。对GLP-1进行结构修饰，可使其不易被DPP-4降解，又能产生和内源性GLP-1相似的作用，这类药物就是GLP-1受体激动剂。

GLP-1受体激动剂通过激动GLP-1受体而发挥降低血糖的作用。目前我国上市的GLP-1受体激动剂依据药动学特点分为短效的贝那鲁肽（benaglutide）、艾塞那肽（exenatide）、利司那肽（lixisenatide）和长效的利拉鲁肽（liraglutide）、艾塞那肽周制剂、度拉糖肽（dulaglutide）和洛塞那肽（loxenatide），均需要皮下注射。GLP-1受体激动剂能有效降低血糖，部分恢复胰岛β细胞功能，降低体重，改善血脂和降低血压，适用于2型糖尿病患者，可单独使用或与其他降糖药联合应用。

常见不良反应为恶心、呕吐、腹泻、腹胀等胃肠道症状，主要见于初始治疗时，可随治疗时间延长逐渐减轻，单独使用GLP-1受体激动剂不明显增加低血糖发生的风险。

二、二肽基肽酶-4抑制剂

二肽基肽酶-4抑制剂可以通过抑制DPP-4，延缓内源性GLP-1的降解而使其水平升高。

DPP-4可迅速降解GLP-1从而使其失去活性。DPP-4抑制剂通过抑制DPP-4而减少GLP-1在体内的失活，使内源性GLP-1的水平升高2～3倍，发挥降糖作用。DPP-4抑制剂包括西格列汀（sitagliptin）、沙格列汀（saxagliptin）、维格列汀（vildagliptin）、利格列汀（linagliptin）和阿格列汀（alogliptin）。DPP-4抑制剂可单独应用，或与其他口服降糖药组成复方药物治疗2型糖尿病，其优点是服用时间不受进餐影响，可随时服用，安全性好，低血糖及体重增加的不良反应发生率低。

三、胰淀粉样多肽类似物

胰淀粉样多肽（pancreatic amyloid peptide）是一种由37个氨基酸残基构成的多肽激素，在餐后由胰岛β细胞分泌，具有减慢葡萄糖吸收、抑制胰高血糖素分泌、减少肝糖原生成和释放的作用，但天然胰淀粉样多肽易水解、黏稠度大、易凝聚，不适合用于治疗。普兰林肽（pramlintide）是人工合成的胰淀粉样多肽类似物，克服了人胰淀粉样多肽的缺点，保留了其降糖作用，是继胰岛素后第二个获准可用于治疗1型糖尿病的药物。普兰林肽可用作1型和2型糖尿病的辅助治疗药物，主要用于单用胰岛素，以及联合应用胰岛素和磺酰脲类药物和（或）二甲双胍仍无法取得预期疗效的糖尿病患者。普兰林肽可与胰岛素合用，但不能取代胰岛素。常见的不良反应是低血糖，以及关节痛、咳嗽、头晕、疲劳、头痛、咽炎等。

四、钠葡萄糖协同转运蛋白-2抑制剂

肾中葡萄糖滤过和重吸收是血糖调节的重要一环。正常人群每天经肾小球滤过的葡萄糖约为180g，再经肾主动转运几乎将其全部重吸收。钠葡萄糖协同转运蛋白-2（sodium-dependent glucose transporters 2，SGLT-2）是参与该过程的主要转运蛋白，高达90%的葡萄糖通过近端肾小管的SGLT-2来实现重吸收，其余通过SGLT-1实现重吸收。SGLT-2抑制剂通过抑制SGLT-2的活性，减少肾对葡萄糖的重吸收，增加尿中葡萄糖排泄，从而降低血糖。目前在我国上市的SGLT-2抑制剂有达格列净（dapagliflozin）、恩格列净（empagliflozin）、卡格列净（canagliflozin）等。

SGLT-2抑制剂还有一定的减轻体重和降压作用，可单用或联合其他降糖药物治疗成人2型糖尿病。常见不良反应有增加生殖器感染风险、尿路感染、排尿增加、脱水、低血压、头痛等。罕见不良反应包括糖尿病酮症酸中毒。

（邓庆华）

性激素（sex hormones）为性腺分泌的甾体激素，包括雌激素、孕激素和雄激素三大类，具有促进性器官成熟、第二性征发育及维持性功能等作用。性激素的产生和分泌受下丘脑-垂体的调节。下丘脑分泌促性腺激素释放激素（gonadotropin-releasing hormone，GnRH），促使腺垂体分泌卵泡刺激素（follicle stimulating hormone，FSH）和黄体生成素（luteinizing hormone，LH）。FSH 促进卵巢的卵泡发育与成熟，并使其分泌雌激素，对男性则促进睾丸中精子的生成。LH 促进卵巢黄体生成，并使其分泌孕激素，对男性可促进睾丸间质细胞分泌雄激素。月经失调、闭经、围绝经期综合征、痤疮等常见疾病都与性激素的异常有关。

案例 32-1

患者，女，54 岁，3 年前自觉午后经常突发面部发热，之后伴面颈潮红，约半月余，面潮红时见出汗且量多，继而头晕目眩，全身无力，持续到下午 6 时左右，体力逐渐恢复正常。初步诊断为围绝经期综合征。

问题：1. 绝经期为什么会有上述表现？
2. 该患者可用什么药物治疗？

第 1 节　雌激素类药与抗雌激素类药

一、雌激素类药

卵巢分泌的雌激素（estrogen）主要是雌二醇（estradiol），从孕妇尿中提取到的是雌酮（estrone）和雌三醇（estriol）等，为雌二醇的代谢产物。天然雌激素活性比较低，临床常用的多是雌二醇的合成衍生物，主要包括炔雌醇（ethinyl estradiol）、炔雌醚（quinestrol）、尼尔雌醇（nylestriol）等，也合成了一些具有雌激素样作用的化合物，如己烯雌酚（diethylstilbestrol）和己烷雌酚（hexestrol）。

【体内过程】　天然的雌激素经胃肠吸收，但在肝内迅速被破坏，生物利用度低，多采用肌内注射给药。人工合成雌激素在肝内破坏较慢，口服效果好，作用持久。雌激素酯类衍生物或油溶液制剂肌内注射吸收缓慢，作用时间延长。经肝代谢的大部分代谢物以葡糖醛酸或硫酸酯形式从尿中排出，也有部分经胆汁排泄形成肝肠循环。

【生理及药理作用】

1. 生殖系统　对未成年女性，雌激素能促进第二性征和性器官的发育成熟，维持女性第二性征；对成年女性，除保持女性特征外，在孕激素的协同下，使子宫内膜由增殖期转变为分泌期产生周期性变化，形成月经周期。雌激素还能提高子宫平滑肌对缩宫素的敏感性，也可使阴道上皮增生、浅表层细胞角化，并维持性器官正常功能。

2. 排卵　小剂量雌激素，特别是在孕激素的配合下促进促性腺激素分泌，促进排卵，但较大剂量时，可作用于下丘脑-腺垂体系统，通过抑制 GnRH 释放而抑制排卵。

3. 影响水盐代谢 雌激素有轻度的水钠潴留作用，使血压升高；能增加骨骼钙盐沉积，加速骨骺闭合；对青春期生长发育有促进作用，并预防绝经期妇女骨质丢失。

4. 其他 雌激素可降低低密度脂蛋白水平，升高高密度脂蛋白水平。雌激素亦可降低糖耐量；还可增加凝血因子 II、VII、IX、X 的活性，促进血液凝固。

【临床应用】

1. 更年期综合征 是指更年期女性由于卵巢功能降低，雌激素分泌不足，垂体促性腺激素分泌增多，产生内分泌失调所致的一系列症状，如面颈潮红、出汗、头痛、畏寒、心悸、焦虑等，也称绝经期障碍、围绝经期综合征。应用雌激素替代治疗可抑制腺垂体促性腺激素的分泌，从而减轻其症状。对于绝经后和老年性骨质疏松症，可与雄激素合用治疗。此外，局部用药还可治疗老年性阴道炎及女阴干枯症。

2. 功能性子宫出血 雌激素可促使子宫内膜增生，修复出血创面而止血。

3. 卵巢功能不全或闭经 原发性或继发性卵巢功能低下者，用雌激素替代治疗，可促进外生殖器、子宫及第二性征发育。雌激素与孕激素合用，可产生人工月经。

4. 乳房胀痛及回乳 部分妇女停止授乳后可发生乳房胀痛，大剂量雌激素能干扰催乳素对乳腺的刺激作用，使乳汁分泌减少而退乳消痛。

5. 绝经后乳腺癌 绝经 5 年以上的乳腺癌，可采用雌激素治疗，但绝经前患者禁用，因雌激素可能促进肿瘤的生长。

6. 前列腺癌 大剂量雌激素抑制腺垂体促性腺激素的分泌，可使睾丸萎缩及雄激素生成减少，且雌激素能拮抗雄激素的作用，故能治疗前列腺癌。

7. 痤疮 多见于青春期男女，因雄激素分泌过多，刺激皮脂腺分泌，引起腺管阻塞及继发性感染所致。雌激素可抑制雄激素分泌，并可拮抗雄激素作用。

8. 避孕 常与孕激素合用组成复方制剂用于避孕。

【不良反应】

1. 常见恶心、食欲缺乏、头晕等，宜从小剂量开始，逐渐增加剂量。

2. 长期大剂量应用，可引起子宫内膜过度增生及子宫出血，增加子宫内膜癌的发生率。还可引起水钠潴留及胆汁淤积性黄疸。

3. 子宫内膜异位症或炎症、心脏病、严重高血压及肝、肾功能不全者及妊娠期妇女慎用或禁用。

二、抗雌激素类药

本类药物竞争性拮抗雌激素受体，从而抑制或减弱雌激素的作用。临床上常用的有他莫昔芬（tamoxifen）、雷洛昔芬（raloxifene）和氯米芬（clomifene，克罗米芬）等。

他莫昔芬为雌二醇竞争性拮抗剂，能与乳腺癌细胞的雌激素受体结合，不刺激转录或作用极微弱，抑制依赖雌激素才能持续生长的肿瘤细胞。多用于绝经期后呈进行性发展的乳腺癌的治疗。他莫昔芬对血浆脂质代谢、子宫内膜和骨的作用则仍是雌激素性质，无拮抗作用。

雷洛昔芬为选择性雌激素受体调制剂，主要用于抗骨质疏松。

氯米芬（clomiphene，克罗米芬）与己烯雌酚的化学结构相似，为三苯乙烯衍生物。具有较强的抗雌激素作用和较弱的雌激素活性。小剂量能促进腺垂体分泌促性腺激素，诱发排卵；大剂量则明显抑制腺垂体促性腺激素的释放。临床上应用小剂量治疗功能性不孕、功能性子宫出血、闭经和月经紊乱等。长期大剂量应用可引起卵巢肥大，卵巢囊肿患者禁用。

第2节 孕激素类药及抗孕激素类药

一、孕激素类药

孕激素（progestogens）主要由卵巢黄体分泌，妊娠3~4个月后，黄体逐渐萎缩而转为由胎盘分泌。天然孕激素为黄体酮（progesterone，又称孕酮），含量低，且口服无效。临床应用的均系人工合成品及其衍生物，如醋酸甲羟孕酮（medroxyprogesterone acetate，又称安宫黄体酮）、甲地孕酮（megestrol）、氯地孕酮（chlormadinone）、炔诺酮（norethindrone）、炔诺孕酮（norgestrel）等。

【体内过程】 黄体酮口服后在胃肠道和肝脏迅速代谢，需注射给药。黄体酮大部分与血浆蛋白结合，游离的仅占1/3左右。其代谢产物主要与葡糖醛酸结合，经肾排泄。人工合成的孕激素如炔诺酮、甲地孕酮等，在肝脏破坏较慢，可口服用药。油溶液肌内注射可发挥长效作用。

【生理及药理作用】

1. 生殖系统 在雌激素的作用基础上，孕激素使子宫内膜继续增厚，腺体增生，由增殖期转变为分泌期，有利于受精卵的着床和胚胎发育；抑制子宫收缩，降低子宫对缩宫素的敏感性，从而抑制妊娠子宫的活动；促使乳腺腺泡的发育，为哺乳作准备；大剂量抑制腺垂体LH的分泌，从而抑制卵巢的排卵过程。

2. 代谢 孕激素通过竞争性对抗醛固酮的作用，引起Na^+和Cl^-排泄增加并利尿。

3. 体温 孕激素可轻度升高体温，使月经周期的黄体相基础体温升高。

【临床应用】

1. 功能性子宫出血 因黄体功能不足引起的子宫内膜不规则成熟与脱落，导致子宫持续性出血。应用孕激素可使子宫内膜同步转为分泌期，在行经期有助于子宫内膜全部脱落。

2. 痛经和子宫内膜异位症 雌激素、孕激素复合避孕药可抑制子宫痉挛性收缩而止痛，也可使异位的子宫内膜退化、萎缩。

3. 先兆流产和习惯性流产 对于黄体功能不足所致的先兆流产和习惯性流产可用大剂量孕激素治疗，但治疗效果不确切。

4. 子宫内膜腺癌、前列腺增生和前列腺癌 孕激素可以反馈性抑制间质细胞刺激激素的分泌，减少睾酮分泌，促进前列腺细胞萎缩退化，还可使子宫内膜癌细胞分泌耗竭退化。

【不良反应】 偶见头晕、恶心、呕吐、乳房胀痛等。大剂量黄体酮可引起胎儿生殖器畸形。

二、抗孕激素类药

抗孕激素类药可与子宫内膜孕激素受体结合但无活性，从而阻断黄体酮作用，终止妊娠。常用药物为米非司酮（mifepristone），妊娠早期使用可使子宫收缩增强并软化、扩张宫颈，与前列腺素类药物合用可终止早期妊娠。单用还用于紧急避孕。

第3节 雄激素类药和抗雄激素类药

一、雄激素类药

天然雄激素（androgen）主要是由睾丸间质细胞分泌的睾酮（testosterone，睾丸素）。临床应用的多是人工合成的睾酮衍生物，如甲睾酮（methyltestosterone，甲基睾丸素）、丙酸睾酮（testosterone propionate，丙酸睾丸素）、苯乙酸睾酮（testosterone phenylacetate，苯乙酸睾丸素）。

【体内过程】 睾酮口服易被肝脏代谢灭活，故口服无效，一般用其油剂肌内注射或植入皮下。睾酮的酯类化合物吸收缓慢，作用时间延长，如植入皮下作用时间可长达 6 周。代谢产物与葡糖醛酸结合，随尿排出。甲睾酮不易被肝脏破坏，可口服，也可舌下给药。

【生理及药理作用】

1. 生殖系统 雄激素可促进男性性器官和第二性征的发育，并保持成熟状态。

2. 同化作用 雄激素能促进蛋白质合成（同化作用），减少蛋白质分解（异化作用），减少尿素生成，使尿素排泄减少，造成正氮平衡，因而促进生长发育，使肌肉发达，体重增加。

3. 骨髓造血功能 较大剂量的雄激素可刺激骨髓造血功能，特别是红细胞的生成，这一作用可能与促进肾分泌促红细胞生成素及直接刺激骨髓造血功能有关。

【临床应用】

1. 男性性激素替代疗法 无睾症、类无睾症（睾丸功能不全）、男子性功能低下者，可用睾酮进行替代治疗。

2. 功能性子宫出血 雄激素通过抗雌激素作用，使子宫平滑肌及子宫血管收缩，内膜萎缩而止血，绝经期患者更适用。对于严重出血病例，注射三联激素（黄体酮、丙酸睾酮、己烯雌酚），可迅速止血，但停药后易出现撤退性出血。

3. 乳腺癌及卵巢癌 对于晚期的癌症患者，应用雄激素可暂时减轻症状，缓解病情。其作用与其对抗雌激素、抑制腺垂体促性腺激素分泌及对抗催乳素对乳腺癌组织的刺激有关。

4. 再生障碍性贫血 大剂量雄激素可改善骨髓造血功能。

5. 其他 小剂量雄激素能使患者食欲增加，加快体质恢复。用于各种消耗性疾病、长期卧床、放疗等体质虚弱者。

【不良反应】

1. 长期用于女性患者可引起多毛、痤疮、声音变粗、闭经等男性化现象，应立即停药。

2. 对肝脏有一定的损害，可致黄疸，一旦发生应立即停药。

3. 妊娠、前列腺癌患者禁用，严重肝肾功能不全、严重高血压及心力衰竭者慎用。

二、抗雄激素类药

抗雄激素类药是指能对抗雄激素合成或阻断其作用的药物，包括雄激素合成抑制药、5α-还原酶抑制药和雄激素受体阻断药。

环 丙 孕 酮

环丙孕酮（cyproterone，色普龙）为 17α-羟孕酮类化合物，具有较强的孕激素活性，同时有很强的抗雄激素作用。用于治疗严重男性性功能亢进。在前列腺癌治疗过程中，当其他药物无效或患者无法耐受时，可服用环丙孕酮治疗。与雌激素合用治疗女性严重痤疮和特发性多毛。可抑制性功能和性发育，禁用于未成年人；此外，还影响肝功能、糖代谢、肾上腺皮质功能，用药期间应密切观察。

非 那 雄 胺

非那雄胺（finasteride）为 5α-还原酶抑制药。5α-还原酶在前列腺中使睾酮转化为二氢睾酮发挥更强的雄激素作用，本药通过抑制 5α-还原酶可降低血浆和前列腺中二氢睾酮的浓度，从而发挥抗雄激素作用。临床用于前列腺增生、前列腺癌、痤疮和脂溢性脱发等。不良反应主要有性欲减退、精液减少、男性乳房发育等。同类药物还有依立雄胺、度他雄胺。

> **链接**
>
> ### 同化激素类药
>
> 同化激素类药是睾酮的衍生物，其特点是蛋白质同化作用较强而雄激素样作用较弱。常用的药物有羟甲诺龙（oxymetholone）、苯丙酸诺龙（nandrolone phenylpropionate）、司坦唑醇（stanozolol）等。主要用于蛋白质合成或吸收不足、分解亢进和损失过多等情况，如严重烧伤、手术后体弱消瘦、骨折不易愈合、骨质疏松等，也可用于再生障碍性贫血、白细胞减少症。长期应用同化激素类药对肝脏有一定的损害，还可导致女性出现轻微的男性化现象及水钠潴留。妊娠期妇女、前列腺增生、前列腺癌患者禁用，用药期间宜摄入高热量、高蛋白质、高维生素食物。

第4节 抗生育药

生殖是一个复杂的生理过程，包括精子和卵子的形成、成熟、排卵、受精、着床及胚胎发育等多个环节，阻断其中任何一个环节都可以达到避孕或终止妊娠的目的。因上述诸环节多发生在女性体内，故目前临床应用的避孕药多为女性避孕药。

一、抑制排卵避孕药

复方口服避孕药（combined oral contraceptive，COC）是目前广泛使用的高效避孕药，是含有低剂量雌激素和孕激素（与女性体内天然的雌激素和孕激素相似）的复合甾体激素制剂。主要通过抑制排卵，发挥避孕作用。多由不同类型的雌激素和孕激素配伍组成复方制剂（表32-1），也有埋植剂和多相片等其他剂型，用于短期或长期避孕。

表32-1 常用避孕药制剂及成分			
类别	制剂名称	成分（mg）	
		雌激素	孕激素
短效口服避孕药	复方炔诺酮片（口服避孕药1号）	炔雌醇 0.035	炔诺酮 0.625
	复方甲地孕酮片（口服避孕药2号）	炔雌醇 0.035	甲地孕酮 1.0
长效口服避孕药	复方炔诺孕酮乙片（长效避孕片）	炔雌醚 3.0	炔诺孕酮 12.0
	复方氯地孕酮片	炔雌醚 3.0	氯地孕酮 12.0
	复方次甲氯地孕酮片	炔雌醚 3.0	16-次甲氯地孕酮 12.0
长效注射避孕药	复方己酸孕酮注射液（避孕针1号）	戊酸雌二醇 5.0	己酸孕酮 250.0
	复方甲地孕酮注射液	雌二醇 3.5	甲地孕酮 25.0

【**药理作用**】 该类制剂中的雌激素通过负反馈机制，抑制下丘脑 GnRH 的释放，从而减少 FSH 的分泌，使卵泡的生长成熟过程受阻；孕激素则可抑制 LH 释放，两者协同抑制排卵。除此之外，本类药物还能抑制子宫内膜的增殖，影响受精卵着床；使宫颈黏液变得更黏稠，不利于精子进入宫腔；影响子宫和输卵管的正常活动，使受精卵不能适时地到达子宫。

【**不良反应**】 少数妇女用药初期出现恶心、头晕、倦怠等轻微的类早孕反应。一般坚持用药 2～3

个月后上述症状可减轻或消失。还可出现子宫不规则出血、闭经，偶可引起血栓性静脉炎、肺栓塞或脑栓塞等，应予注意。急慢性肝炎、乳房肿块及宫颈癌患者、哺乳期妇女 6 个月以内禁用。

二、抗着床避孕药

抗着床避孕药又称探亲避孕药，属高效避孕药，能快速抑制子宫内膜的发育和分泌功能，干扰受精卵的着床而达到避孕的目的。主要优点是应用时不受月经周期的限制，无论在排卵前、排卵期或排卵后服用都有效。夫妻探亲同居当晚或房事后服用，避孕工具失败或没有采取措施者，抗着床避孕药均可作为避孕的应急措施。

三、外用避孕药

外用避孕药多是具有较强杀精作用的药物，常用的有孟苯醇醚（menfegol）、烷苯醇醚（alfenoxynol）等。该药由阴道给药，可快速溶解发挥杀精作用而避孕，还可形成黏液阻止精子运动。本类药物使用方便，但失败率高于其他屏障避孕法。

四、抗早孕药

米非司酮（mifepristone）口服有效，能拮抗孕激素活性，妊娠早期使用，可破坏蜕膜，使子宫平滑肌收缩加强，宫颈软化、扩张，诱发流产。临床用于抗早孕、房事后紧急避孕，也可用于诱导分娩。少数用药者可发生严重出血，应当在医生指导下用药。抗早孕药物还有前列腺素衍生物（卡前列素、吉美前列素等）。

（宋京风）

第**33**章

子宫平滑肌兴奋药和抑制药

案例 33-1

张某，女，29 岁，初产妇。孕 42 周，尚未临产。超声显示：胎盘功能正常，羊水量减少，诊断为过期妊娠，给予缩宫素 2.5U 加入 5% 葡萄糖溶液 500ml 中静脉滴注，要求护士根据宫缩、胎心情况调整滴速，一般每隔 15～25min 调节一次，最大滴速不得超过 30 滴/分，直至出现有效宫缩。

问题：为什么应逐渐调整滴速，而不是直接用最大滴速？

一、子宫平滑肌兴奋药

子宫平滑肌兴奋药是一类能直接兴奋子宫平滑肌的药物，使子宫产生节律性或强直性收缩，小剂量子宫平滑肌兴奋药能引起子宫节律性收缩，可用于催产和引产；大剂量子宫平滑肌兴奋药引起的强直性收缩作用可用于产后止血或产后子宫复原，但禁用于催产和引产。

子宫平滑肌兴奋药包括缩宫素、麦角生物碱和前列腺素。

缩 宫 素

缩宫素（oxytocin，催产素）是由神经垂体分泌的一种激素，目前临床使用的缩宫素是人工合成品或从牛、猪神经垂体提取分离的制剂。

【**体内过程**】 缩宫素口服无效，易被消化酶破坏。肌内注射吸收良好，3～5min 起效，作用持续 20～30min；静脉注射起效更快，维持时间更短，如病情需要，可静脉滴注维持疗效。大部分经肝脏代谢而破坏，小部分以原型经肾排出。

【**药理作用**】 缩宫素可直接兴奋子宫平滑肌，增强其收缩力。其作用机制是人体子宫平滑肌存在特异性缩宫素受体，缩宫素与其受体结合后，促进三磷酸肌醇的生成，增加胞质中钙离子的浓度，从而增强子宫平滑肌的收缩力。

1. 兴奋子宫平滑肌 缩宫素兴奋子宫平滑肌有以下特点：①收缩性质与剂量有关。小剂量缩宫素（2～5U）使子宫平滑肌产生节律性收缩，与正常分娩时子宫收缩相似。大剂量缩宫素（5～10U）使子宫平滑肌产生强直性收缩，不利于胎儿娩出。②作用强度与子宫部位有关。小剂量缩宫素对子宫底部兴奋性强，产生节律性收缩，而对子宫颈则产生松弛作用，有利于胎儿娩出。③子宫平滑肌对缩宫素的敏感性受性激素的影响。雌激素能提高子宫平滑肌对缩宫素的敏感性，孕激素则降低其敏感性。妊娠早期，孕激素水平高，缩宫素对子宫平滑肌收缩作用较弱，可保证胎儿的安全；妊娠后期，雌激素分泌增加，子宫对缩宫素敏感性增高，特别在临产时最为敏感，有利于胎儿的娩出。

2. 其他作用 缩宫素能使乳腺腺泡周围的肌上皮细胞（属平滑肌）收缩，促进排乳；大剂量能短暂地松弛血管平滑肌，引起血压下降；还有抗利尿作用。

【**临床应用**】

1. 催产和引产 小剂量缩宫素静脉滴注可加强子宫节律性收缩而产生催产作用。对于死胎、过期妊娠或患心脏病等疾病的孕妇，需提前终止妊娠者，可应用小剂量缩宫素引产。

2. 产后止血 因宫缩无力或子宫收缩复位不良而引起产后出血时，立即皮下或肌内注射较大剂量缩宫素，引起子宫平滑肌强直性收缩，压迫子宫肌层内血管而止血，但作用维持时间短，应加用麦角新碱维持子宫收缩状态。

【不良反应】 偶有过敏反应、恶心、呕吐、血压下降等。过量时可引起子宫强直性收缩，导致胎儿宫内窒息或子宫破裂。大量长期使用，出现抗利尿作用，如输液过多可引起水钠潴留和低钠血症。用于引产、催产要注意：①严格掌握禁忌证。凡胎位不正、头盆不称、产道异常、前置胎盘、3 次以上妊娠的经产妇或有剖宫产史者禁用。②严格掌握剂量，密切监测产妇呼吸、心率、血压，并注意胎位、宫缩、胎心等。

垂体后叶素

垂体后叶素（pituitrin）是从牛和猪的垂体后叶中提取的粗制品，内含缩宫素及抗利尿激素两种成分。抗利尿激素在较大剂量时，可收缩血管，特别是收缩毛细血管及小动脉，升高血压，故又称血管升压素，临床用于治疗尿崩症及肺出血。垂体后叶素兴奋子宫的作用已逐渐被缩宫素代替。不良反应有面色苍白、心悸、胸闷、恶心、腹痛及过敏反应等。

麦角生物碱

麦角（ergot）是寄生在黑麦上的一种麦角菌干燥菌核。麦角生物碱（ergot alkaloid）按化学结构可分为两类：一类是胺生物碱类，包括麦角新碱（ergometrine）和甲基麦角新碱（methylergometrine），易溶于水，口服易吸收，对子宫的兴奋作用迅速而强大，维持时间短暂；另一类是肽生物碱类，有麦角胺（ergotamine）和麦角毒（ergotoxine），难溶于水，口服吸收不规则，对血管有明显作用，起效缓慢，但维持时间较长。

【药理作用】

1. 兴奋子宫 麦角新碱和甲基麦角新碱能选择性地兴奋子宫平滑肌，起效快，作用强而持久。与缩宫素不同，该类药物剂量稍大即引起子宫产生强直性收缩；对子宫体和子宫颈的作用无明显差异；妊娠后期子宫对其敏感性增强。因此，不能用于催产和引产。

2. 收缩血管 麦角胺和麦角毒对动脉、静脉有收缩作用，尤以麦角胺作用强。

【临床应用】

1. 子宫出血 麦角新碱和甲基麦角新碱常用于产后或流产后由于宫缩无力或子宫收缩复位不良造成的子宫出血。

2. 子宫复原 胎儿分娩后子宫逐渐复原，如复原缓慢易引起子宫出血过多或宫内感染。因此，临床常选用麦角制剂促进子宫复原。

3. 偏头痛 麦角胺能收缩脑血管，减轻脑动脉搏动幅度，缓解偏头痛。由于咖啡因也能收缩脑血管并促进麦角胺吸收，产生协同作用，故常与咖啡因合用。

【不良反应】 麦角新碱注射时可引起恶心、呕吐、血压升高等，有妊娠毒血症的产妇应慎用。麦角流浸膏中含有麦角毒和麦角胺，长期较大剂量应用可损伤血管内皮细胞，使毛细血管血流停滞，易形成血栓。偶见过敏反应，严重者出现呼吸困难，血压下降。麦角制剂禁用于催产、引产、血管硬化及冠心病患者。

前 列 腺 素

前列腺素（prostaglandin，PG）是一类广泛存在于体内的不饱和脂肪酸，对心血管、呼吸、消化及生殖系统有广泛的生理作用和药理作用。目前用于兴奋子宫的前列腺素类药物有地诺前列酮（dinoprostone，前列腺素 E_2，PGE_2）、地诺前列素（dinoprost，前列腺素 $F_{2\alpha}$，$PGF_{2\alpha}$）、米索前列醇（misoprostol，前列腺素 E_1）、卡前列素（carboprost，15-甲基前列腺素 $F_{2\alpha}$，15-MePGF$_{2\alpha}$）等。

【药理作用】 PG 类药物对妊娠各期子宫均有兴奋作用，分娩前的子宫尤为敏感，对妊娠初、中期子宫的兴奋作用比缩宫素强，引起子宫收缩的特性与分娩时生理性收缩相似，在增强子宫平滑肌节律性收缩的同时，尚能使子宫颈部松弛；PGE_2 还能促进黄体萎缩、溶解，妨碍受精卵着床。

【临床应用】 临床主要用于催产、引产，比较安全、效果可靠；也可用于抗早孕治疗。

【不良反应】 PG类药物对胃肠道平滑肌有兴奋作用，可引起恶心、呕吐、腹痛、腹泻等症状。$PGF_{2\alpha}$ 能收缩支气管平滑肌，禁用于支气管哮喘患者；PGE_2 能升高眼压，禁用于青光眼患者。引产时的禁忌证和注意事项与缩宫素相同。

二、子宫平滑肌抑制药

子宫平滑肌抑制药又称为抗分娩药（tocolytic drugs），包括 β_2 受体激动药、钙通道阻滞药、前列腺素合成酶抑制药及硫酸镁等。

利 托 君

利托君（ritodrine）化学结构与异丙肾上腺素相似，能选择性激动子宫平滑肌细胞膜上的 β_2 受体，使细胞内环磷酸腺苷（cAMP）浓度升高，降低细胞内钙离子浓度，引起子宫平滑肌松弛，抑制宫缩，延缓分娩。临床主要用于防治早产，适用于妊娠 20～37 周内的早产孕妇。本药可引起心率加快、血压升高、血钾降低、血糖升高，偶可引起肺水肿，有严重心血管疾病或妊娠不足 20 周的孕妇禁用。

硫 酸 镁

硫酸镁（magnesium sulfate）注射时能明显抑制子宫平滑肌收缩，可用于治疗禁用 β_2 受体激动药的早产孕妇；还有降压作用，可用于妊娠高血压综合征。

（宋京风）

第34章
抗菌药物概论

📋 **案例** 34-1

　　李某，男，13岁，由于天气炎热，进食生黄瓜后出现腹泻，一晚五六次，脸色苍白、疲乏无力，低热、虚脱。社区医生拟诊断为急性胃肠炎，给予左氧氟沙星静脉滴注。

　　问题：1. 该患者用药方案是否合理？

　　　　　　2. 应用抗菌药物治疗感染性疾病时应注意哪些问题？

　　化学治疗（chemotherapy）简称化疗，是指对病原体（微生物、寄生虫）所致的感染性疾病及恶性肿瘤的药物治疗。化疗药物包括抗微生物药、抗寄生虫药和抗肿瘤药。抗微生物药包括抗菌药、抗真菌药和抗病毒药。

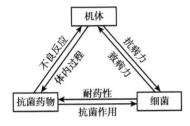

图34-1 细菌-机体-抗菌药物之间的关系

　　临床应用各种抗菌药的过程中应考虑细菌、机体和抗菌药物三者之间的相互关系（图34-1）。药物是战胜病原体所致疾病的有力武器，在整个化疗过程中起着重要的作用。而机体自身的免疫能力和防御功能在防治病原体致病或病后康复中也是不可忽视的。临床用药应根据机体的自身状况、病原体的致病特性和疾病的严重程度，以及药物的作用机制、体内过程等特点，制订合理、有效的给药方案，以充分发挥各种有利因素，延缓或减少耐药性的产生，减少不良反应。

第1节　抗菌药物的基本概念与常用术语

　　1. 抗菌药　是指能够抑制或杀灭细菌，用于防治细菌感染性疾病的药物，包括抗生素和人工合成抗菌药。

　　2. 抗生素　是各种微生物（细菌、真菌和放线菌）的代谢产物，是能抑制或杀灭其他病原微生物的物质，包括天然抗生素和人工半合成抗生素两类。

　　3. 抗菌谱　是指某种抗菌药物所能抑制或杀灭的微生物种类，是临床选用抗菌药物的重要依据。根据抗菌药物作用范围的大小，可分为广谱抗菌药和窄谱抗菌药。窄谱抗菌药是指仅对某一菌种或某一菌属致病菌有效的药物，如异烟肼仅对结核分枝杆菌有作用，对其他细菌无效；广谱抗菌药是指对多种致病菌有抑制或杀灭作用的药物，如四环素对革兰氏阳性（G^+）菌和革兰氏阴性（G^-）菌有作用，同时也有抑制立克次体、支原体、衣原体等病原体的作用。

　　4. 抗菌活性　是指抗菌药物能够抑制或杀灭细菌的能力。通常用最低抑菌浓度和最低杀菌浓度来表示。

　　5. 最低抑菌浓度（MIC）　是指在体外抑菌试验中能抑制培养基内细菌生长所需药物的最低浓度。

　　6. 最低杀菌浓度（MBC）　是指杀灭培养基内细菌的最低药物浓度。

　　7. 抑菌药和杀菌药　仅能抑制细菌生长繁殖而无杀灭细菌作用的药物称为抑菌药，如四环素类、大环内酯类、磺胺类等；不仅能抑制细菌的生长繁殖，还对细菌具有杀灭作用的药物称为杀菌药，如青霉素类、氨基糖苷类抗生素等。

8. 化疗指数（CI） 是指化疗药物的半数致死量（LD_{50}）与治疗感染动物的半数有效量（ED_{50}）之比，是评价化疗药物安全性的指标。化疗指数越大，表明该药物的毒性越低，临床应用价值越大。但化疗指数高不代表绝对安全，如化疗指数较大的青霉素，对人体几乎无毒性，但有引起过敏性休克的危险。

9. 抗生素后效应（PAE） 是指细菌与抗生素短暂接触，当药物浓度下降至低于最低抑菌浓度或消除后，细菌生长仍受到持续抑制的效应。

第2节 抗菌药物的作用机制

抗菌药物主要通过干扰细菌的生化代谢过程，影响其结构或功能，使其失去正常生长繁殖的能力，从而达到抑制或杀灭细菌的作用（图34-2）。

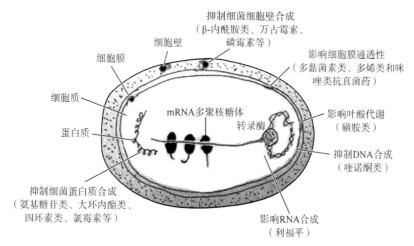

图34-2 细菌结构与抗菌药物的作用机制

1. 抑制细菌细胞壁合成 细菌的细胞膜外层是一层厚而坚韧的细胞壁，它具有维持细菌正常形态、维持菌体内渗透压的功能。细菌细胞壁的基础成分是肽聚糖，不同种类的细菌细胞壁肽聚糖含量不同，导致细菌对抗菌药物的敏感性不同。例如，β-内酰胺类抗生素、万古霉素等能抑制转肽酶，阻碍细菌细胞壁肽聚糖的交叉连接，使细胞壁合成受阻，造成细菌细胞壁缺损，丧失屏障作用，同时由于菌体内渗透压较高，水分不断渗入菌体内，造成菌体膨胀、变形、破裂而死亡，因此抑制细菌细胞壁合成的药物均为杀菌剂。由于人体细胞无细胞壁，抑制细菌细胞壁合成的抗菌药物对人体细胞几乎没有毒性。

2. 影响细胞膜通透性 细菌细胞膜是位于细菌细胞壁内侧的一种半透膜，具有渗透屏障、选择性物质交换及合成肽聚糖的功能。影响细菌细胞膜通透性的抗菌药物有多黏菌素类抗生素、多烯类抗真菌药（两性霉素B等），多黏菌素类抗生素能选择性地与细菌细胞膜中的磷脂结合，多烯类抗真菌药能选择性地与真菌细胞膜中的麦角固醇类物质结合，使细胞膜通透性增加，导致菌体的氨基酸、蛋白质及离子等重要成分物质外漏而发挥抑制或杀灭细菌、真菌的作用。

3. 抑制细菌核酸合成 喹诺酮类药物能抑制DNA回旋酶和拓扑异构酶Ⅳ，从而抑制敏感细菌的DNA合成而产生杀菌作用，利福平能抑制细菌DNA依赖的RNA聚合酶，阻碍mRNA的合成，导致细菌死亡。

4. 抑制细菌蛋白质合成 细菌的核糖体为70S核糖体复合物（由30S与50S亚基组成），许多抗菌药物对细菌的核糖体有高度的选择性，可抑制菌体蛋白质合成，产生抑菌或杀菌作用。例如，氨基糖苷类作用于30S亚基产生杀菌作用；氯霉素、林可霉素类和大环内酯类则作用于50S亚基产生抑菌作用等。而哺乳动物的核糖体为80S核糖体复合物（由40S和60S亚基组成），故在常用剂量下对哺乳动物的蛋白质合成过程无明显毒性作用。

5. 影响叶酸代谢 磺胺类、甲氧苄啶可分别抑制细菌代谢过程中的二氢叶酸合成酶和二氢叶酸还原酶，影响四氢叶酸的合成，导致核酸合成障碍而抑制细菌的生长繁殖。

第3节　细菌耐药性

一、耐药性的分类

（一）概念

耐药性又称抗药性，是指病原体与抗菌药物多次接触后对药物的敏感性下降或消失。病原体对某一种抗菌药物产生耐药性后，对其他抗菌药物也产生耐药性的特性称为交叉耐药性。

（二）耐药性的种类

1. 固有耐药性 又称天然耐药性，是由细菌的基因所决定的，如肠道G⁻菌对青霉素G的天然耐药性；链球菌对氨基糖苷类抗生素的天然耐药性等。这种耐药性代代相传，不会改变。

2. 获得性耐药 是由于细菌与抗菌药接触后，通过改变自身的代谢途径而产生的耐药性，如金黄色葡萄球菌因产生 β- 内酰胺酶而对 β- 内酰胺类抗生素耐药。

二、耐药性的产生机制

细菌产生耐药性的机制有以下几种方式。

1. 产生破坏药物化学结构的灭活酶 灭活酶主要分两类：一类是水解酶，如β-内酰胺酶可破坏青霉素类和头孢菌素类的β-内酰胺环使其灭活而耐药；另一类为钝化酶，又称合成酶，如乙酰化酶、磷酸化酶等可使氨基糖苷类抗生素结构改变失去抗菌活性。病原菌产生的水解酶和钝化酶使抗生素失去抗菌活性而产生耐药，这是引起细菌耐药性的最重要机制。

2. 改变药物作用的靶位蛋白 药物作用靶位改变后会使其失去作用位点，从而使药物失去作用。例如，细菌通过改变靶位蛋白，降低与抗生素的亲和力或通过增加靶位蛋白数量，使未结合的靶位蛋白仍可以维持细菌正常结构与功能；或者细菌与抗生素接触后产生一种新的靶位蛋白，使抗生素不能与之结合而产生高度耐药，如金黄色葡萄球菌对甲氧西林的耐药性。

3. 改变细菌外膜通透性及主动泵出机制 细菌通过改变细胞壁的孔道功能或改变细胞膜的能量供应，降低膜通透性、阻止药物进入菌体而呈现耐药。例如，铜绿假单胞菌对氨苄西林的耐药性。亦可通过增强主动流出系统，把已进入菌体的药物泵至菌体外，如金黄色葡萄球菌对大环内酯类抗生素的耐药性。

4. 改变细菌自身代谢途径 通过改变自身代谢途径而改变对营养物质的需要，如对磺胺类耐药的细菌，不再利用对氨基苯甲酸及二氢蝶啶合成自身需要的叶酸，而是直接利用环境中的叶酸。

第4节　抗菌药物的合理应用

抗菌药物临床应用是否合理，取决于有无抗菌药物应用指征、选用的抗菌药物品种及具体给药方案是否合理。

一、抗菌药物治疗性应用原则

（一）诊断为病原菌感染者，按指征应用抗菌药物

根据患者的症状、体征、实验室检查或放射、超声等影像学结果，诊断为细菌、真菌感染者方有指征应用抗菌药物；由结核分枝杆菌、支原体、衣原体、螺旋体、立克次体及部分原虫等病原体所致的感染亦有指征应用抗菌药物。缺乏细菌及上述病原体感染的临床或实验室证据，诊断不能成立者，以及病毒性感染者，均无应用抗菌药物指征。

（二）尽早查明感染病原体，根据病原体种类及药敏试验结果选用抗菌药物

抗菌药物品种在选用原则上应根据病原体种类及病原体对抗菌药物的敏感试验结果决定。有条件的医疗机构，对临床诊断为细菌性感染的患者，在抗菌治疗开始前，应及时留取相应合格标本进行病原学检测，以尽早明确病原菌和药敏试验结果，有针对性选用抗菌药物。

在未获知细菌培养及药敏试验结果前，或无法获取培养标本时，可根据患者的感染部位、基础疾病、发病情况、发病场所、既往抗菌药物用药史及其治疗反应等推测可能的病原体，并结合当地细菌耐药性监测数据，先给予抗菌药物经验性治疗，待获知病原学检测及药敏试验结果后，结合先前的治疗效果调整用药方案；对培养结果阴性的，应根据经验治疗的效果和情况采取进一步诊疗措施。

（三）综合病情、病原体种类及抗菌药物特点制订抗菌治疗方案

根据病原体、感染部位、感染严重程度和患者的生理、病理情况及抗菌药物药效学和药动学证据制订抗菌治疗方案，包括抗菌药物的选用品种、剂量、给药次数、给药途径、疗程及联合用药等。根据病原体种类及药敏试验结果尽可能选择针对性强、窄谱、安全、价格适当的抗菌药物。按抗菌药物的治疗剂量范围给药。对于大多数轻、中度感染者，选取口服吸收良好的抗菌药物品种，不必采用静脉或肌内注射给药，尽量避免局部应用。青霉素类、头孢菌素类时间依赖性抗菌药，宜一日多次给药；氟喹诺酮类等浓度依赖性抗菌药可一日给药一次；抗菌药物疗程因感染不同而异，一般宜用至体温正常、症状消退后72～96h，有局部病灶者需用药至感染灶控制或完全消散。但感染性心内膜炎、化脓性脑膜炎、骨髓炎、链球菌咽炎和扁桃体炎、结核病等需较长的疗程。

（四）抗菌药物的联合应用

1. 联合用药指征 单一抗菌药物可有效治疗的感染，不需联合用药，仅在下列情况时有指征联合用药。①病原菌尚未查明的严重感染，包括免疫缺陷者的严重感染；②单一抗菌药物不能控制的严重感染，需氧菌及厌氧菌混合感染，2种及2种以上病原菌感染；③需长疗程治疗，但病原菌易对某些抗菌药物产生耐药性的感染，如结核和非结核分枝杆菌感染；④由于药物协同抗菌作用，联合用药时应将毒性大的抗菌药物剂量减小，但需有临床资料证明其同样有效。如两性霉素B与氟胞嘧啶联合治疗隐球菌脑膜炎时，前者的剂量可适当减少，从而减少其毒性反应。

2. 联合用药的结果 根据抗菌药物的作用性质，分为四大类：第一类为繁殖期杀菌药，如青霉素类、头孢菌素类等；第二类为静止期杀菌药，如氨基糖苷类、多黏菌素类等；第三类为快效抑菌药，如大环内酯类、四环素类、林可霉素类、氯霉素等；第四类为慢效抑菌药，如磺胺类。

联合用药时宜选用具有协同或相加抗菌作用的药物联合，如青霉素类、头孢菌素类等β-内酰胺类抗生素与氨基糖苷类合用。但作用机制相同的同一类药物合用疗效并不一定增强，反而毒性反应可能增加，如氨基糖苷类抗生素之间不应合用；大环内酯类、林可霉素类因作用位点相同可产生拮抗作用。

二、预防性应用抗菌药物的基本原则

预防性应用抗菌药物的目的是预防特定病原菌所致的或特定人群可能发生的感染。

（一）非手术患者抗菌药物的预防性应用

非手术患者预防性用药的原则：①用于尚无细菌感染征象但暴露于致病菌感染的高危人群；②预防用药适应证和抗菌药物选择应基于循证医学证据；③应针对一种或两种最可能细菌的感染进行预防用药，不宜盲目地选用广谱抗菌药或多药联合预防多种细菌多部位感染；④应限于针对某一段特定时间内可能发生的感染，而非任何时间可能发生的感染；⑤应积极纠正导致感染风险增加的原发疾病或基础状况。可以治愈或纠正者，预防用药价值较大；原发疾病不能治愈或纠正者，药物预防效果有限，应权衡利弊决定是否预防用药。

以下情况原则上不应预防性应用抗菌药物：普通感冒、麻疹、水痘等病毒性疾病；昏迷、休克、中毒、心力衰竭、肿瘤、应用肾上腺皮质激素等；留置导尿管、留置深静脉导管及建立人工气道（包括气管插管或气管切口）。

（二）围术期抗菌药物的预防性应用

预防用药的目的主要是预防手术部位感染，包括浅表切口感染、深部切口感染和手术所涉及的器官/腔隙感染，但不包括与手术无直接关系的术后可能发生的其他部位感染。应尽量选择单一抗菌药物预防用药，避免不必要的联合使用。预防用药应针对手术路径中可能存在的污染菌。

（三）侵入性诊疗操作患者的抗菌药物的预防性应用

随着放射介入和内镜诊疗等微创技术的快速发展和普及，我国亟待规范诊疗操作患者的抗菌药物预防性应用越来越受到重视。应根据现有的循证医学证据、卫生标准和指南，严格各项诊疗操作的预防性作用。

三、特殊病理、生理状况患者应用抗菌药物的基本原则

（一）肾功能减退的感染患者抗菌药物的应用

很多抗菌药物主要经肾排泄，而某些抗菌药物具有肾毒性，肾功能减退的感染患者应用抗菌药物的原则为：①尽量避免使用肾毒性抗菌药物，确有应用指征时，严密监测肾功能情况；②根据感染的严重程度、病原菌种类及药敏试验结果等选用无肾毒性或肾毒性较低的抗菌药物；③使用主要经肾排泄的药物，须根据肾功能减退程度及抗菌药物在人体内消除途径调整给药剂量及给药方法。

（二）肝功能减退的感染患者抗菌药物的应用

肝功能减退时抗菌药物的选用及剂量调整需要考虑肝功能减退对该类药物药动学特点的影响，以及肝功能减退时该类药物及其代谢物发生毒性反应的可能性。根据现有资料，肝功能减退时抗菌药物的应用有以下情况。

1. 主要由肝消除的药物 肝功能减退时消除明显减少，但无明显毒性反应发生，肝病时仍可正常应用，但需谨慎，必要时减量给药，治疗过程中严密监测肝功能，包括大环内酯类（不包括酯化物）、林可霉素类等。

2. 主要经肝或有相当量经肝消除的药物 肝功能减退时消除减少，并可导致毒性反应的发生，肝功能减退患者应避免使用此类药物，氯霉素、利福平、红霉素酯化物等属于此类。

（三）新生儿抗菌药物的应用

新生儿期一些重要器官尚未发育完善，其生长发育随日龄增加而迅速变化，因此新生儿使用抗菌药物需注意以下问题。

1. 新生儿肝、肾未发育成熟，肝药酶缺乏，肾消除功能较差，应避免应用毒性大的抗菌药物，如主要经肾排泄的氨基糖苷类、万古霉素类及主要经肝代谢的氯霉素。确有应用指征时，需进行血药浓度监测。

2. 新生儿避免应用或禁用可能发生严重不良反应的抗菌药物。可影响新生儿生长发育的四环素类、喹诺酮类禁用；可导致胆红素脑病及溶血性贫血的磺胺类和呋喃类应避免使用。

3. 由于新生儿肾功能尚不完善，主要经肾排泄的青霉素类、头孢菌素类药物需减量应用，以防止药物蓄积导致严重中枢神经系统毒性反应发生。

（四）小儿抗菌药物的应用

小儿应用抗菌药物时应注意以下几类药物。

1. 氨基糖苷类抗生素 有明显耳、肾毒性，小儿应尽量避免应用。有明确应用指征者，用药过程中应严密观察不良反应。

2. 糖肽类抗生素 有一定肾、耳毒性，小儿仅在有明确指征时方可选用。治疗过程应严密观察不良反应，必要时进行血药浓度监测，个体化给药。

3. 四环素类抗生素 可导致牙齿黄染及牙釉质发育不良，不可用于8岁以下儿童。

4. 喹诺酮类抗生素 由于对骨骼发育可能产生不良影响，避免用于18岁以下未成年人。

（五）老年人抗菌药物的应用

老年人组织器官呈生理性退行性变，免疫功能也减退，在应用抗感染药物时需注意以下事项。

1. 老年人肾功能呈生理性减退，按一般用量使用主要经肾排泄的抗菌药物时，由于药物排泄减少，导致在体内蓄积，血药浓度增高，易产生不良反应。因此应按轻度肾功能减退情况给药，可用正常治疗量的1/2～2/3。

2. 老年患者宜选用毒性低并具有杀菌作用的抗菌药物，青霉素类、头孢菌素类为常用药物。毒性大的氨基糖苷类等应尽可能避免应用。

（六）妊娠期和哺乳期妇女抗菌药物的应用

1. 妊娠期抗菌药物的应用 妊娠期抗菌药物的应用需考虑药物对母体和胎儿两方面的影响。

（1）对胎儿有致畸或明显毒性作用者，如利巴韦林，妊娠期禁用。

（2）对母体和胎儿均有毒性作用者，如氨基糖苷类、四环素类等，妊娠期避免应用；确有指征时，需在血药浓度监测下使用，以保证用药安全。

（3）药物毒性低，对胎儿及母体均无明显影响，也无致畸作用者，妊娠期感染时可选用。如青霉素类、头孢菌素类等β-内酰胺类抗菌药物。

2. 哺乳期抗菌药物的应用 哺乳期患者接受抗菌药物治疗后，药物可自乳汁分泌，少数药物乳汁中分泌量较高，如氟喹诺酮类、四环素类、大环内酯类、氯霉素、磺胺甲𫫇唑、甲氧苄啶、甲硝唑等。青霉素类、头孢菌素类和氨基糖苷类在乳汁中含量低。但无论乳汁中药物浓度高低，均存在对乳儿的潜在影响，并可能出现不良反应，如氨基糖苷类可导致乳儿听力减退，氯霉素可导致乳儿骨髓抑制，四环素可导致乳牙黄染等。因此哺乳期患者应避免使用氨基糖苷类、喹诺酮类、四环素类、氯霉素、磺胺类药物等。哺乳期患者应用任何抗菌药物时，均宜暂停哺乳。

（彭海平）

第35章
β-内酰胺类抗生素

案例 35-1

患者，男，35 岁。因咽喉肿痛，自行服用头孢拉定 3 天，近日晚饭前服用两粒头孢拉定后喝了近三两白酒，随即感到头痛、恶心、心慌伴呼吸困难，急送医院抢救。

问题： 发生上述症状的可能原因是什么？应如何避免？

β-内酰胺类抗生素的分子结构中均含有β-内酰胺环，该环与β-内酰胺类抗生素的抗菌作用密切相关，此环被打开，抗菌活性将消失。根据β-内酰胺环是否连接其他杂环及所连接杂环的化学结构，β-内酰胺类抗生素又可分为青霉素类、头孢菌素类及非典型的β-内酰胺类抗生素和β-内酰胺酶抑制剂等（图35-1）。非典型的β-内酰胺类抗生素主要有碳青霉烯类、单环β-内酰胺类。

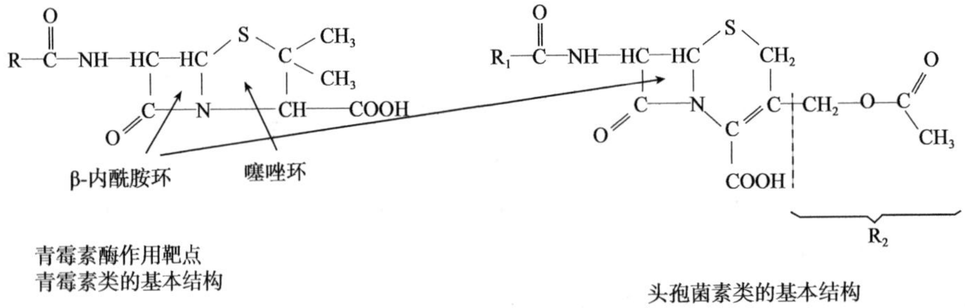

图35-1 β-内酰胺类抗生素的基本结构

第 1 节 青 霉 素 类

青霉素类按来源不同，分为天然青霉素和半合成青霉素两类。青霉素类的基本化学结构是由主核 6-氨基青霉烷酸（6-APA）及侧链组成，其主核是由一个饱和噻唑环（A环）和一个β-内酰胺环（B环）所组成，其中B环为抗菌作用所必需的功能基团，如果此环被裂解，则失去抗菌活性；侧链主要与抗菌谱、耐酸性及耐药性有关，如侧链上的R被不同基团取代，可获得不同品种的半合成青霉素。

一、天然青霉素

天然青霉素是从青霉菌培养液中提取获得，临床常用的青霉素G性质较稳定，产量高，抗菌作用强。自1940年应用于临床以来，至今仍是治疗某些敏感菌感染的首选药。

青霉素G

青霉素G（penicillin G，青霉素）常用其钠盐或钾盐。青霉素G的水溶液性质不稳定，遇酸、碱、醇、光、热及金属离子等易被破坏，室温中放置24h大部分降解失效，并易产生诱发青霉素过敏反应的物质，因此必须临用时配制并及时用完。

【体内过程】 青霉素G不耐酸，口服后易被胃酸、消化酶破坏，不宜口服给药，一般采用肌内注射，15～30min达峰浓度，半衰期0.5～1.0h，但作用维持时间可达4～6h。主要分布于细胞外液，脑脊液中浓度较低，但炎症时可在脑脊液中达有效浓度。青霉素在体内几乎不被代谢，原型随尿排出。

为延长青霉素的作用时间，可采用难溶性制剂如普鲁卡因青霉素（procaine penicillin）和苄星青霉素（benzathine penicillin），前者肌内注射80万U可维持24h，后者肌内注射120万U可维持4周。因两药血药浓度偏低，故仅适用于敏感菌所致的轻症感染。

> **链接**
>
> **青霉素的发现**
>
> 青霉素是第一个用于临床的抗生素。英国微生物学家Fleming（弗莱明）偶然发现培养葡萄球菌的培养皿中长出了青霉菌，且青霉菌周围的葡萄球菌被溶解，于是，他把经过过滤所得的含有这种霉菌分泌物的液体称为青霉素。1935年英国牛津大学病理学家Florey（弗洛里）和德国生物化学家Chain（钱恩）经过努力，终于提纯了青霉素的结晶。1945年Fleming、Chain和Florey共同获得诺贝尔生理学或医学奖。

【抗菌作用】

1. 抗菌谱

（1）革兰氏阳性球菌　如溶血性链球菌、草绿色链球菌、肺炎链球菌、葡萄球菌（金黄色葡萄球菌对其易产生耐药性）等。

（2）革兰氏阳性杆菌　如白喉棒状杆菌、破伤风梭菌、炭疽芽孢杆菌、产气荚膜梭菌、乳酸杆菌等。

（3）革兰氏阴性球菌　如敏感淋病奈瑟菌、脑膜炎奈瑟菌等。

（4）螺旋体、放线菌　如钩端螺旋体、梅毒螺旋体、回归热螺旋体等。

青霉素G的抗菌作用强，对上述病原菌有高度抗菌活性；对大多数革兰氏阴性杆菌的作用较弱，对真菌、立克次体、病毒和原虫无效。

2. 抗菌机制　主要作用于细菌的青霉素结合蛋白（PBPs），抑制转肽酶的作用，阻止细菌细胞壁中的肽聚糖交叉联结，抑制细菌细胞壁的合成，使菌体失去渗透屏障，大量水分向高渗的菌体内渗透，同时借助细菌的自溶酶溶解，导致菌体膨胀、破裂、溶解、死亡而产生强大的杀菌作用。

3. 抗菌特点

（1）青霉素能破坏细菌细胞壁结构，属于繁殖期杀菌药。

（2）对革兰氏阳性菌作用强，对革兰氏阴性杆菌作用弱。

（3）对繁殖期细菌作用强，对静止期细菌作用弱，因繁殖期细菌细胞壁合成旺盛。

（4）对人和动物的毒性小，因人和哺乳动物的细胞无细胞壁。

4. 耐药性　金黄色葡萄球菌、淋病奈瑟菌、脑膜炎奈瑟菌、肺炎链球菌等对青霉素极易产生耐药性。

【临床应用】

1. 革兰氏阳性球菌感染

（1）溶血性链球菌感染　如咽炎、扁桃体炎、中耳炎、蜂窝组织炎、心内膜炎、产后热、猩红热、败血症等。

（2）肺炎链球菌感染　如大叶性肺炎、急慢性支气管炎、脓胸等呼吸道感染。

（3）敏感金黄色葡萄球菌感染　如疖、痈、骨髓炎等，经药敏试验为敏感菌感染者，可用青霉素G治疗。

2. 革兰氏阴性球菌感染　如脑膜炎奈瑟菌引起的流行性脑脊髓膜炎，青霉素G可与磺胺嘧啶合用。

3. 革兰氏阳性杆菌感染　如破伤风、白喉、气性坏疽等，因青霉素G仅能杀菌，对细菌产生的外毒素无效，因此必须加用特异抗毒素。

4. 螺旋体感染　青霉素G是治疗梅毒、钩端螺旋体病、回归热的首选药。

5. 放线菌感染　治疗放线菌感染时，宜采用大剂量、长疗程用药。

【不良反应】

1. 过敏反应　为青霉素类最常见的不良反应，发生率为3%～10%。

（1）表现形式　轻者以皮肤过敏（荨麻疹、药疹等）和血清病样反应多见，一般不严重，停药后可消失；严重的是过敏性休克，因青霉素及其降解产物青霉噻唑蛋白、青霉烯酸等作为半抗原，机体接触后5～8h内产生抗体，当再次接触青霉素时即发生过敏反应，常在用药后数秒至20min内发生，患者出现心悸、胸闷、面色苍白、喉头水肿、出冷汗、脉搏细弱、血压下降、抽搐和昏迷等，如不及时抢救，患者可在短时间内死亡。

（2）防治措施　①用药前详细询问过敏史，对青霉素过敏者禁用。②严格掌握适应证，避免滥用和局部用药。③注射前必须做皮肤过敏试验（皮试），包括初次使用、停药超过72h、更换批号或更换不同厂家生产的青霉素G时应重新做皮试，皮试阳性者禁用。应注意偶有少数患者在皮试时即可发生过敏性休克。④避免在饥饿时注射，用药后应继续观察30min。⑤注射液必须临用现配。⑥注射时应备有急救药品和器材，如肾上腺素、氧气等。⑦过敏性休克的抢救，一旦发生过敏性休克，应立即皮下或肌内注射肾上腺素0.5～1.0mg，严重者稀释后缓慢静脉注射或静脉滴注，必要时加用糖皮质激素和抗组胺药，并配合吸氧、人工呼吸、输液、应用升压药等抢救措施。

2. 赫氏反应　应用青霉素G治疗梅毒、钩端螺旋体病、鼠咬热或炭疽等感染时，可出现症状突然加重，表现为全身不适、寒战、发热、咽痛、肌痛、心跳加快等症状，甚至危及生命的现象称为赫氏反应。常于注射后6～8h出现，12～24h消失。一旦发生可用氢化可的松200～300mg静脉滴注或地塞米松5～10mg静脉注射，并配合降温和抗休克等对症支持治疗。

3. 青霉素脑病　当剂量过大（＞1000万U）或静脉滴注过快时，可引起中枢神经或脑膜刺激症状如头痛、惊厥、肌束震颤、癫痫样发作、呕吐等，需对症处理。

4. 局部刺激　肌内注射可出现局部疼痛、红肿、硬结等，以钾盐多见。

二、半合成青霉素

青霉素G杀菌力强、低毒，但具有抗菌谱窄等缺点。因此在其母核6-APA基础上引入不同侧链，分别得到具有广谱、耐酸、耐酶、抗铜绿假单胞菌的半合成青霉素，其抗菌机制及不良反应与青霉素G相似。半合成青霉素与青霉素G之间有交叉过敏反应，对青霉素G过敏者，不宜使用半合成青霉素。常用的半合成青霉素共分成五类，其作用特点及用途不尽相同（表35-1）。

表35-1　半合成青霉素的分类、特点及用途

分类	药物	特点	用途
耐酸青霉素类	青霉素V（penicillin V） 非奈西林（phenethicillin）	①耐酸，口服吸收良好；②抗菌谱和抗菌活性同青霉素G	主要用于轻度敏感菌感染、恢复期的巩固治疗和防止感染复发的预防用药
耐酶青霉素类	苯唑西林（oxacillin） 氯唑西林（cloxacillin）	①抗菌谱同青霉素G；②耐酸，可以口服；③耐酶，对耐青霉素的金黄色葡萄球菌有效	主要用于耐青霉素的金黄色葡萄球菌感染
广谱青霉素类	氨苄西林（ampicillin） 阿莫西林（amoxicillin）	①广谱，对G⁺和G⁻菌均有杀灭作用；②耐酸，可口服；③不耐酶，对耐药金黄色葡萄球菌无效；④对铜绿假单胞菌无效	主要用于伤寒、副伤寒及呼吸道、泌尿道和胆道感染，与氨基糖苷类合用可增强疗效
抗铜绿假单胞菌青霉素类	羧苄西林（carbenicillin） 哌拉西林（piperacillin） 美洛西林（mezlocillin）	①广谱，对G⁺和G⁻菌均有效；②口服不吸收，需注射给药；③不耐酶，对耐药金黄色葡萄球菌无效；④对铜绿假单胞菌作用强大	主要用于铜绿假单胞菌感染及其他G⁻杆菌引起的严重感染
抗G⁻杆菌青霉素类	美西林（mecillinam） 替莫西林（temocillin） 匹美西林（pivmecillinam）	①对G⁻杆菌作用强，对G⁺菌作用弱；②匹美西林可口服，美西林和替莫西林供注射用；③对β-内酰胺酶稳定；④对铜绿假单胞菌无效	主要与其他半合成青霉素类合用治疗敏感菌引起的感染

第2节 头孢菌素类

头孢菌素类抗生素主核为7-氨基头孢烷酸（7-ACA），结构改造后合成广谱、高效、低毒的半合成抗生素。与青霉素类比较具有以下特点：①抗菌谱广，对G^+菌G^-菌均有效。②同为繁殖期杀菌药。③对β-内酰胺酶稳定。④有$t_{1/2}$较长、分布广的口服产品。第一代头孢菌素口服制剂有头孢拉定、头孢氨苄和头孢羟氨苄；第二代头孢菌素口服制剂有头孢克洛、头孢呋辛酯和头孢丙烯等；第一代和第二代头孢菌素口服制剂主要适用于治疗敏感菌所致的轻症患者，严重感染须注射给药。第三代头孢菌素口服品种有头孢克肟和头孢泊肟酯等，其口服品种对铜绿假单胞菌无作用；主要用于治疗敏感菌所致轻、中度感染，也可用于经第三代头孢菌素注射剂治疗后的序贯治疗。⑤与青霉素有部分交叉过敏反应，但过敏反应发生率低。头孢菌素类根据其抗菌谱、抗菌活性、对β-内酰胺酶的稳定性及肾毒性不同分为四代，其作用特点及用途也不尽相同（表35-2）。

表35-2 常用头孢菌素类的作用特点

分类	药物	特点
第一代	头孢氨苄（cefalexin） 头孢拉定（cefradine） 头孢唑啉（cefazolin）	①对G^+菌（包括耐青霉素G的金黄色葡萄球菌）作用比第二代强，对G^-菌多数不敏感；②对β-内酰胺酶不及第二、三代稳定；③肾毒性较大
第二代	头孢孟多（cefamandole） 头孢替安（cefotiam） 头孢呋辛（cefuroxime） 头孢克洛（cefaclor）	①对G^+菌作用比第一代略差，对G^-菌作用明显增强，对部分厌氧菌高效，但对铜绿假单胞菌无效；②对β-内酰胺酶较稳定；③比第一代肾毒性小
第三代	头孢噻肟（cefotaxime） 头孢曲松（ceftriaxone） 头孢他啶（ceftazidime） 头孢哌酮（cefoperazone） 头孢他美酯（cefetamet pivoxil） 头孢地尼（cefdinir） 头孢克肟（cefixime） 头孢泊肟（cefpodoxime）	①对厌氧菌及G^-菌作用较强，对铜绿假单胞菌也有较强作用，对G^+菌作用不如第一、二代；②对β-内酰胺酶更稳定；③基本无肾毒性
第四代	头孢匹罗（cefpirome） 头孢吡肟（cefepime） 头孢唑兰（cefozopran）	①对某些G^+菌和G^-菌有强大抗菌作用；②对β-内酰胺酶高度稳定；③一般无肾毒性

【临床应用】

1. 第一代头孢菌素 主要用于耐药金黄色葡萄球菌及其他敏感菌引起的呼吸道感染、皮肤软组织感染、尿路感染、败血症等。头孢唑啉常作为外科手术预防用药。

2. 第二代头孢菌素 主要用于治疗G^-杆菌引起的肺炎、败血症、腹膜炎、菌血症及呼吸道、胆道、尿路、骨关节、五官、皮肤软组织感染。头孢呋辛也是围术期常用预防药物。

3. 第三代头孢菌素 主要用于重症耐药G^-杆菌感染，如呼吸道、泌尿道、胆道、腹腔、盆腔等部位的严重感染。头孢他啶、头孢哌酮能有效控制严重的铜绿假单胞菌感染。

头孢噻肟钠为第三代头孢菌素，具有抗菌谱广、毒性反应小等特点。对金黄色葡萄球菌的抗菌活性较差，对溶血性链球菌、肺炎链球菌等G^+球菌的活性强，肠球菌属对本品耐药。适用于敏感细菌所致的肺炎及其他下呼吸道感染、尿路感染、脑膜炎、败血症、腹腔感染、盆腔感染、皮肤软组织感染、生殖道感染、骨和关节感染等。可作为小儿脑膜炎的首选药。对青霉素过敏者、妊娠期妇女（尤其妊娠3个月以内者）应慎用。老年人用药须根据肾功能适当减量。

4. 第四代头孢菌素 最大特点是对β-内酰胺酶稳定性更高，主要用于对第二、三代头孢菌素耐药的 G^- 杆菌感染，疗效可能优于第三代头孢菌素。脑脊液中的浓度高，对细菌性脑膜炎效果更佳。

所有头孢菌素类对耐甲氧西林葡萄球菌、肠球菌属抗菌作用均差，故不宜用于治疗该类细菌所致感染。

【不良反应】

1. 过敏反应 发生率及严重程度低于青霉素 G，多为皮疹、药物热、荨麻疹等、血管神经性水肿，偶见哮喘和过敏性休克。对青霉素过敏者有 5%～10% 对头孢菌素有交叉过敏反应，故用药前应询问过敏史及做皮试。对头孢菌素类和青霉素过敏的患者慎用。

2. 肾损害 使用大剂量第一代头孢菌素时可出现蛋白尿、血尿、尿素氮升高，甚至急性肾损伤。用药期间要注意给药剂量及监测尿蛋白、尿量，肾功能不全者禁用。第一代头孢菌素应避免与氨基糖苷类、多黏菌素类抗生素、万古霉素等对肾脏有损害的药物合用。

3. 胃肠道反应 口服头孢菌素可引起胃肠道反应，如恶心、呕吐、食欲减退、腹泻等。

4. 低凝血酶原血症 长期大量应用第二、三代可引起低凝血酶原症，用维生素 K 防治。与抗凝药、非甾体抗炎药合用可增加出血的危险。

5. 其他 第二、三代头孢菌素长期大剂量应用，可使肠道菌群失调，出现二重感染。偶可发生抽搐等中枢神经系统反应；肌内注射可引起局部疼痛。

部分头孢菌素与乙醇同时应用时，这些药物会抑制乙醇在人体内的代谢，引起机体的毒性反应，产生双硫仑反应，故用药期间或停药 3 天内应禁酒。

第 3 节　非典型 β- 内酰胺类

本类抗生素的化学结构中虽然有 β- 内酰胺环，但无青霉素类与头孢菌素类的基本结构。因此称为非典型 β- 内酰胺类抗生素。

一、碳青霉烯类

碳青霉烯类的化学结构与青霉素相似，具有广谱、强效、低毒、耐酶（对 β- 内酰胺酶高度稳定）的特点，是临床评价很高的抗生素。临床常用的药物有亚胺培南、美洛培南、帕尼培南等。近年来对碳青霉烯类抗菌药耐药率迅速上升，肠杆菌科细菌中亦出现部分碳青霉烯类耐药，严重威胁碳青霉烯类抗菌药的临床疗效，必须合理应用这类抗菌药，加强对耐药菌传播的防控。

亚 胺 培 南

亚胺培南（imipenem，亚胺硫霉素）由于在体内易被肾脱氢肽酶水解失活，应与肾脱氢肽酶抑制药西司他丁（cilastatin）合用才能发挥较好作用。作用机制与青霉素相似，有强大的杀菌作用，对大多数 G^+ 球菌和 G^- 杆菌都有效。临床所用的制剂是与西司他丁按 1：1 组成的复方制剂（泰能）。临床主要用于大多数需氧和厌氧的 G^+ 和 G^- 菌引起的重症感染，也可用于其他药物疗效不佳的尿路、皮肤软组织、呼吸道、腹腔、妇科感染及败血症、骨髓炎等。常见不良反应有胃肠道反应、药疹、静脉炎、一过性氨基转移酶升高，大剂量可致肾脏损害及惊厥、意识障碍等严重中枢神经系统反应。

美 洛 培 南

美洛培南（meropenem）抗菌作用和抗菌谱与亚胺培南相似，但由于对肾脱氢肽酶稳定，不需要配伍肾脱氢肽酶抑制药，可单独应用。尚可用于年龄在 3 个月以上的细菌性脑膜炎患者。

二、头 霉 素 类

头霉素类的化学结构与头孢菌素相似，抗菌作用与第二代头孢菌素相似；抗厌氧菌作用强于第三代头孢菌素；对β-内酰胺酶高度稳定；对耐青霉素和耐头孢菌素的细菌有较强的抗菌活性。常用药物有头孢西丁（cefoxitin）、头孢美唑（cefmetazole）、头孢替坦（cefotetan）、头孢拉宗（cefbuperazone）、头孢米诺（cefminox）等。

头霉素类主要用于需氧和厌氧菌引起的盆腔、腹腔及妇科的混合感染。常见的不良反应有皮疹、静脉炎、蛋白尿、嗜酸性粒细胞增多等。禁用于对头霉素类及头孢菌素类抗菌药物有过敏史者。有胃肠道疾病病史的，特别是结肠炎患者应慎用本品。不推荐头孢西丁用于3个月以下的婴儿。使用头孢美唑、头孢米诺期间，应避免饮酒，以免发生双硫仑反应。

三、氧头孢烯类

氧头孢烯类具有抗菌作用强、对β-内酰胺酶极稳定、抗菌谱广等特点。在脑脊液、痰液中浓度高。常用品种有拉氧头孢（latamoxef）和氟氧头孢（flomoxef）。临床主要用于治疗尿路、呼吸道、妇科、胆道感染及脑膜炎、败血症等。不良反应少，但皮疹最为常见，偶见凝血酶原减少或血小板功能障碍而致出血。本类药物禁用于对氧头孢烯类药物过敏者，对头孢菌素类药物过敏者慎用。应用拉氧头孢期间应每日补充维生素K以防治凝血功能障碍和出血等不良反应，并应在治疗期间及治疗结束后1周内禁酒。

四、单环β-内酰胺类

氨曲南（aztreonam）和卡芦莫南（carumonam）是人工合成的单环β-内酰胺类抗生素。其耐酶、低毒且抗菌谱窄，对G⁺菌、厌氧菌作用弱，对G⁻菌具有强大抗菌活性。在肾、肺、胆囊、骨骼肌、脑脊液、皮肤等组织中浓度较高。适用于敏感需氧G⁻菌所致尿路感染、下呼吸道感染、腹腔感染、盆腔感染和皮肤、软组织感染。用于治疗腹腔和盆腔感染时需与甲硝唑等抗厌氧菌药物合用，用于病原菌未查明的经验治疗时宜联合抗G⁺菌药物。可用于替代氨基糖苷类药物与其他抗菌药物联合治疗肾功能损害的需氧G⁻菌感染，并可在密切观察情况下用于对青霉素类、头孢菌素类过敏者。

不良反应少而轻，可见轻度胃肠道反应、皮疹、瘙痒、紫癜、血清氨基转移酶升高等。

五、β-内酰胺酶抑制药

本类药物包括克拉维酸（clavulanic acid）、舒巴坦（sulbactam）、三唑巴坦（tazobactam，他唑巴坦）等，本身抗菌力较弱，抗菌谱较窄，通过抑制多种β-内酰胺酶而保护β-内酰胺环的完整性，常与β-内酰胺类抗生素配伍，使抗菌效力增强几倍乃至几十倍，并可对抗细菌耐药性的产生。

克 拉 维 酸

克拉维酸（clavulanic acid，棒酸）为广谱β-内酰胺酶抑制药，抗菌谱广，但抗菌活性低。常与多种β-内酰胺类抗生素合用以增强抗菌作用。主要复方制剂有奥格门汀（augmentin，含阿莫西林/克拉维酸钾）、替门汀（timentin，含替卡西林/克拉维酸钾），广泛用于敏感菌引起的呼吸道、泌尿道、盆腔、软组织感染。

舒 巴 坦

舒巴坦（sulbactam，青霉烷砜）为半合成β-内酰胺酶抑制药，对金黄色葡萄球菌与G⁻杆菌产生的β-内酰胺酶有很强的抑制作用，与其他β-内酰胺类抗生素合用有明显的协同作用。复方制剂有氨苄西林/舒巴坦、头孢哌酮/舒巴坦等。前者用于产酶的肠杆菌科、流感嗜血杆菌、产酶金黄色葡萄球菌等的感染，后者用于铜绿假单胞菌及厌氧菌所致的感染。

（彭海平）

第36章
大环内酯类抗生素

案例 36-1

> 患者，女，28 岁，诊断为支气管炎，对青霉素、头孢菌素类药物过敏。医嘱予以阿奇霉素 0.5g，静脉滴注，每天 1 次，3 天为一个疗程，防治感染。
>
> 问题：上述案例用药合理吗？为什么？

大环内酯类是一类含有 14、15、16 元大环内酯类结构的抗生素，1952 年第一代大环内酯类药物红霉素被发现，同类药物还有乙酰螺旋霉素、麦迪霉素、吉他霉素等，但由于其抗菌谱相对较窄，易产生耐药性，生物利用度较低，应用剂量较大，不良反应多见，限制了其在临床的应用。自 20 世纪 90 年代以来第二代大环内酯类抗生素被陆续开发出来，具有代表性的有罗红霉素、克拉霉素、阿奇霉素等。第二代大环内酯类不易被胃酸破坏、生物利用度高、半衰期长，同时具有良好的抗生素后效应（PAE），用药次数少、抗菌谱广、不良反应少等，现已广泛用于治疗呼吸道感染。但耐药性日益增多，目前已有第三代大环内酯类抗生素，代表药物有泰利霉素和喹红霉素，分布更广、抗菌活性更强。

红 霉 素

红霉素（erythromycin）是从链丝菌培养液中提取的碱性抗生素。

【体内过程】 红霉素不耐酸，口服吸收少，故临床常用其肠溶片或酯化物（如依托红霉素、琥乙红霉素）。在碱性环境中活性强，体内分布广，并可通过胎盘和进入乳汁，脑脊液中浓度低，主要在肝代谢随胆汁排出，胆汁中药物浓度约为血药浓度的 30%，大约 5% 以原型经肾排泄。

【抗菌作用】 红霉素的抗菌谱与青霉素 G 相似且稍广，主要对 G^+ 球菌和杆菌有强大的抗菌作用；对某些 G^- 菌如脑膜炎奈瑟菌、淋病奈瑟菌、流感嗜血杆菌、百日咳鲍特菌、布鲁氏菌、军团菌有较强的作用；对肺炎支原体、衣原体、立克次体、厌氧菌、螺杆菌及某些螺旋体也有抗菌作用，但效力不及青霉素。细菌（包括金黄色葡萄球菌）对红霉素易产生耐药性，故连续用药不宜超过 1 周，停药数月后可逐渐恢复敏感性。

其抗菌机制是大环内酯类不可逆地与细菌核糖体 50S 亚基上的靶位结合，选择性地抑制细菌蛋白质合成而发挥快速抑菌作用。

【临床应用】 常用于治疗耐青霉素的金黄色葡萄球菌感染和对青霉素过敏者；还用于上述敏感菌所致的各种感染，是治疗军团菌肺炎、百日咳、支原体肺炎、白喉带菌者、沙眼衣原体所致的新生儿结膜炎或婴儿肺炎及弯曲杆菌所致肠炎或败血症的首选药。由于红霉素在胆道中分布较多，也可用于胆道感染及其他 G^+ 菌引起的感染。

【不良反应】

1. 胃肠道反应 红霉素可引起恶心、呕吐、腹泻、厌食等不良反应。

2. 局部刺激 静脉滴注时因刺激性强而引起局部疼痛或血栓性静脉炎。注射用乳糖酸红霉素使用时必须先用注射用水完全溶解，加入 5% 葡萄糖溶液中，药物浓度不宜超过 0.1%，缓慢静脉滴注。也不宜与其他药物在注射器内混合应用。

3. 肝损害 个别患者使用酯化型红霉素可出现肝损害，以依托红霉素最严重，主要表现为胆汁淤积、黄疸、氨基转移酶升高等，一般停药数日后即可恢复。

4. 其他 红霉素及克拉霉素禁止与特非那定合用，以免引起心脏不良反应。

罗 红 霉 素

罗红霉素（roxithromycin）的抗菌作用与红霉素相似，体内抗菌活性较红霉素强1～4倍，对金黄色葡萄球菌、链球菌、棒状杆菌、军团菌等抗菌活性较强，对厌氧菌、弓形体、衣原体、梅毒螺旋体等也有较好的抗菌作用。主要用于敏感菌所致呼吸道、泌尿道、皮肤和软组织、耳鼻喉等部位感染。也用于治疗支原体肺炎、沙眼衣原体感染及军团菌病。不良反应发生率较低，以胃肠道反应为主。

阿 奇 霉 素

阿奇霉素（azithromycin）耐酸，口服吸收迅速，由于食物影响其吸收，应空腹给药。半衰期长达35～48h，每日仅需给药一次，为长效大环内酯类抗生素。抗菌谱比红霉素广，除对G⁺菌有较强作用外，对G⁻菌的作用明显强于红霉素，对淋病奈瑟菌和脑膜炎奈瑟菌的作用是大环内酯类中最强的。抗菌机制：不仅可抑制菌体蛋白质合成，还可破坏细菌细胞壁的完整性，对某些细菌呈现快速杀菌作用。主要用于敏感菌所致的呼吸道、皮肤软组织、泌尿生殖系统感染。不良反应少，可见轻、中度胃肠道反应。对大环内酯类抗生素过敏者禁用，肝功能不全、妊娠期和哺乳期妇女慎用。

克 拉 霉 素

克拉霉素（clarithromycin，甲红霉素）主要特点是抗菌活性强于红霉素，抗菌谱与红霉素相似，特别是对流感嗜血杆菌作用较强。对酸稳定，口服吸收迅速完全，不受食物影响；分布广泛，组织中的浓度明显高于血药浓度。对G⁺菌、流感嗜血杆菌、军团菌和肺炎支原体的作用是大环内酯类中最强的；对沙眼衣原体、幽门螺杆菌、厌氧菌作用较红霉素强。主要用于呼吸道、泌尿道、皮肤软组织感染及消化道幽门螺杆菌感染。不良反应发生率低，可见轻微的胃肠道反应。

（彭海平）

第37章
林可霉素类和多肽类抗生素

一、林可霉素类

案例 37-1

　　患者,男,30岁。右腿痛1周,无腰痛。X线检查疑似骨髓炎。患者于3年前胫骨中段开放性骨折,治疗过程中有过化脓性感染史。医生初步诊断为革兰氏阳性球菌引起的骨髓炎。予口服头孢他美酯0.5g/次,一日两次;左氧氟沙星0.3g,一日两次。1周后,患者腿痛略有好转,但效果不显著。药师建议患者静脉输注克林霉素0.6g/次,一日两次,连续5日,患者腿痛症状消失。

　　问题: 药师为什么建议静脉输注克林霉素?

　　林可霉素类抗生素包括林可霉素(lincomycin,洁霉素)和克林霉素(clindamycin,氯洁霉素)。林可霉素由链丝菌产生,克林霉素是林可霉素分子中第7位羟基被Cl取代的半合成品。两药抗菌谱和抗菌机制相同,由于克林霉素抗菌活性为林可霉素的4～8倍,血药浓度更高、毒性较少,故临床常用。

　　【体内过程】

　　1. 吸收 克林霉素较林可霉素口服吸收迅速而完全,并可饭后服用。

　　2. 分布 本类抗生素能广泛分布到全身组织和体液中并达到有效治疗浓度,在骨组织尤其是骨髓中可达到更高浓度,可透过胎盘屏障,乳汁中浓度与血中浓度相当,妊娠期和哺乳期妇女慎用。两药均不易透过血脑屏障,但炎症时脑组织可达到有效治疗浓度。

　　3. 代谢和排泄 两药主要经肝代谢,均可经胆汁和肾排泄。

　　【抗菌作用】 本类抗生素为窄谱抗菌药,两者具有相同的抗菌谱,抗菌谱与青霉素相似,对多数G^+菌有较强的抗菌作用,对链球菌、肺炎链球菌、金黄色葡萄球菌作用高效,因毒性大,一般不作首选。对多数G^-菌作用弱或无效。

　　【抗菌机制】 主要通过抑制菌体蛋白质合成而呈现抑菌作用。

　　【耐药性】 林可霉素类耐药机制与大环内酯类相同,因此与大环内酯类存在交叉耐药性;大多数细菌对两药存在完全交叉耐药性。

　　【临床应用】 用于敏感G^+需氧菌所致的呼吸道、皮肤软组织、胆道感染及败血症、心内膜炎等。对金黄色葡萄球菌感染引起的急慢性骨髓炎和关节炎为首选药。

　　【不良反应】

　　1. 胃肠道反应 恶心、呕吐、胃部不适和腹泻等,口服给药比注射给药多见。长期用药时,1%～2%的患者出现假膜性肠炎,如出现严重水样或血样便时应及时停药,除对症治疗外,需口服万古霉素或甲硝唑治疗。

链接

假膜性肠炎

　　假膜性肠炎(pseudomembranous colitis, PMC)又称难辨梭状厌氧芽孢杆菌性肠炎、手术后肠炎、抗生素肠炎、抗生素诱发的难辨梭状厌氧芽孢杆菌性肠炎等。PMC常发生于大手术后及危重和慢性消耗性疾病的患者,使用广谱抗生素,特别是口服林可霉素后,肠道菌群失调,难辨梭状厌氧芽孢杆菌异常繁殖,产生毒素而引起肠道黏膜急性休克性炎症,在坏死的黏膜上形成假膜。

2. 过敏反应　可见轻度皮疹、瘙痒或药物热，也可出现一过性中性粒细胞减少和血小板减少。

3. 其他　偶见黄疸及肝、肾损伤，肝、肾功能不良者慎用。用药期间应定期检查血常规及肝功能。大剂量静脉注射或静脉滴注过快可引起血压下降、呼吸暂停，故宜缓慢静脉给药。

二、多　肽　类

（一）万古霉素类

万古霉素类属糖肽类抗生素，常用品种有万古霉素（vancomycin）、去甲万古霉素（norvancomycin）和替考拉宁（teicoplanin）。万古霉素是从链霉菌培养液中提取获得，化学性质稳定。去甲万古霉素是从诺卡菌属培养液中分离获得。替考拉宁是从游动放线菌属培养液中分离获得，其脂溶性较万古霉素高50～100倍。

【**体内过程**】　口服难以吸收，肌内注射可致局部剧痛和组织坏死，只能静脉给药。可分布到各组织和体液，可透过胎盘屏障，但难以透过血脑屏障。

【**抗菌作用**】　本类药物对 G⁺菌产生强大杀菌作用，尤其是耐甲氧西林金黄色葡萄球菌（MRSA）和耐甲氧西林表皮葡萄球菌（MRSE）。

【**抗菌机制**】　与细菌细胞壁前体肽聚糖结合，阻碍细菌细胞壁合成，造成细胞壁缺损而杀灭细菌，尤其是对正在分裂增殖的细菌呈现快速灭杀作用。

【**临床应用**】　仅用于严重 G⁺菌感染，尤其是 MRSA、MRSE 和肠球菌属感染，如败血症、心内膜炎、呼吸道感染等。口服给药用于治疗假膜性肠炎和消化道感染。

【**不良反应**】　万古霉素和去甲万古霉素毒性较大，替考拉宁毒性较小。

1. 耳毒性　血药浓度超过800mg/L且持续数天即可引起耳鸣、听力减退，甚至耳聋，及早停药可恢复正常，少数患者停药后仍有致聋危险。应避免同服有耳毒性的药物。

2. 肾毒性　主要损伤肾小管，表现为蛋白尿和管型尿，少尿、血尿、氮质血症，甚至肾衰竭。应避免同服有肾毒性的药物。

3. 过敏反应　偶可引起斑块皮疹和过敏性休克。快速静脉注射万古霉素时，可引起红人综合征（red man syndrome），典型表现为面、颈、躯干上部出现红斑样或荨麻疹样皮疹，伴有低血压和心动过速等。

（二）杆菌肽

杆菌肽（bacitracin）是从枯草杆菌培养液中分离获得的多肽类抗生素。可特异地抑制细菌细胞壁的合成，并损伤细胞膜，导致离子和氨基酸外流而使细菌死亡。

【**抗菌作用**】　对 G⁺菌具有强大的抗菌作用，对产生 β-内酰胺酶的耐药菌也有效，对 G⁻球菌、螺旋体、放线菌等也有一定作用，但对 G⁻菌无效。

【**抗菌机制**】　抗菌作用机制为抑制细菌细胞壁的合成；对细菌细胞膜也有损伤作用，使胞质内容物外漏，导致细菌死亡。

【**临床应用**】　主要用于耐青霉素的金黄色葡萄球菌所致的各种感染。注射用药肾毒性严重，故迄今常作为局部抗感染药。具有刺激性小、过敏反应少、不易产生耐药性等优点，其锌盐制剂可增加抗菌作用。

（普　珍）

第**38**章

氨基糖苷类抗生素

案例 38-1

患者，男，15岁，1个月前因呼吸道感染，经青霉素、链霉素注射治疗1周后痊愈，但自觉听力明显减退。虽经服药治疗，听力却继续变弱。同时感头痛、耳胀不适，常闻沉闷雷声，口苦，夜寝多梦，小便不畅，来医院耳鼻喉科就诊。听力检查：双耳表试验均为 0.5/100cm，口语听力 4m，平均听阈左 25dB，右 30dB。初步诊断为药源性听力减退。

问题：1. 为什么患者会出现听力损伤？

2. 氨基糖苷类抗生素有哪些主要不良反应？

氨基糖苷类（aminoglycosides）是由2～3个氨基糖分子与非糖部分的苷元结合而成。可分为天然品和人工半合成品两类。天然品有链霉素（streptomycin）、新霉素（neomycin）、卡那霉素（kanamycin）、妥布霉素（tobramycin）、大观霉素（spectinomycin）、庆大霉素（gentamicin）、小诺米星（micronomicin）；人工合成品有阿米卡星（amikacin）、奈替米星（netilmicin）、依替米星（etimicin）等。卡那霉素、新霉素由于毒性大，现已少用。氨基糖苷类抗生素虽来源不同，但体内过程、抗菌作用、作用机制、耐药性、不良反应等方面有许多共同特点。

本类药物为有机碱，是一类高效的抗生素，尤其对需氧G⁻杆菌有效。与β-内酰胺类合用时不能混合于同一容器，否则易使药物失活。

一、氨基糖苷类抗生素的共性

【**体内过程**】 氨基糖苷类抗生素为强极性化合物，脂溶性很小，口服难吸收，口服给药仅用于肠道感染和肠道术前消毒。肌内注射吸收迅速而完全，主要分布于细胞外液，脑脊液、胆汁及组织中浓度很低，但肾皮质及内耳淋巴液中浓度很高，与其肾损害及耳毒性直接相关。在体内不被代谢，约90%以原型经肾排泄，尿中药物浓度极高，有利于尿路感染的治疗。可通过胎盘屏障进入胎儿体内，妊娠期妇女慎用。

【**抗菌作用**】 氨基糖苷类对各种需氧G⁻杆菌包括大肠埃希菌、铜绿假单胞菌、变形杆菌属、克雷伯菌属、肠杆菌属等具有强大抗菌活性；对沙雷菌属、沙门菌属、产碱杆菌属、不动杆菌属和嗜血杆菌属也有一定抗菌作用；对淋病奈瑟菌、脑膜炎奈瑟菌等G⁻球菌作用较差；对多数G⁺菌作用差，但庆大霉素、阿米卡星等对产酶和不产酶的金黄色葡萄球菌及耐甲氧西林金黄色葡萄球菌敏感；对肠球菌和厌氧菌不敏感；链霉素、卡那霉素还对结核分枝杆菌有效。氨基糖苷类抗生素是快速的静止期杀菌药。杀菌特点是：①杀菌速率和杀菌持续时间与浓度呈正相关。②仅对需氧菌有效，且抗菌活性显著强于其他类药物，对厌氧菌无效。③抗生素后效应（PAE）长，且持续时间与浓度呈正相关。④具有初次接触效应，即细菌首次接触氨基糖苷类时，能被迅速杀死。⑤在碱性环境中抗菌活性增强。

【**抗菌机制**】 氨基糖苷类是通过阻碍细菌蛋白质合成的全过程（包括起始、延长及终止），主要影响70S亚基始动复合物的形成和选择性与30S亚基靶蛋白结合而发挥杀菌作用。

【**耐药性**】 多数细菌对氨基糖苷类药物易产生耐药性，并且各药之间存在部分或完全交叉耐药性。耐药机制：①产生修饰氨基糖苷类的钝化酶使药物灭活，如乙酰化酶、磷酸化酶等。②通过改变细膜通透性或使细胞转运功能异常，阻止抗生素进入菌体内。③靶位的修饰，基因突变使菌株核糖体靶蛋白改变，影响进入细胞内的抗生素与核糖体结合。

【不良反应】

1. 耳毒性　本类抗生素能在内耳淋巴液中蓄积，损害内耳柯蒂氏器毛细胞的能量产生及利用，引起细胞膜上 Na^+-K^+-ATP 酶功能障碍，造成毛细胞损伤，引起耳蜗神经的损害。耳蜗听神经功能损害多见于阿米卡星和卡那霉素，表现为耳鸣与不同程度的听力减退，严重者可致耳聋。前庭神经功能损害表现为眩晕、恶心、呕吐、眼球震颤和平衡障碍，多见于链霉素、庆大霉素。为防止和减轻耳毒性，使用时应注意：①药物的剂量和疗程。②严密观察耳鸣、眩晕等早期症状，必要时进行听力及血药浓度的监测。③避免与呋塞米、依他尼酸、布美他尼、顺铂等其他损害听力的药物联合使用。老年人、婴幼儿、妊娠期和哺乳期妇女禁用。

2. 肾毒性　氨基糖苷类易蓄积于肾皮质部，损害近曲小管上皮细胞而引起肾毒性。连续使用本类抗生素可发生不同程度的可逆性肾损害，临床可见多尿、夜尿、蛋白尿、血尿，严重者可致氮质血症及无尿症。肾毒性易发生于老年人、休克、脱水、肾功能减退者，为防止肾毒性，用药期间应定期进行肾功能检查，出现早期症状立即停药。避免与有肾毒性的药物合用，如第一代头孢菌素、万古霉素等，肾功能不良者应禁用或慎用。

3. 过敏反应　各种皮疹、发热、血管神经性水肿、口周发麻等较为常见，也可引起过敏性休克。其中链霉素过敏性休克发生率仅次于青霉素，但抢救困难，病死率较高，一旦发生应立即皮下或肌内注射肾上腺素，同时静脉注射葡萄糖酸钙等进行抢救。用药前应询问患者药物过敏史，链霉素用药前需做皮试。庆大霉素、阿米卡星等应用时应注意观察有无过敏反应的发生。

4. 神经肌肉接头阻滞作用　常见于大剂量静脉滴注，也偶见于肌内注射后，可引起心肌抑制、血压下降、肢体瘫痪和呼吸衰竭而死亡。此毒性反应抢救时应立即静脉注射新斯的明或钙剂。重症肌无力禁用，与麻醉药或肌松药合用时应慎重。严禁静脉注射。

二、常用氨基糖苷类抗生素

庆　大　霉　素

庆大霉素（gentamycin）为目前临床较常用的氨基糖苷类抗生素。口服难吸收，其硫酸盐水溶液稳定，可肌内注射或静脉滴注，胆汁中浓度较高。

【抗菌作用】　庆大霉素在同类药物中抗菌活性较强，且抗菌谱较广，对多数革兰氏阴性菌、革兰氏阳性球菌（包括耐药金黄色葡萄球菌）、铜绿假单胞菌均有杀灭作用。对肺炎支原体也有效。细菌对庆大霉素的耐药性产生较慢，多为暂时性，停药后可逐渐恢复敏感性。

【临床应用】　主要用于敏感菌引起的感染。①中、重度肠杆菌科细菌等革兰氏阴性杆菌感染。②中、重度铜绿假单胞菌感染。治疗此类感染常需与具有抗铜绿假单胞菌作用的 β-内酰胺类或其他抗菌药物联合应用。③土拉菌病、鼠疫及布鲁氏菌病，后者常与多西环素联合应用。④局部感染：局部用于皮肤、黏膜表面感染和眼、耳、鼻部感染。⑤口服用于细菌性痢疾、伤寒等肠道感染及肠道术前准备。

【不良反应】　主要有耳毒性、肾毒性和神经肌肉接头阻滞。肾毒性多见但常为可逆的，大剂量可致急性肾损伤；耳毒性的发生以前庭神经功能损害多见，但可逆；偶见过敏反应甚至过敏性休克，应予以注意。对其他氨基糖苷类有过敏史者禁用。妊娠期妇女、重症肌无力、肾功能减退、6岁以下儿童和老年患者应慎用；婴幼儿、新生儿应避免应用；哺乳期妇女应用时，应暂停哺乳。

链　霉　素

链霉素（streptomycin）是1944年从链霉菌培养液中分离获得并用于临床的第一个氨基糖苷类抗生素，也是第一个用于结核病治疗的药物。

【临床应用】　本药对一般细菌作用不强，耳毒性发生率较高，尚可引起过敏反应等，目前临床主要用于：①鼠疫与兔热病：为首选药。②布鲁氏菌病：与多西环素联合可获得满意疗效。③结核病：与其他抗结核病药物合用，以提高疗效和延缓耐药性发生。

【不良反应】　不良反应发生率较高。以前庭神经功能损害最为多见，耳蜗听神经损害发生较迟，肾毒性较少见也较轻，少数可出现肾损伤，停药后多可恢复。可出现头晕、头痛、口唇周围和指端麻木等。可能是药物中的杂质与机体内的钙离子络合所致，钙剂可对抗。可发生过敏性休克，虽发生率低于青霉素，但病死率高，用药前需做皮试。

妥 布 霉 素

妥布霉素（tobramycin）抗菌作用与庆大霉素相似，最突出的特点是对铜绿假单胞菌的作用比庆大霉素强2～4倍，且对庆大霉素耐药者仍有效。主要用于铜绿假单胞菌所致的感染，通常应与抗铜绿假单胞菌的广谱青霉素类或头孢菌素类合用。由于对其他 G$^-$杆菌的抗菌活性不如庆大霉素，一般不作首选药。不良反应主要表现为耳毒性和肾毒性，但均较庆大霉素轻。哺乳期妇女用药时应停止哺乳。

阿 米 卡 星

阿米卡星（amikacin，丁胺卡那霉素）是目前临床评价较高、应用较多的抗生素之一。是氨基糖苷类抗生素中抗菌谱最广的药物。对 G$^-$杆菌和金黄色葡萄球菌均有较强的抗菌活性，对细菌产生的钝化酶稳定，因此对一些氨基糖苷类耐药菌感染仍能有效控制，常作为此类感染的首选药。耳毒性高于庆大霉素，肾毒性低于庆大霉素。

奈 替 米 星

奈替米星（netilmicin，乙基西索霉素）为半合成氨基糖苷类抗生素，抗菌谱与庆大霉素相似。其显著特点是对多种氨基糖苷类钝化酶稳定，对耐其他氨基糖苷类的 G$^-$杆菌及耐青霉素的金黄色葡萄球菌的作用强于其他氨基糖苷类抗生素，临床用于敏感菌引起的严重感染。

奈替米星的耳、肾毒性是氨基糖苷类抗生素中最低者，较为安全。但长期大量使用时仍应注意。妊娠期妇女禁用，哺乳期妇女用药应停止哺乳。

链接

助 记 口 诀

氨基糖苷杀菌剂，抑制菌体蛋白质；对抗阴性杆菌灵，链卡还治结核病；耳肾毒性最严重，控制剂量定慎用。

（普　珍）

四环素类及氯霉素类药物属广谱抗生素，对多数革兰氏阳性菌、革兰氏阴性菌及立克次体、支原体和衣原体具有较强的抑制作用，其中四环素类还可抑制某些螺旋体和阿米巴原虫。

一、四环素类

四环素类抗生素常用品种有天然品和人工半合成品，前者如四环素（tetracycline）、土霉素（terramycin）；后者如多西环素（doxycycline）和米诺环素（minocycline）等。天然四环素由于耐药菌株的日益增多，逐渐被半合成四环素类取代。

案例 39-1

患者，男，56岁。精神分裂症病史近10年，因慢性支气管炎急性发作入院治疗。入院后继续服用氯丙嗪治疗精神分裂症，加用四环素治疗慢性支气管炎急性发作，数天后出现黄疸。临床请药师会诊，药师提出停用四环素，换用头孢类抗菌药物，同时加用退黄疸药物，2周后患者黄疸消退。

问题： 案例中两药联合应用合理吗？为什么？

四 环 素

【**体内过程**】 四环素（tetracycline）口服吸收不完全，易与食物中多种阳离子（如 Ca^{2+}、Mg^{2+}、Fe^{2+}、Al^{3+} 等）形成难溶性络合物而减少吸收。分布较广，易渗入胸腔、腹腔、胎儿循环及乳汁中，但不易透过血脑屏障，脑脊液中的浓度低。主要以原型从肾排泄，尿中药物浓度较高，部分从胆汁排泄，形成肝肠循环，胆汁中的浓度为血药浓度的10～20倍，有利于尿路、胆道感染的治疗。

【**抗菌作用**】 抗菌谱广，属快速抑菌药，高浓度时具有杀菌作用。对革兰氏阳性菌的作用较革兰氏阴性菌强，对立克次体、支原体、衣原体、螺旋体、放线菌、阿米巴原虫等也有抑制作用。对革兰氏阳性菌的作用不如青霉素类和头孢菌素类；对革兰氏阴性菌的作用不如氨基糖苷类及氯霉素；对伤寒杆菌、副伤寒杆菌、铜绿假单胞菌、结核分枝杆菌无效。

【**抗菌机制**】 四环素必须进入菌体内才能发挥抑菌作用。在胞质中药物与核糖体 30S 亚基的 A 位特异性结合，阻止氨基酰 tRNA 进入 A 位，抑制肽链延长和蛋白质合成（图39-1）。

【**临床应用**】 由于耐药菌株增多和药物的不良反应，四环素一般不作首选药。四环素可与其他药物联用，治疗幽门螺杆菌感染引起的消化性溃疡。

【**不良反应**】

1. 局部刺激 口服后直接刺激胃黏膜，引起胃肠道反应，宜饭后服用，禁止肌内注射，静脉滴注易引起静脉炎。

2. 二重感染 长期大量应用四环素类药物后，使敏感菌受到抑制，不敏感菌乘机生长繁殖引起新

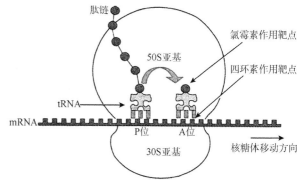

图39-1 四环素及氯霉素抑制细菌蛋白质合成的作用部位示意图

的感染，称为二重感染，又称菌群交替症。婴幼儿、老年人体弱者及合用糖皮质激素或抗恶性肿瘤药者使用四环素时易发生。常见的二重感染有白假丝酵母菌（白念珠菌）引起的鹅口疮、肠炎，可用抗真菌药治疗；艰难梭菌（难辨梭状芽孢杆菌）引起的假膜性肠炎，表现为发热、肠壁坏死、剧烈腹泻、体液渗出甚至休克死亡，一旦发生应立即停药，可用万古霉素、甲硝唑治疗。

3. 影响牙齿和骨骼发育　四环素类药物能与新形成的骨骼和牙齿中沉积的钙离子结合，造成牙齿黄染和牙釉质发育不全，称四环素牙。还可抑制胎儿、婴幼儿骨骼发育。故妊娠期和哺乳期妇女及8岁以下儿童禁用。

4. 肝肾毒性　长期大剂量给药可致肝肾损伤，表现为厌食、乏力、恶心、呕吐等，严重者可出现肝性脑病，可加重氮质血症。肝、肾功能不全者慎用。

5. 过敏反应　少数人可出现荨麻疹、多形性红斑、湿疹样红斑、血管神经性水肿等。

多 西 环 素

多西环素（doxycycline，强力霉素）属长效半合成四环素类，脂溶性高，口服吸收快而完全，受食物影响较小。由于显著的肝肠循环，半衰期长达20h，一般细菌感染每日服药一次即可。

【抗菌作用】　抗菌谱与四环素相似，其作用强度是四环素的2～10倍。对耐天然四环素类和耐青霉素类的金黄色葡萄球菌仍然有效。

【临床应用】　多西环素具有速效、强效和长效的特点，现已取代天然四环素类作为各种适应证的首选药物。由于对肾无明显毒性，也是治疗肾功能不良患者肾外感染最安全的四环素类药物。宜饭后以大量开水送服，服药后保持直立体位30min以上，以避免引起食管炎。静脉注射时可能出现舌麻木及口腔异味感。

【不良反应】　主要有胃肠刺激症状、光敏性皮炎，其他不良反应较四环素少见。

米 诺 环 素

米诺环素（minocycline）抗菌谱与四环素相似，抗菌活性高于其他同类药物。对四环素或青霉素类耐药的链球菌、金黄色葡萄球菌和大肠埃希菌对米诺环素仍敏感。主要用于治疗酒渣鼻、痤疮和沙眼衣原体所致的性传播疾病，以及上述耐药菌引起的感染。本药口服可产生恶心、呕吐、眩晕、运动失调等独特的前庭反应症状。应嘱患者用药期间不宜从事高空作业、驾驶和机器操作。

二、氯 霉 素

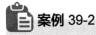
案例 39-2

　　患者，男，68 岁，诊断为肝内胆管结石伴感染。处方：5% 葡萄糖注射液 500ml 加红霉素 0.6g、加氯霉素注射液 0.5g，静脉滴注，2 次 / 天，共 5 天。

　　问题：案例中的药物应用是否合理？为什么？

氯 霉 素

氯霉素（chloramphenicol）是于1947年首次由委内瑞拉链丝菌分离得到，并于当年在玻利维亚试用于斑疹伤寒（typhus fever）暴发，取得良好效果。1948年广泛用于临床。其化学结构简单，可采用化学合成法大量生产，成为第一个人工合成的抗生素。1950年发现氯霉素可诱发致命性不良反应（抑制骨髓造血功能），临床应用受到极大限制。氯霉素的右旋体无抗菌活性，但保留毒性，目前临床使用人工合成的左旋体。

【体内过程】　氯霉素口服吸收快而完全，易透过血脑屏障，脑脊液中的浓度达血药浓度的45%～99%，有利于脑膜炎的治疗。能通过胎盘屏障进入胎儿体内，也可通过乳汁分泌。主要在肝代谢，经肾排泄。

【抗菌作用】 氯霉素为广谱抗生素，为速效抑菌药，对革兰氏阴性菌的作用强于革兰氏阳性菌。特别对伤寒、副伤寒杆菌作用最强；对大肠埃希菌、肺炎克雷伯杆菌、变形杆菌也有较强作用；对衣原体、立克次体、肺炎支原体亦有效。对结核分枝杆菌、真菌和阿米巴原虫无效。

【抗菌机制】 氯霉素与细菌核糖体50S亚基上的肽酰转移酶作用位点可逆性结合，阻止P位肽链的末端羧基与A位氨基酰tRNA的氨基发生反应，从而阻止肽链延伸，使蛋白质合成受阻。

【耐药性】 耐药性产生较慢，与其他抗菌药之间无交叉耐药性。

【临床应用】 治疗伤寒、副伤寒时作为备选药。可用于敏感菌引起的脑膜炎，但一般不作首选药，仅用于对其他药物耐药或对青霉素过敏的患者。氯霉素眼药水或滴耳剂外用可治疗沙眼、结膜炎和化脓性中耳炎。

【不良反应】

1. 抑制骨髓造血功能 是氯霉素最严重的毒性反应。①可逆性血细胞减少：表现为贫血、白细胞减少或血小板减少，及时停药可恢复。发生率和严重程度与剂量、疗程有关。②再生障碍性贫血：发病率与用药量、疗程无关，一次用药亦可发生。多见于儿童、妇女和肝肾功能不全的患者，多在停药几周或数月后发生，发生率低，但病死率极高。用药过程中应定期检查血常规，一旦发现粒细胞减少应立即停药。肝肾功能不全者、12岁以下儿童及妇女应高度警惕再生障碍性贫血的发生。疗程一般不宜超过2周。

2. 灰婴综合征 早产儿和新生儿肝脏缺乏葡糖醛酸转移酶，肾排泄功能不完善，对氯霉素解毒能力差，药物剂量过大可致中毒，表现为循环衰竭、呼吸困难、进行性血压下降、皮肤苍白和发绀，故称灰婴综合征。早产儿、出生后2周内的新生儿及妊娠后期和哺乳期妇女禁用。

3. 其他 口服时可出现胃肠道反应。少数有皮疹、药物热、血管神经性水肿等过敏反应，视神经炎、视力障碍等。还可见溶血性贫血、二重感染。有精神病史者禁用；肝、肾功能减退者慎用。

（普 珍）

第**40**章
人工合成抗菌药

第 1 节　喹诺酮类药物

📋 **案例** 40-1

　　患者，男，25 岁，2 天前无明显诱因出现发热，体温 38℃左右，并有腹泻，呈黄色稀水样便，时有黏液血便，日达 7～8 次，量中等，里急后重明显。查体：一般情况好，腹部压痛，肠鸣音亢进。初步诊断为细菌性痢疾。

　　问题：该患者是否可选用诺氟沙星治疗？

一、概　　述

　　喹诺酮类是一类以 4-喹诺酮母核为基本结构的人工合成抗菌药，根据开发上市先后及抗菌特点分为四代。第一代药物萘啶酸，仅对肠道细菌有抑制作用，抗菌活性低，不良反应多，已被淘汰。第二代药物以吡哌酸为代表，对大多数革兰氏阴性杆菌有效，血药浓度低，主要用于消化道和泌尿道感染。第三代药物为一系列含氟药物，又称氟喹诺酮类，具有抗菌谱广、抗菌活性强、口服吸收良好、不良反应少等特点，临床应用广泛，包括诺氟沙星、环丙沙星、氧氟沙星、左氧氟沙星等。第四代药物在第三代药物的结构上进行修饰，进一步扩大抗菌谱，增强抗菌活性，常用的药物有莫西沙星、曲伐沙星。

　　【体内过程】　氟喹诺酮类大多口服吸收良好，食物不影响药物的吸收但与含有 Fe^{2+}、Ca^{2+}、Mg^{2+} 的食物同服可降低其生物利用度。血浆蛋白结合率一般低于 40%，组织穿透力强，体内分布广，在前列腺组织、骨组织、肺、肾、尿液、胆汁、巨噬细胞和中性粒细胞的药物浓度均高于血药浓度。药物的消除方式各不相同，培氟沙星主要在肝代谢并通过胆汁排泄；氧氟沙星、左氧氟沙星、洛美沙星约 80% 以上以原型经肾排泄；其他多数药物的肝、肾消除方式同等重要。

　　【抗菌作用】

　　1. 抗菌谱　第三、四代喹诺酮类属于广谱杀菌药，对革兰氏阴性菌有强大的杀菌作用，包括大肠埃希菌、变形杆菌、流感嗜血杆菌、克雷伯杆菌、志贺杆菌、伤寒沙门菌、淋病奈瑟菌等；对革兰氏阳性菌包括产酶金黄色葡萄球菌、链球菌、肺炎链球菌、炭疽杆菌等也有较好的抗菌作用。20 世纪 90 年代后期研制的莫西沙星、加替沙星等，除保留了对革兰氏阴性菌的良好抗菌活性外，进一步增强了对革兰氏阳性菌、结核分枝杆菌、军团菌、支原体及衣原体的杀灭作用，特别是提高了对厌氧菌如脆弱拟杆菌、梭状杆菌、消化链球菌属和厌氧芽孢梭菌等的抗菌活性。对铜绿假单胞菌，杀灭作用最强的是环丙沙星。

　　2. 抗菌机制　本类药物抗菌机制是抑制细菌 DNA 回旋酶，影响 DNA 的合成而呈现杀菌作用。

　　3. 耐药性　由于本类药物临床应用广泛，耐药菌株呈增长趋势，以金黄色葡萄球菌、肺炎链球菌、大肠埃希菌、铜绿假单胞菌等耐药菌株多见。本类药物之间有交叉耐药性。耐药机制包括：①耐药菌株 DNA 回旋酶与药物的亲和力下降，使药物失去靶位；②膜通道关闭，药物难以进入菌体；③金黄色葡萄球菌可将药物从菌体内泵出；④质粒编码的耐药基因在细菌中传递。

【临床应用】 氟喹诺酮类可用于各种敏感菌所致的呼吸系统感染、肠道感染、泌尿生殖系统感染，代替氯霉素作为伤寒、副伤寒的首选药物，也可用于淋病、骨关节感染与皮肤软组织感染等。

【不良反应】

1. 胃肠道反应 主要表现为恶心、呕吐、腹泻、食欲减退、胃部不适等。以环丙沙星和培氟沙星多见，一般不严重，患者可耐受。

2. 中枢神经系统反应 发生率仅次于胃肠道反应，轻者表现为失眠、头晕、头痛、震颤、共济失调等，停药后可缓解；重者表现为精神异常、抽搐、惊厥等。可能与药物抑制中枢 γ-氨基丁酸作用有关，患者用药剂量过大、精神病或癫痫病史或与氨茶碱合用时更易出现。

3. 光敏反应 表现为光照部位皮肤出现瘙痒性红斑，严重者出现皮肤糜烂、脱落。司帕沙星、洛美沙星、氟罗沙星诱发的光敏反应最常见，严重者需住院治疗。还可见血管神经性水肿、皮肤瘙痒等症状。

4. 软骨损害 动物实验发现本类药物对多种幼龄动物负重关节的软骨有损伤，儿童用药后可出现关节痛和关节水肿，故18岁以下青少年、妊娠期及哺乳期妇女不宜使用。

5. 其他不良反应 包括肝、肾功能异常，跟腱炎，心脏毒性和静脉炎等，停药可恢复。

> **链接**
>
> ### 光 敏 反 应
>
> 某些药物服用后，在光照刺激下，可致人体过敏性反应，出现皮肤瘙痒、发热、红斑、水肿，甚至水疱、皮肤脱落糜烂等，这种现象称为药物的光敏反应，这类药物称为光敏性药物。常见光敏性药物有喹诺酮类药物、磺胺药、双氯芬酸等。患者在使用光敏性药物期间和停药后5天内，应避免暴露在阳光或紫外线下，若出现光敏反应或皮肤损害，应立即停用药物，并去皮肤科就诊。

二、常用喹诺酮类药物

诺 氟 沙 星

诺氟沙星（norfloxacin，氟哌酸）是临床上应用的第一个氟喹诺酮类药，抗菌谱广，抗菌活性强，对多数革兰氏阴性菌包括铜绿假单胞菌抗菌活性较强，对金黄色葡萄球菌、肺炎链球菌、溶血性链球菌及厌氧脆弱拟杆菌也有效。主要用于敏感菌所致的泌尿生殖道、胃肠道和呼吸道感染。

环 丙 沙 星

环丙沙星（ciprofloxacin）是抗菌谱最广的喹诺酮类药物之一。对铜绿假单胞菌、淋病奈瑟菌、流感嗜血杆菌、金黄色葡萄球菌、肠球菌、肺炎链球菌、嗜肺军团菌的抗菌活性明显高于其他同类药物及头孢菌素类、氨基糖苷类等，对耐 β-内酰胺类或耐庆大霉素的致病菌也常有效。临床上常用于敏感菌所致的呼吸道、泌尿生殖道、胃肠道感染。也用于治疗皮肤软组织、骨与关节、眼、耳、咽喉等部位的感染。

氧 氟 沙 星

氧氟沙星（ofloxacin，氟嗪酸）口服吸收迅速而完全，血药浓度高而持久，分布广泛。其突出特点是在脑脊液中浓度高，炎症时可达血药浓度的50%～75%。除保留了环丙沙星的抗菌特点外，尚对结核分枝杆菌、沙眼衣原体和部分厌氧菌有效。临床上主要用于敏感菌所致的泌尿生殖道、呼吸道、胆道、皮肤软组织感染及盆腔感染。也对耐链霉素、异烟肼、对氨基水杨酸的结核杆菌有效，可作为治疗结核病的二线药物与其他抗结核药物合用。

左 氧 氟 沙 星

左氧氟沙星（levofloxacin）是消旋氧氟沙星的左旋体。因除去了抗菌活性很弱的右旋体，抗菌活性约为氧氟沙星的2倍，具有抗菌谱广、抗菌活性强的特点。临床用于敏感菌所致的呼吸道、泌尿生殖道、胃肠道等部位的中、重度感染，是耐青霉素肺炎链球菌感染的首选药之一。

洛 美 沙 星

洛美沙星（lomefloxacin）对革兰氏阴性菌的抗菌活性与诺氟沙星和氧氟沙星相近，对MRSA、表皮葡萄球菌、链球菌和肠球菌的抗菌活性与氧氟沙星相当；对多数厌氧菌的抗菌活性比氧氟沙星低。可用于呼吸道、泌尿生殖道、皮肤软组织、眼科感染的治疗，也用于衣原体感染和结核病的治疗。洛美沙星对小鼠皮肤具有光致癌作用，故在用药期间应避免日光。

莫 西 沙 星

莫西沙星（moxifloxacin）既保留了抗革兰氏阴性菌的高活性，又明显增强了抗革兰氏阳性菌的活性，并对厌氧菌、结核分枝杆菌、衣原体和支原体具有较强的抗菌活性。临床可用于上述敏感细菌所致的急、慢性支气管炎和上呼吸道感染，也可用于泌尿生殖系统和皮肤软组织感染等。不良反应发生率低，光敏反应较轻。

第2节　磺胺类药物

一、概　　述

磺胺类药物（sulfonamides）属广谱抑菌药，曾广泛用于临床。近年来，随着耐药菌株的出现，加上各类抗生素和合成抗菌药的快速发展，磺胺类药物的治疗地位逐渐被取代。其独特的优点是使用方便、性质稳定、价格低廉，对某些感染性疾病包括流行性脑脊髓膜炎、鼠疫等具有显著疗效，特别是20世纪70年代中期，发现了磺胺增效剂甲氧苄啶，使磺胺类药物抗菌谱扩大，抗菌活性提高，甚至由抑菌作用变为杀菌作用，重新引起临床的重视。

磺胺类药物根据口服吸收的难易和应用部位可分为三大类。①治疗全身感染的磺胺类药物：口服易吸收，常用药物有磺胺嘧啶（SD）、磺胺甲噁唑（SMZ）等；②治疗肠道感染的磺胺类药物：肠道难吸收类如柳氮磺吡啶（SASP）等；③外用磺胺类药物：磺胺嘧啶银（SD-Ag）、磺胺醋酰钠（SA-Na）等。

【体内过程】　用于治疗全身感染的磺胺类药物，口服易吸收，体内分布广泛，血浆蛋白结合率差异大，为25%～95%，血浆蛋白结合率低的药物（如磺胺嘧啶）易于通过血脑屏障。主要在肝代谢为无活性的乙酰化物及与葡糖醛酸结合，以原型、乙酰化物、葡糖醛酸结合物3种形式经肾排泄。肠道难吸收的磺胺类药物在肠腔内水解后才能发挥抗菌作用。

【抗菌作用】

1. 抗菌谱　磺胺类药物属于广谱抗菌药，对大多数革兰氏阳性菌和阴性菌有良好的抗菌活性，其中化脓性链球菌、脑膜炎奈瑟菌、肺炎链球菌、痢疾志贺菌等最敏感；对大肠埃希菌、布鲁氏菌属、志贺菌属、变形杆菌属和沙门菌属次之；对沙眼衣原体、疟原虫、卡氏肺孢子虫和弓形虫滋养体也有抑制作用。但是对支原体、立克次体和螺旋体无效，甚至可刺激立克次体的生长。磺胺嘧啶银对铜绿假单胞菌有效。

2. 作用机制　细菌在生长繁殖过程中，不能直接利用周围环境中的叶酸，只能由细菌自身合成。细菌的叶酸合成是以对氨基苯甲酸（PABA）、二氢蝶啶为原料，在二氢叶酸合成酶的作用下生成二氢叶酸，再经二氢叶酸还原酶催化被还原为四氢叶酸。磺胺类药物与PABA结构相似，可与之竞争二氢叶酸合成酶，阻止细菌二氢叶酸的合成，从而发挥抑菌作用。

3. 耐药性　细菌对磺胺类药物极易产生耐药性，奈瑟菌属和革兰氏阳性菌更易产生。细菌对磺胺类药物的耐药可通过其随机突变和质粒转移发生，一旦耐药，通常为永久性不可逆，磺胺类药物之间也存在交叉耐药性。

【不良反应】

1. 泌尿系统损害 体内磺胺类药物主要由肾排出，在尿液中可形成较高浓度，尿液中的磺胺类药物及其乙酰化物一旦在肾形成结晶，可损害肾出现结晶尿、蛋白尿、血尿甚至尿闭等症状。服用磺胺嘧啶和磺胺甲噁唑时应同服碳酸氢钠碱化尿液，以增加磺胺类药物及其乙酰化物的溶解度，并适当增加饮水量，保证每日尿量不少于1500ml，以降低尿中药物浓度，减少肾损害。

2. 过敏反应 常见皮疹、药物热、血管神经性水肿，偶见多形性红斑、剥脱性皮炎，后者严重者可致死。本类药物有交叉过敏反应，对磺胺类药物过敏的患者禁用。

3. 血液系统反应 长期用药可抑制骨髓造血功能，导致白细胞减少症、血小板减少症甚至出现再生障碍性贫血，发生率极低但可致死。用药期间应定期检查血常规。

4. 神经系统反应 少数患者出现头晕、头痛、乏力、萎靡和失眠等症状，用药期间应避免高空作业和驾驶。

5. 其他 口服引起恶心、呕吐、上腹部不适和食欲减退等；可致肝损害甚至急性重型肝炎，肝功能受损者避免使用。

二、常用磺胺类药物

磺 胺 嘧 啶

磺胺嘧啶（sulfadiazine，SD）属于中效类磺胺类药物，口服易吸收，血浆蛋白结合率较低（约为45%），易透过血脑屏障，脑脊液中的浓度最高可达血药浓度的80%，可作为脑膜炎奈瑟菌脑膜炎的预防用药。也用于治疗诺卡菌属引起的腹部感染、脑膜炎和脑脓肿。与乙胺嘧啶联合用于弓形虫病的治疗。与甲氧苄啶合用可产生协同抗菌作用。

磺 胺 甲 噁 唑

磺胺甲噁唑（sulfamethoxazole，SMZ，新诺明）为中效类磺胺类药物，血浆蛋白结合率较高，为60%～80%。脑脊液中浓度低于SD，可用于流行性脑脊髓膜炎的预防。尿中浓度与SD相似，适用于大肠埃希菌等敏感菌引起的泌尿道感染。主要与甲氧苄啶合用，产生协同抗菌作用，扩大临床适应证范围。

柳 氮 磺 吡 啶

柳氮磺吡啶（sulfasalazine，SASP）口服几乎不吸收，本身并无抗菌作用，在肠道分解成磺胺吡啶和5-氨基水杨酸。磺胺吡啶有较弱的抗菌活性，5-氨基水杨酸具有抗炎和免疫抑制作用。SASP对肠组织具有较高的亲和性，口服或灌肠可用于治疗急、慢性溃疡性结肠炎，节段性回肠炎；栓剂用于溃疡性直肠炎。SASP是类风湿关节炎有效的治疗药物，常与甲氨蝶呤、来氟米特或羟氯喹联合应用。不良反应较少，如长期服用可产生恶心、呕吐、皮疹、药物热和白细胞减少等不良反应，尚可影响精子活力而引起不育症。

磺 胺 米 隆

磺胺米隆（sulfamylon，SML）抗菌谱广，尤其是对铜绿假单胞菌作用强，对金黄色葡萄球菌及破伤风梭菌有效。能迅速渗入创面及焦痂中，抗菌活性不受脓液、坏死组织及PABA的影响，并能促进创面上皮组织生长，适用于烧伤或大面积创伤感染。

磺 胺 嘧 啶 银

磺胺嘧啶银（sulfadiazine silver，SD-Ag，烧伤宁）抗菌谱广，对多数革兰氏阳性菌和阴性菌有良好的抗菌活性，对铜绿假单胞菌的作用强于磺胺米隆。能发挥SD及硝酸银的抗菌、收敛、促进创面结痂、愈合作用。临床用于预防和治疗Ⅱ度、Ⅲ度烧伤或烫伤的创面感染，并可促进创面干燥、结痂及愈合。

磺胺醋酰钠

磺胺醋酰钠（sulfacetamide sodium，SA-Na）溶液呈中性，水溶性高，几乎不具有刺激性，穿透力强，其滴眼液用于治疗沙眼、角膜炎和结膜炎等。

第3节 其他合成抗菌药

甲 氧 苄 啶

甲氧苄啶（trimethoprim，TMP）是细菌二氢叶酸还原酶抑制剂，使二氢叶酸不能还原成四氢叶酸，最终阻碍了细菌核酸的合成。抗菌谱与SMZ相似，属于抑菌药，抗菌活性比SMZ强数十倍。口服吸收迅速，完全，$t_{1/2}$约为11h。给药后分布广泛，脑脊液中药物浓度较高，炎症时脑脊液中药物浓度可接近血药浓度。单独用药易引起细菌耐药，常与SMZ、SD合用或制成复方制剂，用于呼吸道、泌尿道、皮肤软组织及肠道感染。TMP与细菌二氢叶酸还原酶的亲和力比哺乳动物二氢叶酸还原酶高5万～10万倍，故对人体毒性小。

可引起轻微的胃肠道反应，偶见过敏反应。大剂量或长期应用可导致粒细胞减少、血小板减少及巨幼细胞贫血，应及时停药并给予四氢叶酸治疗。

甲 硝 唑

甲硝唑（metronidazol，灭滴灵）属于硝基咪唑类药物，同类药物还有替硝唑和奥硝唑。口服吸收良好，体内分布广泛，可进入感染病灶和脑脊液。具有抗厌氧菌、抗阴道滴虫、抗阿米巴原虫和抗贾第鞭毛虫作用，但是甲硝唑对需氧菌无效。临床上主要用于治疗厌氧菌引起的口腔、腹腔、女性生殖器、骨和关节等部位的感染。对幽门螺杆菌感染引起的消化性溃疡有特殊疗效，也可作为滴虫病、肠内或肠外阿米巴病的首选药。

不良反应少，主要有胃肠道反应如食欲不振、恶心、呕吐等。少数患者出现荨麻疹、红斑、瘙痒等过敏症状。因干扰乙醛代谢，故用药期间和停药1周内禁酒。

呋喃妥因与呋喃唑酮

呋喃妥因（nitrofurantoin）与呋喃唑酮（furazolidone）属于硝基呋喃类药物。呋喃妥因抗菌谱广，对革兰氏阳性菌和阴性菌均有效，抗菌机制独特而复杂，耐药菌株出现缓慢，与其他抗菌药之间无交叉耐药性。口服吸收迅速，在血中迅速破坏，半衰期约30min，不能用于治疗全身感染。主要用于大肠埃希菌、肠球菌和葡萄球菌引起的泌尿系统感染。呋喃唑酮口服不易吸收，主要在肠道发挥作用，抗菌谱与呋喃妥因相似。临床上主要用于治疗肠炎、痢疾、霍乱等肠道感染性疾病。尚可治疗胃、十二指肠溃疡。栓剂可用于治疗阴道毛滴虫病。

（宋 芸）

案例 41-1

患者，男，32 岁，无明显诱因出现发热，体温 37.5～38.0℃，并有咳嗽、咳痰，疲倦，乏力。查体：T37.5℃，慢性病容，精神较差，浅表淋巴结无肿大，左肺可闻及细湿啰音。结核菌素纯蛋白衍生物（PPD）试验：局部硬结直径 21mm，痰涂片阳性。X 线胸片：左肺锁骨上下小片云絮状影。诊断为左肺继发性肺结核。

问题：该患者可选用哪些抗结核病药物进行治疗？

结核病是由结核分枝杆菌感染引起的慢性传染病，可累及全身各个组织和器官，其中最常见的是肺结核。抗结核病药通过抑制或杀灭结核分枝杆菌而产生治疗作用，常用抗结核病药包括异烟肼（H）、利福平（R）、吡嗪酰胺（Z）、乙胺丁醇（E）和链霉素（S）等，备选药物包括对氨基水杨酸钠、丙硫异烟胺和左氧氟沙星等，主要用于对常用药物产生耐药或用于与其他抗结核病药配伍使用。

一、常用抗结核病药物

异 烟 肼

【体内过程】 异烟肼（isoniazid，INH，雷米封）口服或注射均易吸收，穿透力强，分布广，其中脑脊液、胸腹水、关节腔、肾、纤维化或干酪样病灶、淋巴结中浓度较高。主要在肝内被乙酰化而灭活。受遗传因素影响，乙酰化速度有明显的种族和个体差异，分快、慢两种代谢类型。代谢产物及部分原型药物从尿中排泄。

【抗菌作用】 异烟肼对结核分枝杆菌具有高度选择性，对生长旺盛的活动期结核杆菌有强大的杀灭作用，对静止期结核杆菌无杀灭作用而仅有抑菌作用，对细胞内、外的结核分枝杆菌均有杀灭作用。主要作用机制是抑制分枝菌酸的生物合成，使细菌细胞壁合成受阻而发挥杀菌作用。本药单用易产生耐药性，但停药一段时间后可恢复对药物的敏感性，异烟肼与其他抗结核药物间无交叉耐药性，故临床上常采用联合用药以增加疗效和延缓耐药性的发生。

【临床应用】 异烟肼为抗结核病的首选药物，作为联合用药的主药治疗各型结核病，对渗出性病灶疗效尤佳。对早期轻症肺结核或预防用药时可单独使用，规范化治疗时必须联合使用其他抗结核药，以防止或延缓耐药性的产生。对急性血行播散性肺结核和结核性脑膜炎需增大剂量，延长疗程，必要时采用静脉滴注。

【不良反应】

1. 神经系统反应 常见反应为周围神经炎，表现为手脚麻木、肌肉震颤和步态不稳等。大剂量可出现头痛、头晕、兴奋和视神经炎，严重时可导致中毒性脑病和精神病。此反应多见于慢乙酰化型患者，发生原因与维生素 B_6 缺乏有关，可同服维生素 B_6 防治。癫痫和精神病患者禁用。

2. 肝毒性 大剂量可损害肝细胞，引起氨基转移酶升高、黄疸，甚至肝细胞坏死。多见于 50 岁以上患者、快代谢型和嗜酒者。故用药期间应定期检查肝功能，肝功能不全者禁用。

3. 其他不良反应 可发生过敏反应、发热、胃肠道反应、粒细胞减少等。

【药物相互作用】

1. 异烟肼为肝药酶抑制剂，可使香豆素类抗凝血药、苯妥英钠等药物的代谢减慢，血药浓度升高，合用时应调整剂量。

2. 饮酒和与利福平合用均可增加异烟肼的肝毒性。

> **链接**
>
> ### 异烟肼的发现
>
> 异烟肼最初是由布拉格的查尔斯大学化学系研究生 Meyer 和 Mally 于 1912 年博士期间合成的，当时他们还没有意识到异烟肼的巨大药用价值。在被遗忘了约 40 年后，斯坦福大学的 Hinshaw 医生和康奈尔医学院的 Mcdermott 到德国研究了 7000 份用一种新合成的磺胺类药治疗结核病的病历。在试验了几千个衍生物之后，美国罗氏公司、施贵宝公司和德国拜耳公司的研究人员几乎同时找到了异烟肼。异烟肼的临床试验于 1951 年在纽约开始，1952 年由罗氏公司首先在美国上市，商品名为雷米封。

利　福　平

【体内过程】 利福平（rifampicin，RFP）口服吸收迅速完全，但食物易影响其吸收，故应空腹服用。本药穿透力强，体内分布广，包括脑脊液、胸腹水、结核空洞、痰液及胎盘。主要经肝代谢，经胆汁排泄，可形成肝肠循环。药物及其代谢产物可使尿液、粪便、泪液、痰液和汗液等排泄物染成橘红色。

【抗菌作用】 本品抗菌谱广，抗菌作用强大，对繁殖期和静止期的细菌均有作用，能增加链霉素和异烟肼的抗菌活性。对结核分枝杆菌作用仅次于异烟肼，对革兰氏阳性菌特别是耐药金黄色葡萄球菌也有很强的抗菌作用，对麻风分枝杆菌、革兰氏阴性菌（如大肠埃希菌、变形杆菌、流感嗜血杆菌）及沙眼衣原体也有效。抗菌强度与浓度有关，低浓度抑菌，高浓度杀菌，其疗效与异烟肼相当。抗菌机制是抑制细菌依赖 DNA 的 RNA 多聚酶，阻碍 mRNA 的合成，从而产生抗菌作用。单用易产生耐药性，但与其他抗菌药无交叉耐药。

【临床应用】 利福平主要用于与其他抗结核病药合用治疗各种类型的结核病，包括初治及复发患者。亦可用于耐药金黄色葡萄球菌及其他敏感菌引起的感染及麻风病，局部应用于沙眼及敏感菌所致的眼部感染。

【不良反应】

1. 胃肠道反应 是常见的不良反应，表现为恶心、呕吐、腹胀等，一般不影响继续用药。

2. 肝毒性 为较严重的不良反应，少数患者可出现黄疸、氨基转移酶升高、肝大、肝功能减退等，严重时可致死。原有肝病患者、嗜酒者或与异烟肼合用时较易发生。故用药期间应定期检查肝功能。

3. 过敏反应 少数患者可出现皮疹，偶见白细胞减少和血小板减少等。

4. 其他 可见头痛、发热、全身酸痛等流感样综合征，偶见疲乏、嗜睡、头晕和运动失调等。

【药物相互作用】 利福平是肝药酶诱导剂，可加速自身及其他药物的代谢，与其他药物合用时应注意调整剂量。

乙　胺　丁　醇

【体内过程】 乙胺丁醇（ethambutol）口服易吸收，体内分布广泛，能穿透巨噬细胞，但脑脊液中药物浓度很低。少部分在肝内代谢，大部分以原型经肾排泄，对肾有一定毒性，肾功能不良时应慎用。

【抗菌作用】 本品通过干扰细菌 RNA 合成，对生长繁殖期的结核分枝杆菌有较强的抗菌作用，对其他细菌无效。对耐异烟肼、链霉素的结核分枝杆菌仍有抗菌活性。单用也可产生耐药性，但产生缓慢，与其他抗结核病药无交叉耐药性。

【临床应用】 与利福平、异烟肼联用可增强疗效，延缓耐药性产生，用于治疗各种类型结核病。

【不良反应】 治疗剂量下一般较为安全，大剂量长期应用时可致球后视神经炎，表现为视力下降、视野缩小、辨色力减弱、红绿色盲等。及时停药可恢复，故用药期间应定期做眼科检查。

吡 嗪 酰 胺

吡嗪酰胺（pyrazinamide）口服吸收迅速，广泛分布，细胞内和脑脊液中药物浓度较高，经肝代谢，经肾排泄。在酸性环境中对结核分枝杆菌有较强的抑制和杀灭作用。单用易产生耐药性，与其他抗结核病药之间无交叉耐药性。作用较异烟肼、利福平、链霉素弱，常与其他抗结核病药联用，以增强疗效，延缓耐药性。

长期大量使用可产生严重肝损害，可见氨基转移酶升高、黄疸甚至肝坏死。用药期间应定期检查肝功能，肝功能不全者慎用。偶见高尿酸血症、关节痛、胃肠道反应等，妊娠期妇女、痛风患者禁用。

链 霉 素

链霉素（streptomycin）是第一个有效的抗结核药，在体内仅有抑菌作用，疗效不及异烟肼和利福平。穿透力弱，不易渗入细胞内及纤维化、干酪化病灶。单用可迅速耐药，临床主要与其他抗结核病药合用，治疗浸润性肺结核。长期用药易产生耐药性和严重的耳毒性。

二、其他抗结核药

对氨基水杨酸钠

对氨基水杨酸钠（sodium aminosalicylate）口服吸收良好，分布广泛，但不易透入脑脊液和细胞内。主要在肝代谢，大部分转化成乙酰化物，由肾排出，肝、肾功能不良者慎用。仅对细胞外的结核杆菌有抑菌作用，疗效较一线抗结核药差。与其他抗结核药合用可以增强疗效，延缓耐药性产生。不良反应较多，主要为胃肠道反应，饭后服用可减轻。其他不良反应有肝、肾损害，过敏反应、白细胞减少等。

丙硫异烟胺

丙硫异烟胺（protionamide）是异烟酸的衍生物，仅对结核分枝杆菌有抗菌作用，穿透力强，可透入全身各组织和体液中，呈杀菌作用，对其他抗结核病药耐药的菌株仍有效。单用易产生耐药性，临床常作为二线药物和其他抗结核药合用于一线抗结核药治疗无效的患者。不良反应多且发生率高，以胃肠道反应常见，偶致周围神经炎及肝毒性。

卷 曲 霉 素

卷曲霉素（capreomycin）是多肽类抗生素，其抗菌机制是抑制细菌蛋白质合成。单用易产生耐药性，且与链霉素、卡那霉素有交叉耐药性。临床用于复治的结核患者。不良反应与链霉素相似，但较链霉素轻。

利福定和利福喷丁

利福定（rifandin）和利福喷丁（rifapentine）均为利福霉素的衍生物，抗菌谱广，抗菌作用均为利福平的数倍。抗菌机制、耐药机制与不良反应相同，不良反应与利福平相似。与利福平之间存在交叉耐药现象，故不适用于后者治疗无效患者。一般情况下与其他抗结核药物合用，可延缓耐药性的产生。

左氧氟沙星

左氧氟沙星（levofloxacin）对结核分枝杆菌有较强的抗菌作用，与其他抗结核病有协同作用，对耐链霉素、异烟肼的菌株仍有效。可作为治疗结核病的二线药。

三、抗结核病药的应用原则

1. 早期用药 患者一旦确诊为结核病后应立即给药治疗。结核病早期多为渗出性反应，病灶区域血液循环良好，药物易渗入，此时机体的抗病能力和修复能力也较强，且细菌正处于繁殖期，对药物敏感，故疗效显著。而晚期由于病灶的纤维化、干酪化或空洞形成，病灶内血液循环不良，药物渗透性差，疗效不佳。

2. 联合用药 单用一种药物时，结核分枝杆菌极易产生耐药性。联合用药可增强疗效、降低毒性和延缓耐药性的产生，临床常将两种或两种以上抗结核病药联合应用，提高治愈率，降低复发率。一般轻症肺结核选择异烟肼联合利福平使用，重症则采用三联或四联药物。

3. 适量用药 用药量偏小，血药浓度过低，达不到抗菌目的，还易引起耐药性。用药量过大，易发生严重的毒性反应，故应在专科医生的指导下采用适当的剂量，既保证疗效，防止复发，又降低不良反应。

4. 规律用药 患者随意变换药物用量是结核病治疗失败的主要原因，而且易产生耐药性或导致疾病复发，因此，结核病的治疗必须做到有规律用药。对初治活动性肺结核（含痰涂片阳性和阴性），通常选用2HRZE/4HR方案：强化期2个月，使用异烟肼、利福平、吡嗪酰胺、乙胺丁醇治疗，1次/天；巩固期4个月，使用异烟肼和利福平治疗，1次/天。若强化期第2个月末痰涂片仍阳性，强化方案可延长1个月，总疗程6个月不变；对粟粒型肺结核或结核性胸膜炎上述疗程可适当延长，强化期为3个月，巩固期6～9个月，总疗程9～12个月。

5. 全程用药 抗结核治疗的早期，大部分敏感结核分枝杆菌已被杀灭，但部分非敏感菌、胞内菌、持留菌仍然存活，坚持完成全疗程才有可能消灭这部分结核分枝杆菌，减少复发。

（宋　芸）

第**42**章
抗真菌药

抗真菌药是一类治疗或预防真菌感染的药物。常用的抗真菌药可分为抗深部真菌药、抗浅部真菌药和广谱抗真菌药。

一、抗深部真菌药

两性霉素B

两性霉素B（amphotericin B）又称庐山霉素（fungilin），是从链霉菌的培养液中分离出来的，属多烯类抗真菌药。口服、肌内注射均不易吸收，且刺激性大，临床常采用静脉滴注给药，$t_{1/2}$约24h，不易透过血脑屏障。主要经肝代谢，经肾排泄，碱化尿液可促进排泄。

【抗菌作用】 两性霉素B属广谱抗真菌药，对几乎所有真菌均有抗菌作用。对多种深部真菌如新型隐球菌、念珠菌属、球孢子菌属、荚膜组织胞浆菌属、皮炎芽生菌、孢子丝菌属等有较强的抑菌作用，常用治疗量仅达到抑菌作用。抗菌机制主要是通过选择性与敏感真菌细胞膜麦角固醇结合，干扰细胞膜的通透性，导致细胞内重要物质如钾离子、核苷酸和氨基酸等外漏，无用物质或有毒物质内渗，破坏细胞的正常代谢从而使真菌生命力下降甚至死亡。此外，合用其他药物时，可使其他药物更易进入真菌体内，起到协同作用。皮肤和毛发癣菌大多发生耐药。

【临床应用】 对于敏感真菌所致的深部真菌感染作为首选药，静脉滴注可用于心内膜炎、肺部感染、尿路感染等；静脉滴注加小剂量鞘内注射或脑室给药可用于脑膜炎（隐球菌及其他真菌）；口服给药可用于肠道念珠菌感染；局部用药也可治疗浅部真菌感染。

【不良反应及注意事项】 毒性较大。静脉滴注可即刻出现反应，如高热、寒战、头痛、呕吐等，静脉滴注前给予非甾体抗炎药、抗组胺药或糖皮质激素可减轻；静脉滴注速度过快可致心律失常，静脉滴注外漏，可致局部刺激，故本品应缓慢避光滴注，每剂滴注时间不少于6h；鞘内注射可引起严重头痛、下肢疼痛甚至瘫痪；还可出现肾损害及贫血。用药期间应定期检查血常规、尿常规、肝肾功能以及血钾、心电图变化情况。哺乳期妇女慎用，严重肝病者禁用。

两性霉素含脂制剂保留了较高的抗真菌活性，还可减轻药物毒性，但使用时需遵循特殊使用的抗菌药物分级管理制度。已用于临床的两性霉素含脂制剂有两性霉素B脂质复合体（amphotericin B lipid complex，ABLC）、两性霉素B胶质分散体（amphotericin B colloidal dispersion，ABCD）、两性霉素B脂质体（liposome amphotericin B，AMBL）。

氟胞嘧啶

氟胞嘧啶（flucytosine）为人工合成的抗深部真菌药。口服易吸收，分布广，易透过血脑屏障，也可进入关节腔、腹腔、房水中。抗菌谱窄，对念珠菌属、新型隐球菌属有良好的抑菌作用，对着色霉菌、少数曲霉有一定的抗菌活性，对其他真菌的作用较差。抗菌机制主要是通过进入真菌细胞内转变成5-氟尿嘧啶，替代尿嘧啶进入DNA的合成过程，从而干扰真菌核酸及蛋白质的合成。单用易产生耐药性，常与两性霉素B合用治疗敏感菌所致的深部真菌感染，如念珠菌、隐球菌和其他敏感真菌所引起的肺部感染、尿路感染、心内膜炎等，对隐球菌性脑膜炎疗效较好。不良反应较轻，主要有胃肠道反应、肝大及肝功能损害，肾毒性，偶见骨髓造血功能抑制。血液病患者慎用，妊娠期妇女禁用。

卡 泊 芬 净

卡泊芬净（caspofungin）为棘白菌素类抗真菌药，该药对许多种致病性曲霉菌属如烟曲霉、黄曲霉、土曲霉和黑曲霉等有良好抗菌活性，对念珠菌属如白假丝酵母菌（白念珠菌）、光滑念珠菌、吉列蒙念珠菌、克柔念珠菌等有较高的抗菌活性。抗菌机制主要是通过干扰真菌细胞壁合成而起作用。新型隐球菌有天然耐药性。可静脉注射，用于治疗难治性或不能耐受其他治疗的侵袭性曲霉菌病，也可用于治疗念珠菌属感染所致的败血症、腹腔脓肿和腹膜炎等。不良反应有发热、恶心、呕吐等。该药使用时需遵循"特殊使用"的抗菌药物分级管理制度。

二、抗浅部真菌药

抗浅部真菌药包括灰黄霉素、特比萘芬等，其中特比萘芬的活性较高、疗效较好。

灰 黄 霉 素

灰黄霉素（griseofulvin）系从灰黄霉菌液中提取而得，为非多烯类抗浅部真菌药。口服吸收差，高脂肪类食物或其微粒制剂有利于吸收，分布于全身，以皮肤、脂肪、毛发及指甲组织含量最高，尤其易渗入并储存于新生皮肤和甲板的角质层，当感染真菌的角质蛋白代谢脱落后，新生正常组织即可取代。主要经肝代谢，经肾排泄。半衰期长，需服用数周至数月，才能有一定疗效。因口服不良反应多，且疗程长，现已少用。

【药理作用和临床应用】 抗菌谱窄，对各种皮肤癣菌，如表皮癣菌、小孢子菌和毛癣菌等，均有较强的抑制作用；对深部真菌及细菌无效。抗菌机制主要是竞争性抑制鸟嘌呤进入DNA中，干扰真菌DNA的合成，抑制其生长。主要用于治疗皮肤癣菌所致的头癣、甲癣、体癣等。疗效良好，但容易复发，复发后再治疗仍然有效。不易透过表皮角质层，故外用无效。

【不良反应及注意事项】 不良反应较多，常见的有恶心、呕吐、腹泻等消化道反应及头痛、眩晕、嗜睡、共济失调等中枢神经系统反应。偶见白细胞减少等。此外，大剂量应用对动物有致癌、致畸作用。

特 比 萘 芬

特比萘芬（terbinafine）为丙烯胺类抗真菌药，口服吸收好，分布范围广，在皮肤角质层、毛囊、甲板内浓度较高，且维持时间长。主要经肝代谢，经肾排泄。具有显效快、疗效好、疗程短、可外用、可口服、毒性低等特点。

【药理作用和临床应用】 抗菌谱广，对各种浅部真菌如皮肤真菌、曲霉菌、皮炎芽白菌、荚膜组织胞浆菌有杀菌作用；体外对皮肤真菌有很强的抑菌作用；对白念珠菌等深部真菌有较弱的抑菌作用。抗菌机制主要是通过抑制真菌细胞膜麦角固醇的合成关键酶——角鲨烯环氧化酶，抑制麦角固醇的合成，从而使细胞膜屏障功能障碍，发挥杀菌作用。临床主要对皮肤癣菌引起的体癣、手癣、足癣、甲癣等疗效较好。但口服对花斑菌无效。

【不良反应及注意事项】 不良反应少而轻，常见胃肠道反应，偶有皮疹及肝毒性。不宜用于开放性伤口，禁用于眼内。

制 霉 菌 素

制霉菌素（nystatin）为多烯类抗真菌药，其抗菌作用特点及抗菌谱与两性霉素B相同，因毒性大，不能注射给药。对念珠菌属的抗菌活性较高且不易产生耐药性。局部用药适用于皮肤、黏膜、阴道等处的浅部真菌感染。口服吸收少，仅用于治疗白念珠菌所致的肠道感染。儿科常用10万～20万U/ml混悬溶液局部给药治疗鹅口疮。口服剂量较大时常出现恶心、呕吐等胃肠道反应。阴道用药时可致白带分泌增多。

三、广谱抗真菌药

吡咯类抗真菌药包括咪唑类和三唑类，均为广谱抗真菌药。咪唑类包括酮康唑、咪康唑、克霉唑、益康唑等，主要用于治疗浅部真菌感染。三唑类包括伊曲康唑、氟康唑、伏立康唑等，主要用于治疗深部真菌感染。

本类药物的特点是：①抗菌谱广，对浅部及深部真菌均有抗菌活性；②主要通过干扰真菌细胞膜上麦角固醇的生物合成，损伤真菌细胞膜，增加其通透性，导致细胞内重要物质摄取困难或外漏，发挥抑菌作用，随药物浓度增加，可起到杀菌作用；③不易产生耐药性；④不良反应较少，包括胃肠道反应、肝功能异常、内分泌紊乱、致畸等。因三唑类药物对人细胞色素P450的亲和力较低，故毒性较小，不良反应较咪唑类轻。

酮 康 唑

酮康唑（ketoconazole）为咪唑类广谱抗真菌药。口服易吸收，不易透过血脑屏障，经肝代谢，经胆汁排泄。对多种癣菌、新型隐球菌、白念珠菌、荚膜组织胞浆菌及球孢子菌等有抗菌作用。临床用于治疗深部及浅部真菌感染，因严重的肝毒性反应，本药已很少用于治疗真菌感染。口服不良反应较多，常见胃肠道反应；偶见严重的肝毒性，用药期间应监测肝功能；还可出现内分泌紊乱，表现为男性乳房发育、女性月经紊乱等。

咪 康 唑

咪康唑（miconazole）为咪唑类广谱抗真菌药。口服吸收差，不良反应多。对皮肤癣菌、念珠菌等有抗菌作用，对某些革兰氏阳性球菌也有一定疗效。局部用药可治疗皮肤、黏膜及指（趾）甲的真菌感染，如体癣、股癣、手足癣、花斑癣、头癣、甲癣、甲沟炎及念珠菌性阴道炎等。口服给药可治疗轻度的食管真菌感染；静脉注射给药可治疗深部真菌感染性疾病，可作为两性霉素B无效或对其不能耐受的替代药物。

克 霉 唑

克霉唑（clotrimazole）为咪唑类广谱抗真菌药。口服吸收差，静脉给药不良反应多，毒性大，仅局部给药治疗体癣、手足癣等浅部真菌感染，栓剂用于白念珠菌引起的阴道炎。

伊 曲 康 唑

伊曲康唑（itraconazole）为三唑类广谱抗真菌药。脂溶性高，餐时或餐后服用可促进其吸收；分布广泛，在肺、肾、皮肤、指（趾）甲等组织药物浓度高，不易通过血脑屏障。经肝代谢，经胆汁及肾排泄。体内、外抗菌活性强于酮康唑5～100倍。临床用于治疗多种浅部及深部真菌感染，是非致命性的组织胞浆菌、芽生菌感染的首选药，在吡咯类药物中抗真菌作用最强，但使用时需遵循"特殊使用"的抗菌药物分级管理制度。不良反应主要为胃肠道反应，也可出现头痛、头晕、低血钾、一过性氨基转移酶升高等。肝毒性低于酮康唑。有或曾有充血性心力衰竭病史的患者禁用。妊娠期妇女禁用。

氟 康 唑

氟康唑（fluconazole）为三唑类广谱抗真菌药。水溶性好，口服吸收迅速，不受食物及胃酸的影响，生物利用度达90%。穿透力强，体内分布广泛，脑脊液中浓度高。在肝内代谢少，约90%以原型经肾排泄。抗菌谱与酮康唑相似，体内抗菌活性是酮康唑的10～20倍。临床主要治疗隐球菌感染性疾病，全身性或局部念珠菌感染性疾病，也可预防用药。不良反应较咪唑类少，但仍可引起胃肠道反应、皮疹、氨基转移酶升高、胎儿畸形等。肝、肾功能不全患者慎用，妊娠期妇女及过敏者禁用。

泊 沙 康 唑

泊沙康唑（posaconazole）为三唑类广谱抗真菌药，是此类药物中唯一一种对接合菌有抗菌活性的抗真菌药，是用于预防侵袭性曲霉菌感染性疾病的抗真菌药，适用于13岁及13岁以上因重度免疫缺陷而导致侵袭性曲霉菌和念珠菌感染风险增加的患者。口服混悬液耐受性较好。不良反应与同类药物相似。

（张雪梅）

第**43**章
抗病毒药

病毒是一种体积最小、结构最简单的非细胞型病原微生物，仅由核酸（DNA或RNA）和蛋白质外壳构成。由于缺乏完整的酶系统，病毒只能在适宜的宿主细胞内，由宿主提供物质和能量，以核酸复制方式形成新个体。其复制过程可分为吸附并穿入、脱壳、核酸与蛋白质生物合成、装配成熟并释放四个环节。抗病毒药是一类用于预防和治疗病毒感染的药物，根据主要用途不同可分为抗流感病毒药、抗疱疹病毒药、抗肝炎病毒药和抗 HIV 药。

一、抗流感病毒药

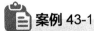 **案例 43-1**

患者，男，14岁，因高热入院，伴有头痛、头晕、乏力、全身酸痛、咽痛、咳嗽、流涕等症状。查体：T40℃，咽部红肿。实验室检查：血常规示白细胞$6×10^9$/L，淋巴细胞70%。诊断为流行性感冒。

问题：1.该患者可选择哪种药物进行治疗？
2.用药治疗过程中应注意哪些事项？

奥 司 他 韦

奥司他韦（oseltamivir）为前体药物，能高选择性抑制流感病毒的神经氨酸酶活性，抑制流感病毒从被感染的宿主细胞中释放，从而阻止甲、乙型流感病毒的复制和传播，是目前流行性感冒（流感）最常用的药物之一，也是公认的抗禽流感、甲型 H1N1 型流感最有效的药物之一。本药最好在症状开始的36h内服用，临床主要用于成人、1岁及1岁以上儿童的甲型或乙型流行性感冒的治疗，也可用于成人和13岁及13岁以上青少年该类感冒的预防。常见不良反应有恶心、呕吐、失眠、头痛、腹痛等，呈一过性，常在首次用药时发生，不影响后续药物疗效，也可见鼻塞、咽痛、咳嗽等。妊娠期及哺乳期妇女慎用。

扎 那 米 韦

扎那米韦（zanamivir）通过抑制流感病毒的神经氨酸酶，使病毒难以从感染细胞中释放出来，从而阻止流感病毒通过呼吸道扩散。对多种病毒株的甲型和乙型均有很强的抑制作用；对伴有发热的流感疗效最好。用药越早疗效越好，通过特殊装置将本药的粉剂通过雾化吸入的方式送入患者气道，适用于流感的治疗和预防。常见不良反应有鼻部症状、头痛、头晕、胃肠功能紊乱、咳嗽、感染等，与流感的临床表现难以区别。罕见过敏反应、心律不齐、支气管痉挛、呼吸困难、面部水肿、惊厥和昏厥。慢性呼吸道疾病患者慎用。

帕 拉 米 韦

帕拉米韦（peramivir）是强效流感病毒神经氨酸酶抑制药，其抗病毒机制与奥司他韦相同。可用于流感病毒引起的普通流感、甲型流感，包括 H1（H1N.）、HA（HAN.）及 H9N9 等系列病毒引起的流感；也可治疗奥司他韦不能控制的重症型流感。不良反应主要有胃肠道反应，如腹泻等。对帕拉米韦及其同类药物过敏者禁用。

金 刚 烷 胺

金刚烷胺（amantadine）通过干扰病毒的脱壳和装配过程，干扰病毒进入宿主细胞，从而发挥抗流感病毒作用。对甲型流感病毒有较强的抑制作用，对乙型流感病毒无效。本药最好在症状开始的24～48h内服用，临床主要用于甲型流感的预防和治疗，尤其适用于老年患者或流感使原发病恶化的患者。此外，还可防治帕金森病。不良反应有中枢神经系统症状，如头痛、头晕、兴奋、注意力不集中及共济失调等，严重者可出现精神错乱、幻觉、癫痫样症状甚至昏迷。有致畸作用。儿童、妊娠期和哺乳期妇女、癫痫患者禁用。

利 巴 韦 林

利巴韦林（ribavirin，病毒唑）属人工合成的广谱抗病毒药。对多种 RNA 病毒（呼吸道合胞病毒、甲型流感病毒、麻疹病毒、肝炎病毒等）或 DNA 病毒（腺病毒、疱疹病毒等）的复制有抑制作用。临床用于防治流感、带状疱疹、麻疹、甲型或丙型肝炎、儿童腺病毒肺炎等。常见不良反应有头痛、乏力、失眠等，偶有胃肠道反应、血清胆红素升高，大剂量可引起白细胞减少、心脏损害等。有较强的致畸作用，妊娠期妇女禁用。

二、抗疱疹病毒药

阿 昔 洛 韦

阿昔洛韦（aciclovir，无环鸟苷）属核苷类抗 DNA 病毒药，口服吸收差，生物利用度为15%～30%，易透过生物膜，分布广，在脑脊液、水疱液、生殖道分泌物和组织中均可达到治疗浓度。经肝代谢，经肾排泄。在病毒感染细胞内，被磷酸化成为活化型三磷酸无环鸟苷，抑制病毒 DNA 聚合酶，从而抑制病毒 DNA 合成，对宿主细胞影响较小。对Ⅰ型、Ⅱ型单纯疱疹病毒作用最强，对带状疱疹病毒有抑制作用，对无感染哺乳类细胞的生长无影响。局部用药可治疗单纯疱疹病毒感染、水痘-带状疱疹病毒感染，静脉或口服给药治疗单纯疱疹病毒感染作为首选药。常见不良反应为胃肠道反应、药疹，静脉给药可引起静脉炎。静脉滴注2h后，患者应补足水分，避免药物沉积于肾小管造成肾功能损害。肾功能异常者、儿童及妊娠期妇女慎用。

伐 昔 洛 韦

伐昔洛韦（valaciclovir）为阿昔洛韦的前体药物，口服后在肠壁迅速吸收并经肝药酶水解后很快转化为阿昔洛韦，可克服阿昔洛韦生物利用度低的特点。其抗病毒特点同阿昔洛韦，不良反应较阿昔洛韦轻。

更 昔 洛 韦

更昔洛韦（ganciclovir）是去氧鸟苷类化合物，是在阿昔洛韦的结构侧链上加了一个羟甲基。口服生物利用度约为5%，进食后服用可增至6%～9%。脑脊液中的药物浓度为血浆药物浓度的24%～70%。仅能抑制病毒的复制作用，对巨细胞病毒有强大的抑制作用，主要用于免疫缺陷患者并发巨细胞病毒视网膜炎治疗及免疫缺陷患者预防巨细胞病毒感染。

阿 糖 腺 苷

阿糖腺苷（vidarabine）属核苷类抗 DNA 病毒药。本药通过在细胞内转化为三磷酸活性体而抑制病毒 DNA 复制。对疱疹病毒与痘病毒有效，临床主要用于治疗疱疹病毒感染所致的角膜炎、脑炎及新生儿单纯疱疹、艾滋病患者合并带状疱疹等。静脉给药时常见不良反应为胃肠道反应，剂量过大可引起骨髓抑制。对本药过敏者禁用，2岁以下幼儿不宜使用，哺乳期妇女慎用，妊娠初期3个月内禁用。

碘　　苷

碘苷（idoxuridine，疱疹净）属嘧啶类抗病毒药，能竞争性抑制胸苷酸合成酶，从而抑制病毒 DNA 合成。全身应用毒性大，仅局部用药治疗眼部疱疹感染、皮肤疱疹感染等疾病。不良反应有畏光、局部充血、局部刺痛、瘙痒、水肿等，长期应用可出现角膜混浊、点状角膜病变、滤泡性结膜炎等。频繁滴眼可致角膜上皮点状剥脱，且不能避免复发。动物实验有致畸作用，故妊娠期妇女禁用。

三、抗肝炎病毒药

抗肝炎病毒药主要用于慢性病毒性肝炎和急性丙型肝炎的治疗，临床常用药有干扰素、阿德福韦、拉米夫定、恩替卡韦、替比夫定等。

干 扰 素

干扰素（interferon，IFN）为广谱抗病毒药，是机体细胞受各种诱导剂刺激下产生的具有抗病毒、抗恶性肿瘤、抗细胞增生和调节免疫作用等多生物活性的一类糖蛋白。干扰素有 3 种，分别是由人体白细胞产生的干扰素α、成纤维细胞产生的干扰素β和致敏淋巴细胞产生的干扰素γ，目前临床常用的是重组干扰素。干扰素通过阻止病毒进入宿主细胞，抑制病毒脱壳、翻译或装配以及释放多个环节抑制病毒生长繁殖。具有广谱抗病毒作用，对 DNA 病毒和 RNA 病毒都有效，临床上主要用于治疗多种病毒感染性疾病，如慢性肝炎（乙、丙、丁型肝炎）、流行性腮腺炎、乙型脑炎、上呼吸道病毒感染、疱疹性角膜炎、带状疱疹及恶性肿瘤等。不良反应少，常见流感样综合征，如一过性发热、乏力、恶心等，偶有可逆性骨髓抑制，大剂量长期使用可引起共济失调、精神失常。妊娠期妇女禁用。

阿 德 福 韦

阿德福韦（adefovir）为无环腺嘌呤核苷同系物，在细胞内被转化为具有抗病毒活性的二磷酸盐，能抑制 HBV 聚合酶，终止 DNA 链延长，从而抑制乙型肝炎病毒 DNA 复制。用于治疗伴有慢性乙型肝炎表面抗原（HBsAg）阳性、血清氨基转移酶 [谷丙转氨酶（ALT）或谷草转氨酶（AST）]持续升高的活动性乙型肝炎病毒，特别是对拉米夫定耐药的患者。不良反应发生率低而轻，常见的有乏力、头痛、腹痛、恶心、食欲缺乏等。对本药过敏者，妊娠期妇女和儿童禁用。

恩 替 卡 韦

恩替卡韦（entecavir）为鸟嘌呤核苷类似物，在肝细胞内转化成三磷酸盐，从而抑制 HBV 病毒复制。适用于乙型肝炎表面抗原（HBsAg）阳性，血清 ALT 持续升高的慢性乙型肝炎患者。常见的不良反应有头痛、腹痛、疲劳、眩晕、恶心、腹泻等。

替 比 夫 定

替比夫定（telbivudine）为胸腺嘧啶核苷类似物，在细胞内转化成三磷酸盐，通过抑制乙型肝炎病毒 DNA 聚合酶活性，终止 DNA 链合成，从而抑制病毒复制。本药适用于有病毒复制证据、血清氨基转移酶（ALT 或 AST）持续升高或慢性乙型肝炎处于活动期的患者。常见不良反应有头痛、头晕、血肌酸激酶升高、恶心、腹泻及咳嗽等。

四、抗艾滋病药

人类免疫缺陷病毒（human immunodeficiency virus，HIV）是 1981 年在美国首次被发现的一种单链 RNA 逆转录病毒，能够引起的传染病称为获得性免疫缺陷综合征（acquired immuno deficiency syndrome），即艾滋病（AIDS）。抗 HIV 药主要通过抑制 HIV 逆转录酶或 HIV 蛋白酶发挥作用，目前国内主要的治疗药物分为核苷类逆转录酶抑制药（包括齐多夫定、拉米夫定等）、非核苷类逆转录酶抑制药（包括奈韦拉平、利匹韦林等）、蛋白酶抑制药（包括利托那韦、达茹那韦等）和整合酶抑制剂（包括拉替拉韦、多替拉韦等）。

齐 多 夫 定

齐多夫定（zidovudine）为脱氧胸苷衍生物，属核苷类逆转录酶抑制药，于 1987 年批准上市，是第一个用于治疗艾滋病的药物。口服吸收迅速，生物利用度为 52%～75%，主要经肝代谢，经肾排泄。本药在宿主细胞内磷酸化后竞争性抑制 HIV 逆转录酶活性，终止 DNA 链延长，从而抑制病毒复制。长期应用易产生耐药性，故短期效果最好，现与其他药物联合用于艾滋病的治疗。主要的不良反应为骨髓抑制，患者表现为贫血、粒细胞减少和血小板减少，还有恶心、呕吐等胃肠道反应。动物试验有致突变现象，故妊娠期妇女慎用。

拉 米 夫 定

拉米夫定（lamivudine）为胞嘧啶衍生物，属核苷类逆转录酶抑制药。口服吸收后在外周单核细胞和肝细胞内转化为有活性的5′-三磷酸拉米夫定，再通过竞争性抑制HIV和HBV的逆转录酶和HBV聚合酶，终止DNA链延长，从而抑制HBV和HIV的合成与复制。适用于伴有ALT升高、病毒活动复制的、肝功能代偿的成年人慢性乙型肝炎患者，以及HIV感染的成人或儿童患者。不良反应较轻。肌酐清除率＜30ml/min者，不建议使用。哺乳期妇女用药应停止哺乳。

奈 韦 拉 平

奈韦拉平（nevirapine）为第一个非核苷类反转录酶抑制药，1996年6月批准上市。可与HIV逆转录酶的活性中心直接结合，使酶失去活性，从而抑制HIV的复制。单独使用容易产生耐药性，故临床上常与其他抗HIV药物联合应用治疗HIV感染，单独用药用于预防HIV母婴传播。本药最常见不良反应有严重皮肤损害、肝功能异常等，一旦出现严重不良反应，应终身停用本药。

利 匹 韦 林

利匹韦林（rilpivirine）为第二代非核苷类逆转录酶抑制剂，2011年5月批准上市。通过非竞争性抑制HIV逆转录酶的活性，从而抑制病毒复制。与其他抗逆转录病毒药物合用，与食物同服，适用于治疗HIV病毒感染的初治患者。不良反应常见皮疹、头痛、肝毒性等。

利 托 那 韦

利托那韦（ritonavir）属HIV蛋白酶抑制药，通过抑制HIV蛋白酶活性，使必需蛋白质合成受阻，使病毒颗粒不成熟，形成无感染活性的病毒颗粒，从而阻止HIV传播。需与其他抗逆转录病毒药联合应用，即鸡尾酒疗法，可降低艾滋病并发症的发生率，还可降低病死率。可引起全身乏力、过敏反应、胃肠道不适等不良反应。

拉 替 拉 韦

拉替拉韦（raltegravir）为第一个HIV整合酶抑制剂，2007年10月批准上市。可通过抑制HIV整合酶活性，抑制病毒复制。与其他抗HIV药合用，治疗耐药的HIV感染的成年患者。合用时可出现腹泻、恶心、头痛等不良反应。

多 替 拉 韦

多替拉韦（dolutegravir）为新一代HIV整合酶抑制剂，2013年批准上市。适用于成年HIV感染者、12岁以上以及体重40kg以下HIV感染患儿的治疗。

链接

鸡尾酒疗法

鸡尾酒疗法，原指高效抗逆转录病毒治疗（HAART），1996年由美籍华裔科学家何大一提出，该治疗方法通过联合使用三种或三种以上的抗病毒药物来治疗艾滋病，降低了单一用药产生的耐药性，最大限度地抑制病毒的复制，使被病毒侵袭的机体免疫功能部分甚至全部恢复，从而延缓病情发展，延长生命，提高生活质量。但该治疗方法同时存在局限性，如长期用药可导致脂质营养不良、血脂浓度异常升高等。此外，高昂的治疗费用也是很多患者望而止步的原因之一。但我国实现了艾滋病用药免费治疗，达到国家规定的用药标准的患者可向当地的疾控中心或者医院提出用药申请。

（张雪梅）

第**44**章
抗寄生虫药

寄生虫对人类的危害主要表现在3个方面：引起疾病、传播疾病、导致经济损失。寄生虫侵入宿主，并在宿主体内寄生、发育所引起的疾病称为寄生虫病。其严重程度取决于寄生虫和宿主之间关系的平衡程度，一般来说，寄生的时间越久，和宿主的关系越平衡，对宿主的危害就越小，产生的症状、病理变化就越轻。我国曾是寄生虫病流行严重的国家之一，在我国危害人体健康的寄生虫病有血吸虫病、疟疾、丝虫病、黑热病及钩虫病。随着我国医疗卫生事业的飞速发展，血吸虫病、疟疾的发病人数已大幅度减少，丝虫病甚至无发病病例报告。

抗寄生虫药是一类治疗或预防各种寄生虫感染的药物。本章主要介绍的药物包括抗疟药、抗阿米巴药、抗滴虫药、抗血吸虫药、抗丝虫病药及抗肠蠕虫药。

第1节 抗 疟 药

案例 44-1

患者，男，50岁。因在夏秋季近2周每隔1天上午11时左右开始出现寒战、高热、出汗，且高热有起伏，约在下午4时症状减轻，倍感疲惫而就诊。患者面黄体弱，呈贫血貌。病原学检查：在患者外周血检出疟原虫，医生诊断为疟疾。

问题：1. 如何进行治疗？

2. 治疗过程中还应注意哪些问题？

疟疾是一种经雌性按蚊叮咬传播，由疟原虫感染所致的寄生虫病。临床典型发作表现为寒战、高热、出汗、退热等症状，并呈周期性发作。抗疟药是用来治疗或预防疟疾的药物，目前使用的抗疟药主要通过抑制疟原虫发育的特定阶段而产生杀灭作用。

链接

抗 疟 成 就

疟疾曾经是我国流行历史最久远、影响范围最广、危害最严重的传染病之一。早在公元前1401～1122年间我国就有关于疟疾的记载，中华人民共和国成立前每年约有3000万疟疾患者，其中每年有30万人死于疟疾，病死率高达1%。经过我国医学家们的不懈努力，2016年4月，中国报告了最后一例本地原发疟疾病例，2017年后连续4年未发现本地原发病例，2020年11月，中国向世界卫生组织提交了消除疟疾认证申请。经过世界卫生组织现场评估，2021年6月30日中国通过了国家消除疟疾认证。此成就巩固了消除疟疾成果，加强了国际交流合作，为实现无疟世界和守护人类健康美好未来贡献了中国力量。

一、疟原虫的生活史和抗疟药的作用环节

寄生于人体的疟原虫生活史基本相同，需要人和按蚊两个宿主。疟原虫在人体内进行裂体增殖，

在按蚊体内完成配子生殖后，继续进行孢子增殖，周而复始。抗疟药可干预疟原虫生活史中的不同环节，从而达到预防和治疗疟疾的目的。

（一）疟原虫在人体内发育

1. 原发性红细胞外期 当唾液中带有疟原虫子孢子的雌性按蚊叮咬人体后，子孢子随按蚊唾液进入人体血液，随血液循环进入肝细胞，摄取营养后发育并裂体增殖，形成红细胞外期裂殖体。此期无临床症状，是疟疾发生的潜伏期。乙胺嘧啶可作用于此期，用于病因性预防治疗。

2. 继发性红细胞外期 间日疟和卵形疟原虫的子孢子有两种类型，即速发型子孢子和迟发型子孢子。其中速发型子孢子进入肝细胞后继续发育完成红细胞外期裂体增殖，从肝细胞释放入血；而迟发型子孢子需经过一段时间的休眠期后再被激活完成裂体增殖，再侵入红细胞，是引起疟疾复发的根源。伯氨喹可作用于此期，用于控制疟疾复发治疗。

3. 红细胞内期 简称红内期。从肝细胞释放出的红细胞外期的裂殖子进入血液后侵入红细胞，摄取营养，生长发育，分裂增殖形成裂殖体，当红细胞破裂后，释放出大量的裂殖子及红细胞碎片，刺激机体引发寒战、高热等疟疾发作症状。一部分裂殖子被巨噬细胞消灭，一部分再次侵入其他正常红细胞进行发育。氯喹、奎宁、青蒿素等可作用于此期，用于控制疟疾症状发作治疗。

（二）疟原虫在按蚊体内发育

疟原虫在红细胞内期裂体增殖几代后，部分裂殖体会发育成雌、雄配子体，随血液进入按蚊胃内发育成雌、雄配子。雄配子钻入雌配子体内，受精后形成合子，进一步发育成成千上万的子孢子，随血液、淋巴集中于按蚊的唾液腺内。当受染蚊虫叮咬人时将疟原虫传入人体内继续发育，形成了疟疾的传播过程。伯氨喹可作用于此期，用于控制疟疾的传播治疗；乙胺嘧啶亦可作用于此期，用于防治疟疾的传播治疗。

根据作用环节不同将抗疟药分为三类：

1. 主要用于控制症状的抗疟药，如氯喹、奎宁、青蒿素等。
2. 主要用于控制复发与传播的抗疟药，如伯氨喹。
3. 主要用于病因性预防的抗疟药，如乙胺嘧啶。

二、常用的抗疟药

（一）主要用于控制症状的抗疟药

氯 喹

氯喹（chloroquine）为人工合成的 4- 氨基喹啉类衍生物。

【**体内过程**】 口服吸收快而充分，1～2h 内血药浓度达峰值。全身分布，在红细胞中的浓度较高，为血浆浓度的 10～20 倍，受疟原虫感染的红细胞内药物浓度又比正常红细胞高约 25 倍。在肝、肾、脾、肺等组织内高度集中，高于血浆药物浓度 200～700 倍。脑及脊髓的药物浓度高于血浆浓度 10～30 倍。经肝代谢，其代谢产物为去乙基氯喹，仍有抗疟作用，经肾排泄，尿液酸化可加速其排泄，也可由乳汁排泄。$t_{1/2}$ 为 2.5～10.0 天。

【**药理作用和临床应用**】

1. 抗疟作用 氯喹主要对疟原虫的红细胞内期起作用，其机制可能是通过破坏裂殖体 DNA 的复制和转录，从而抑制繁殖，导致虫体死亡。可迅速、有效、持久地控制疟疾的症状，为控制疟疾症状的首选药。对红细胞外期无效。不能作病因预防。临床用于根治恶性疟的发作。

2. 抗肠外阿米巴原虫作用 氯喹对阿米巴滋养体有较强的杀灭作用。其口服后在肠道内浓度低，而肝、肺组织中浓度高，故对阿米巴痢疾无效，对肠外阿米巴感染，如阿米巴肝脓肿和肺脓肿有显著疗效。如清除肠内阿米巴原虫需合用抗肠内阿米巴药。

3. 免疫抑制作用 大剂量可抑制免疫，对类风湿关节炎、系统性红斑狼疮等结缔组织疾病有一定的缓解作用。也可用于治疗光敏性疾病，如日晒红斑症等。

【不良反应】 治疗量时不良反应较少。有头痛、头晕、胃肠道不适、皮疹等，一般停药后可迅速消失。长期大剂量用药时常见视力障碍，皮肤或头发出现色素改变。少数患者可致药物性精神病、阿-斯综合征及肝、肾损害。妊娠期妇女大量服用可造成小儿先天性耳聋、智力迟钝等，故禁用。

奎 宁

奎宁（quinine）为奎尼丁的左旋体，是从金鸡纳树皮中提取的一种生物碱。

口服吸收快且完全，全身广泛分布，大部分在肝代谢，经肾排泄。奎宁抗疟机制与氯喹相似，但疗效较氯喹弱。对各种红细胞内期疟原虫裂殖体有杀灭作用，可控制临床症状；对间日疟和三日疟的配子体也有作用，但对成熟的恶性疟配子体无效。因毒性大，主要用于治疗耐氯喹或多种药物耐药的恶性疟，尤其是脑型恶性疟。

不良反应常见的有金鸡纳反应，轻者可出现恶心、耳鸣、视物模糊、头痛及听力减退等；重者可出现呕吐、腹痛、腹泻和暂时性耳聋，停药后可恢复。少数恶性疟患者尤其是葡萄糖-6-磷酸脱氢酶缺乏的患者，小剂量便可引发急性溶血，出现寒战、高热、血红蛋白尿及急性肾衰竭，甚至死亡。用药过量可产生心血管毒性反应，如降低心肌收缩力、传导阻滞和延长不应期；快速静脉给药可能会导致严重低血压和致死性心律失常。故静脉滴注时应注意滴速要慢，同时密切观察患者心脏及血压变化。

甲 氟 喹

甲氟喹（mefloquine）为奎宁的4-喹啉甲醇衍生物，口服吸收快，4～6h血药浓度达高峰，经肝代谢，经肾排泄，$t_{1/2}$平均为17天。作用与奎宁相似。对红细胞内期疟原虫裂殖体有杀灭作用，对红细胞外期无效。主要用于治疗耐多种药物的恶性疟原虫株感染，可控制症状，但起效较慢。用于症状抑制性预防，两周给药一次。避免空腹给药，成人至少以240ml水送服。不良反应常见恶心、呕吐、头晕、耳鸣、皮疹等，有剂量相关性。

⊕ 医者仁心　　　　　　董 学 书

云南省寄生虫病防治所有一位"斗蚊"专家——董学书。他从事蚊虫分类、生态研究和人才培养工作，他所编纂的多本学术专著，为蚊虫分类研究和蚊媒传染病防治做出了突出贡献。

在抗疟道路上，董学书和同事们解剖了上千只蚊子后，终于确定了微小按蚊是当地传播疟疾的媒介蚊种。在充分掌握其生态习性后，采用喷洒药水，焚烧野蒿等方法，开展防治工作，使当地疟疾感染者比例显著下降。"吃不了苦，就做不成事"，他说，"我要干到干不动为止。"董学书用一生践行，生命不息，耕耘不止。

青 蒿 素

青蒿素（artemisinine）是从菊科植物黄花蒿及其变种大头黄花蒿中提取的一种新型倍半萜内酯类过氧化物，是一种高效、速效、低毒的抗疟药物。

【体内过程】 口服吸收较快且完全，给药1h后血药浓度达高峰。全身分布，以肝、肠、肾组织中含量较多。因其为脂溶性物质，故易通过血脑屏障进入脑组织中。由于本药在体内代谢和排泄都比较迅速，有效血药浓度维持时间短，不能彻底杀灭疟原虫，故复燃率较高，应反复给药。

【药理作用和临床应用】 青蒿素的作用机制尚不完全清楚，主要与干扰疟原虫的表膜和线粒体功能有关。对各种疟原虫的红细胞内期裂殖体有强大且快速的杀灭作用，对红细胞外期无效。主要适用于间日疟和恶性疟的治疗，可完全控制症状；对耐氯喹虫株和多种药物耐药的恶性疟原虫感染有强大而快速的治疗作用；也用于凶险的脑型疟抢救治疗。

【不良反应及注意事项】 不良反应少，少数患者有胃肠道不适感，偶见四肢麻木、心动过速、腹痛、腹泻等。动物试验表明有一定的胚胎毒性作用，故孕妇慎用。

青 蒿 琥 酯

青蒿琥酯（artesunate）为青蒿素的水溶性衍生物，静脉注射后血药浓度很快降低，$t_{1/2}$ 为 30min 左右；口服后体内分布广泛，以肝、肾、肠含量较高，主要通过肝代谢，少量由尿、粪便排泄。对各型疟原虫的红细胞内期裂殖体有较强的杀灭作用，能有效控制疟疾症状发作，主要适用于各种危重疟疾（包括脑型）的抢救，比青蒿素和蒿甲醚作用强。使用过量可发生可逆性的外周网织红细胞一过性降低。孕妇和对本药过敏者禁用。

本 芴 醇

本芴醇（benflumetol）口服吸收慢，4～5h 内血药浓度达高峰且作用持久，消除也慢，$t_{1/2}$ 为 24～72h。对疟原虫红细胞内期无性裂殖体有杀灭作用，疗效显著，治愈率可高达 95%；对疟原虫红细胞外期组织裂殖体无效。主要用于治疗恶性疟，尤其适用于耐氯喹的恶性疟。本药微毒，少数人可出现一过性 Q-T 间期轻度延长，故心、肾功能不全的患者慎用。

咯 萘 啶

咯萘啶（pyronaridine，疟乃停）为苯并萘啶的衍生物，是我国研制的一种抗疟药，可能是破坏了疟原虫复合膜的结构和功能以及食物泡的代谢活力，从而对人的各型疟原虫的红细胞内期裂殖体都有快速的杀灭作用，对耐氯喹的恶性疟原虫也有较强的抑制作用。主要用于脑型、凶险型及耐氯喹的恶性疟治疗。毒性低，部分患者服用后会出现轻微的胃肠道不适感，停药后即可消失。服药后尿液呈红色。严重心、肝、肾病患者慎用。肌内注射后局部可能会有硬结，注射时需更换注射部位。严禁静脉推注。

（二）主要用于控制复发与传播的抗疟药

伯 氨 喹

伯氨喹（primaquine）为人工合成的 8-氨基喹啉类衍生物。

【体内过程】 口服后吸收快而完全，1～2h 内血药浓度达高峰，主要分布于肝、肺、脑和心等组织。进入体内药物被大部分代谢，$t_{1/2}$ 约为 5h，经肾脏排泄。因消除缓慢，容易引起药物蓄积。

【药理作用和临床应用】 伯氨喹的抗疟机制可能与其改变线粒体的形态，抑制线粒体的氧化作用，以及自身在体内的代谢中间产物喹啉醌衍生物严重破坏疟原虫的糖代谢和氧化过程有关。本药对间日疟红细胞外期迟发型子孢子有杀灭作用；对各种疟原虫的配子体也有杀灭作用，对恶性疟作用最强，临床常作为控制疟疾复发与阻止疟疾传播的首选药；对红细胞内期作用较弱；对恶性疟红细胞内期无效，因此不能控制疟疾症状的发作，需与氯喹合用增加疗效。

【不良反应及注意事项】 毒性较大。治疗量时不良反应有头晕、恶心、呕吐、腹痛等，但停药后可自行恢复。少数特异质患者因体内红细胞先天性缺乏 G-6-PD 可引起高铁血红蛋白血症，主要表现为发绀、胸闷、缺氧等症状，应及时使用亚甲蓝 1～2mg/kg 静脉注射，可迅速缓解症状；或可引起急性溶血性贫血，此反应仅限于衰老的红细胞，一般不严重，可根据病情做对症治疗。故 G-6-PD 缺乏、系统性红斑狼疮及类风湿关节炎患者禁用。

（三）主要用于病因性预防的抗疟药

乙 胺 嘧 啶

乙胺嘧啶（pyrimethamine）为人工合成的非喹啉类抗疟药。

【体内过程】 口服吸收缓慢但完全，4～6h 内血药浓度达高峰，主要分布于红细胞、白细胞及肾、肺、肝、脾等器官中。经肾排泄缓慢，也可经乳汁排出。$t_{1/2}$ 为 80～100h。

【药理作用和临床应用】 乙胺嘧啶可抑制疟原虫的二氢叶酸还原酶，使二氢叶酸不能转变为四氢叶酸，从而干扰叶酸代谢，阻碍核酸合成，抑制疟原虫的生长繁殖。对恶性疟和间日疟的红细胞外期速发型子孢子有较强的抑制作用，作用持久，只需每周服药一次，是病因性预防的首选药。对红细胞内期仅抑制未成熟的裂殖体。针对已成熟的裂殖体，不能控制此次临床发作，常在用药后下一次裂殖体无性增殖期才能起效。对配子体无直接作用，但含药的血液被按蚊吸取后，能抑制疟原虫在蚊体内的发育，可起到阻止传播的效果。

【不良反应及注意事项】 口服治疗量毒性很低，较安全。但长期大剂量应用时可能干扰人体叶酸代谢（抑制二氢叶酸还原酶），引起巨幼细胞贫血或白细胞减少症，及早停药可自行恢复，或给予甲酰四氢叶酸治疗可有好转。故长期服用本药，应定期检查血常规。本药略带甜味，易被儿童误服而导致中毒，中毒症状有恶心、呕吐、发热、发绀、惊厥，甚至死亡。动物试验证明本药有致畸作用，故妊娠期、哺乳期妇女禁用。

第 2 节 抗阿米巴药和抗滴虫药

一、抗阿米巴药

阿米巴病多是由溶组织阿米巴原虫感染引起的一种人类寄生虫病。溶组织内阿米巴生活史比较简单，分为感染性的包囊期和增殖的滋养体期。阿米巴病的传染源为粪便中的包囊，经口感染，进入人体后主要寄生于结肠，也可经血流或直接侵袭到达其他部位，如肝、肺、脑等，引起相应部位组织的坏死、溃疡、脓肿，同时也可累及多种组织和脏器，形成全身性疾病。因包囊的抵抗力较强，滋养体抵抗力较弱，治疗时可以治愈肠内外的侵入性病变和清除肠腔中的包囊为主。

根据药物的作用部位和作用方式不同，可将抗阿米巴药分为抑制肠内、外阿米巴病药、抑制肠内阿米巴病药及抑制肠外阿米巴病药三类。

（一）抑制肠内、肠外阿米巴病药

甲 硝 唑

甲硝唑（metronidazole，灭滴灵）为人工合成的 5-硝基咪唑类化合物，对肠内、肠外阿米巴滋养体均有强大杀灭作用。治疗急性阿米巴痢疾和肠外阿米巴病效果最好，为首选药。治疗贾第鞭毛虫病的治愈率高达90%；治疗男、女性泌尿生殖系统滴虫感染也有良好的作用，为首选药。此外，本药还有抗厌氧菌等作用（详见第40章）。常见的不良反应有头痛、口中有金属味等。服药期间禁止饮酒和食用含乙醇类食物，避免发生双硫仑反应。长期大剂量使用有致癌、致突变作用，故孕妇禁用。

（二）抑制肠内阿米巴病药

二 氯 尼 特

二氯尼特（diloxanide，糠酯酰胺）为二氯乙酰胺类衍生物，为新型抗阿米巴虫药物。口服吸收迅速，大部分在肠腔或肠黏膜内水解，血药浓度 1h 达峰值，经肝代谢，经肾排泄。本药是目前有效的杀包囊药，能直接杀灭肠腔中阿米巴包囊，故为无症状带包囊者的首选药。也能直接杀灭阿米巴原虫，用于治疗慢性阿米巴痢疾。不良反应轻微，常见的有胃肠胀气，偶见皮疹、呕吐等。肝功能不良者应酌情减量。大剂量使用可导致流产，孕妇禁用。

卤化喹啉类

卤化喹啉类包括喹碘方（chiniofon）、氯碘羟喹（clioquinol）和双碘喹啉（diiodohydroxyquinoline）等。

本类药物口服吸收较少，肠腔内浓度较高。阿米巴小滋养体在肠腔内的生长繁殖需要共生菌大肠埃希菌提供的代谢产物，本类药能抑制大肠埃希菌的作用，从而在肠腔内直接发挥抑制其生长繁殖、杀灭阿米巴原虫的作用。用于治疗急性肠阿米巴病、慢性阿米巴痢疾及无症状的包囊携带者，也可用于阴道滴虫病的治疗。治疗时多与甲硝唑合用以提高疗效。不良反应少，主要以腹泻为主，个别患者可产生碘过敏反应，长期应用可引起严重的视觉障碍。甲亢、严重肝、肾疾病患者及对碘过敏者禁用。

巴 龙 霉 素

巴龙霉素（paromomycin）属于氨基糖苷类抗生素，口服吸收少，肠腔内浓度高，对阿米巴原虫有较强抑制作用，可直接杀灭阿米巴滋养体，对利什曼原虫、隐孢子虫、丝虫等也有一定的效果，对肠外阿米巴病无效。临床用于治疗肠阿米巴病，对急性阿米巴痢疾有效率达60%～70%，对慢性者无效。不良反应少，仅有胃肠道反应。长期用药可发生二重感染。

（三）抗肠外阿米巴病药

氯 喹

氯喹（chloroquine）为4-氨基喹啉类衍生物。除抗疟作用外，对阿米巴大滋养体也有较强的杀灭作用，对肠内小滋养体无效。口服后肠壁组织浓度低，肝、肺组织浓度高，治疗阿米巴肝脓肿、肺脓肿等肠外阿米巴疗效显著。对阿米巴痢疾无效。治疗时需与抗肠内阿米巴病药合用，以防复发。

依米丁与去氢依米丁

依米丁（emetine，吐根碱）是从吐根属植物中提取的异喹啉类生物碱，其衍生物去氢依米丁（dehydroemetine）抗阿米巴原虫的作用更强，而毒性较低。两药可直接杀灭组织内的阿米巴滋养体，对肠腔内阿米巴滋养体无效。临床上主要用于治疗急性阿米巴痢疾与肠外阿米巴病如阿米巴肝脓肿等。主要用于甲硝唑或氯喹无效的患者。常用剂型为注射剂，不良反应有局部反应如注射部位疼痛、坏死等，胃肠道反应如恶心、呕吐等，神经肌肉反应如肌痛、无力等，心脏反应如低血压、心律不齐等心脏毒性反应，使用时应密切关注。心脏病、肾病患者及妊娠期妇女禁用。

二、抗滴虫药

滴虫病是由阴道毛滴虫侵入机体，改变女性阴道内酸性环境，继发细菌感染而引发的炎症性病变，常见的有滴虫性阴道炎、尿道炎等，主要的传播方式为性交传播，也可通过共用浴池、浴具、马桶等共用物传播。常用的口服药物首选甲硝唑，外用药物可选乙酰胂胺。

甲 硝 唑

甲硝唑（metronidazole）为治疗滴虫性阴道炎的首选药（详见第40章）。同类药物有替硝唑、奥硝唑等。

乙 酰 胂 胺

乙酰胂胺（acetarsol）为五价胂化合物，其复方制剂为滴维净，外用可直接杀灭滴虫，治疗时先用1∶5000高锰酸钾溶液冲洗阴道，然后将乙酰胂胺片剂1～2片放置阴道穹隆部起到治疗作用，常见不良反应有局部刺激作用，还可使阴道分泌物增多。

第3节 抗血吸虫药和抗丝虫药

一、抗血吸虫药

血吸虫感染宿主后，其尾蚴、童虫、成虫和虫卵均可释放抗原，诱发宿主产生免疫应答，导致宿主出现一系列的免疫病理变化。感染后的人和牛是最重要的传染源,血吸虫通过虫卵入水、毛蚴孵出、侵入钉螺、尾蚴逸出及人群接触疫水一系列过程,最终侵入人体致病。目前治疗药物中以吡喹酮为首选用药。

吡 喹 酮

吡喹酮(praziquantel)为吡嗪异喹啉的衍生物,广谱抗蠕虫药。

【体内过程】 口服吸收迅速,80%以上的药物经肠道吸收。血药浓度1~2h达峰值。药物在肝内迅速代谢,经肾排泄,无蓄积现象。$t_{1/2}$为1.0~1.5h。

【药理作用和临床应用】 本药可使接触的虫体肌肉强烈挛缩,失去吸附能力,从而脱离宿主;可损伤虫体皮层,降低虫体的吸收、排泄及对宿主免疫攻击的抵抗能力,从而杀灭虫体;可引起虫体表膜发生生化反应,抑制虫体对葡萄糖的摄取,导致糖原耗竭而死;还可抑制虫体核酸和蛋白质的合成。对多种寄生虫如血吸虫、绦虫、囊虫、华支睾吸虫、肺吸虫、姜片虫均有效。主要用于治疗各种血吸虫病、华支睾吸虫病、肺吸虫病、姜片虫病及绦虫病和囊虫病。

【不良反应及注意事项】 不良反应轻微,主要表现为腹痛、恶心等胃肠道反应及头晕、头痛、乏力、肌肉酸痛、肌束震颤等神经肌肉反应,故驾驶员、机械操作者及高空作业者禁用。极少数患者有心电图T波异常、心律失常等,故冠心病和心肌炎患者慎用。偶见过敏反应,使用时必须注意观察。

二、抗丝虫药

丝虫病是丝虫成虫寄生于人体淋巴系统所引起的寄生虫病,是全世界六大热带病之一。以血中带有微丝蚴的患者和无症状带虫者为传染源,通过蚊媒进行传播,使细胞免疫功能降低。致残率较高。主要治疗药物有乙胺嗪、呋喃嘧酮及伊维菌素等。

乙 胺 嗪

【体内过程】 乙胺嗪(diethylcarbamazine,海群生)口服吸收迅速,服药后1~2h血药浓度达峰值,除脂肪组织外,能广泛均匀地分布于全身各组织与体液中,体内代谢迅速,$t_{1/2}$约为8.5h。服药48h后以原型或代谢产物形式经肾排泄。

【药理作用和临床应用】 乙胺嗪为哌嗪类衍生物,可通过抑制虫体肌肉活动,使虫体固定不动,促进虫体由其寄居处脱离;也可通过改变微丝蚴体表膜,使虫体对宿主免疫攻击的抵抗能力降低。在体内对班氏丝虫、马来丝虫的微丝蚴或成虫均有杀灭作用。

临床上用于治疗班氏丝虫、马来丝虫和罗阿丝虫感染,也用于盘尾丝虫病。前三者可根治,但对于盘尾丝虫病,因本品不能杀死盘尾丝虫成虫,故不能根治。对蛔虫感染也有效。曾是抗丝虫病的首选药,但已被更安全、更有效、新的抗蠕虫药所取代。

【不良反应】 毒性较低,偶见恶心、食欲缺乏、呕吐、头痛、头晕、乏力等。治疗过程中由于微丝蚴和成虫被杀灭后释放出大量的异体蛋白可引起皮疹、寒战、高热、血管神经性水肿、哮喘等过敏反应。

呋 喃 嘧 酮

呋喃嘧酮(furapyrimidone)为硝基呋喃的衍生物。口服给药吸收快,$t_{1/2}$为7h,以原型经尿排出,在组织中无明显蓄积作用。对马来丝虫和班氏丝虫的微丝蚴和成虫均有杀灭作用,对成虫的作用优于微丝蚴。临床主要用于治疗丝虫病,对班氏丝虫病的疗效优于马来丝虫病。作用机制与乙胺嗪相似。不良反应与乙胺嗪相似,偶见皮疹、心悸、胸闷及心电图T波变化。服药时宜忌酒,饭后服用。妊娠期妇女,有严重心、肾、肝病患者和胃溃疡者禁用。

伊 维 菌 素

伊维菌素(ivermectin)为半合成的广谱抗寄生虫药,具有广谱、低毒、高效的特点,对丝虫有较强的作用。适用于治疗盘尾丝虫病和类圆线虫病及钩虫、蛔虫、鞭虫、蛲虫感染。不良反应较少，可引起皮疹、发热、淋巴结增大、头痛等。严重肝、肾、心功能不全、对本药过敏及精神异常者禁用。

第4节　抗肠蠕虫药

蠕虫是一种借助肌肉收缩使其身体进行蠕形运动的多细胞无脊椎动物。在动物界中包括扁形动物门、线形动物门、棘头动物门和环节动物门所属的各种营自由生活和寄生生活的动物，与医学密切相关的蠕虫属前两种居多。当医学蠕虫侵入人体，并在机体内生存，出现或不出现临床症状，称为蠕虫感染。蠕虫感染导致不同程度的临床表现，称为蠕虫病。

抗肠蠕虫药是指能祛除或杀灭肠道内蠕虫的一类药物，包括甲苯咪唑、阿苯达唑、噻嘧啶、左旋咪唑、哌嗪、氯硝柳胺、吡喹酮等。

一、抗肠道线虫病药

甲 苯 咪 唑

甲苯咪唑（mebendazole，甲苯达唑）是一种高效、安全、广谱的抗肠蠕虫药，对蛔虫、蛲虫、钩虫、鞭虫、绦虫、粪类圆线虫等多种肠道寄生虫感染均有效。对混合式感染也有效。对肠蠕虫的幼虫和成虫均有杀灭作用，同时可抑制虫卵发育，控制传播。其抗蠕虫机制可能与抑制虫体对葡萄糖的摄取和利用，导致虫体内糖原耗竭，减少ATP生成，使其无法生长繁殖而最终导致虫体死亡有关。主要用于治疗蛔虫、钩虫、蛲虫、鞭虫、绦虫等蠕虫感染，蛲虫病的治愈率在90%以上，尤其适用于上述蠕虫的混合感染。

因本药吸收少，排泄快，故不良反应较少。少数人有恶心、腹痛、腹泻等腹部不适感，偶见过敏反应。经动物试验证实，对大鼠有致畸胎和胚胎毒作用，故妊娠期妇女、2岁以下儿童及对本药过敏者禁用。

阿 苯 达 唑

阿苯达唑（albendazole，肠虫清）为甲苯咪唑的同类物，属于苯并咪唑类衍生物，具有广谱、高效、低毒的特点。对多种肠道寄生虫，如蛔虫、绦虫、蛲虫、钩虫等均有杀灭作用。本药口服后血药浓度较高，故可对肠道外寄生虫，如囊虫、肺吸虫、棘球蚴等也有效。作用机制同甲苯咪唑。可用于蛔虫、蛲虫、钩虫、鞭虫、绦虫等的感染，以及多种肠蠕虫的混合感染，疗效优于甲苯咪唑，是抗肠蠕虫的首选药，亦可用于治疗囊虫病、棘球蚴病等肠外寄生虫病。

不良反应较少而轻。一般可出现恶心、呕吐、腹泻、头晕、失眠、食欲缺乏等，常可自行缓解。较大剂量使用时可引起肝功能异常，也可自行恢复，故肝、肾功能不全者慎用，因动物试验报告有致畸作用，故妊娠期妇女及2岁以下儿童禁用。

噻 嘧 啶

噻嘧啶（pyrantel）为广谱抗肠蠕虫药，口服吸收少，肠腔内浓度高，具有高效、广谱、低毒的特点，对蛔虫、蛲虫、钩虫及鞭虫都有较高疗效。其作用机制是能持久抑制胆碱酯酶，使乙酰胆碱堆积，虫体神经肌肉产生痉挛性麻痹排出体外。主要用于治疗蛔虫、钩虫、蛲虫感染及混合感染，与左旋咪唑合用可增加疗效。不良反应较少而轻，主要是消化道反应，如恶心、呕吐等，一般不需要处理。少数人出现头痛、眩晕等。心、肝、肾功能不全者慎用。妊娠期妇女及1岁以下婴儿禁用。

左 旋 咪 唑

左旋咪唑（levamisole）是一种广谱抗肠蠕虫药。对蛔虫、钩虫、蛲虫、粪类圆线虫都有效，其中对蛔虫的驱虫作用最好。作用机制为选择性抑制虫体能量代谢，使虫体麻痹，失去附着于肠壁的能力后随粪便排出体外。本药还有增强免疫作用（见第46章）。主要用于蛔虫、钩虫、蛲虫感染及钩虫和蛔虫混合感染，也可用于治疗丝虫病。不良反应主要为胃肠道反应。偶有皮疹和皮肤发痒等局部过敏现象，停药后可自行消退。偶见肝功能异常，肝、肾功能不全者禁用。

哌 嗪

哌嗪（piperazine）对蛔虫、钩虫的作用较强，对蛔虫的治愈率可达80%。可阻断神经肌肉接头处的胆碱受体，减少能量供应，使肌肉产生松弛性麻痹，虫体不能附着于肠壁后随粪便排出体外。治疗蛔虫病效果良好，治疗钩虫病疗程较长，使用不如阿苯达唑等药物方便。偶见胃肠道反应，大剂量可致神经系统反应，如短暂性震颤、共济失调等。肾功能不全者、神经系统疾病者禁用。不能与噻嘧啶合用，以免产生作用拮抗。不能与泻药合用，以免药物排泄迅速，降低疗效。因本药服药时间较长，目前已很少应用。

二、抗绦虫药

氯 硝 柳 胺

氯硝柳胺（niclosamide，灭绦灵）为水杨酰胺类衍生物，是一种灭螺剂。口服几乎不吸收，在肠道内浓度较高，对多种绦虫成虫有杀灭作用，如对猪肉绦虫、牛肉绦虫、短膜壳绦虫均有效，其中牛肉绦虫最敏感。其抗虫机制主要是抑制绦虫细胞内线粒体氧化磷酸化过程，使 ATP 生成减少，从而杀死虫体头节，使近端节片变质，虫体随粪便排出体外。但对虫卵无效。对钉螺和日本血吸虫尾蚴也有杀灭作用。用于驱除牛肉绦虫、猪肉绦虫及短膜壳绦虫，驱虫效力强。另外，本药目前也是杀灭血吸虫的中间宿主钉螺的主要药物之一。

不良反应轻微，以恶心、呕吐、轻度腹痛等胃肠道反应较为常见。

本药因对虫卵无作用，死亡的虫体在肠内被蛋白酶消化后可将虫卵释放到肠腔，虫卵逆流入胃有引起囊虫病的危险。因此，在治疗前主张先服用小剂量镇吐药，如氯丙嗪、甲氧氯普胺等，再服用本药，1～2h后再服硫酸镁导泻，既可防止虫卵逆流，又可使绦虫节片及时排出。用药2～3个月后粪便内未发现节片和虫卵视为治愈。

吡 喹 酮

吡喹酮（praziquantel）是广谱抗蠕虫药，抗蠕虫的机制可能与其增加了虫体细胞膜的通透性，从而使细胞内钙离子丧失，引起虫体发生强直性收缩，出现痉挛性麻痹，使虫体排出体外有关。对牛肉绦虫、猪肉绦虫、裂头绦虫等都有良好的治疗效果，是治疗绦虫病的首选药物之一。不良反应轻微。

（张雪梅）

肿瘤的发生发展是多因素作用的复杂过程，20世纪40年代以前，肿瘤最主要的治疗手段是手术切除和放射治疗（放疗），但是无法完全消除体内的肿瘤细胞，治疗后复发率高。20世纪40年代开始出现可抑制或破坏肿瘤细胞DNA合成的化疗药物，虽然化疗药物能够在短时间内快速地抑制肿瘤的增生和转移，有效地控制晚期恶性肿瘤，但会给患者带来严重的毒性反应。现代肿瘤治疗学研究的进步及肿瘤药理学的发展，为恶性肿瘤的防治提供了新的靶点，开辟了许多新领域、新途径。有效的联合用药方案，可显著提高抗恶性肿瘤药物的疗效，且能降低药物的毒性和肿瘤耐药性。

第1节 概　　述

一、抗恶性肿瘤药的基本作用

链接

增殖细胞群和非增殖细胞群

根据细胞生长繁殖特点将肿瘤细胞群分为增殖细胞群和非增殖细胞群。增殖细胞群按指数进行分裂增殖，生化代谢活跃。生长比率（进行指数分裂增殖的细胞占肿瘤全部细胞群的比率）越大，对药物反应越敏感。一般早期肿瘤的生长比率大。非增殖细胞群分为处于静止期（G_0期）细胞和无分裂增殖能力的细胞，G_0期细胞有增殖能力，但暂不分裂，当增殖周期中对药物敏感的细胞被杀灭后，G_0期细胞进入增殖周期，且对药物不敏感，这可能是肿瘤复发的根源。

抗恶性肿瘤药通过不同的作用机制，影响肿瘤细胞增殖周期的不同环节，杀灭增殖周期中肿瘤细胞，促使静止期细胞进入增殖期，从而不断杀灭肿瘤细胞，发挥抗恶性肿瘤的作用（图45-1）。

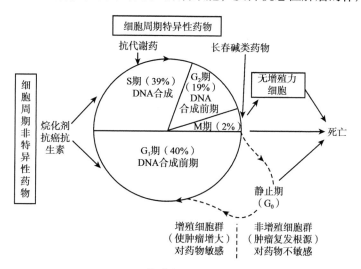

图45-1　抗肿瘤药物作用机制图

1. 细胞周期特异性药物 作用特点只限于细胞增殖周期的某一个时相，在一定的时间内发挥其杀伤作用。抗肿瘤作用呈时间依赖性，需要一定时间才能发挥作用。主要包括抗代谢类及植物类药物，如作用于G_1期的药物门冬酰胺酶等，作用于S期的药物氟尿嘧啶、甲氨蝶呤等，作用于G_2期的药物平阳霉素等，作用于M期的药物长春碱类、紫杉醇类等。

2. 细胞周期非特异性药物 无选择地直接作用于细胞增殖周期的各个时相，作用较强，可迅速杀伤肿瘤细胞，其抗肿瘤作用呈剂量依赖性。此类药物包括烷化剂、铂类及抗肿瘤抗生素类等，如氮芥、环磷酰胺、美法仑、顺铂、卡铂、奥沙利铂、多柔比星、放线菌素D、卡莫司汀等。

二、抗恶性肿瘤药的分类

（一）按细胞增殖周期中各期细胞对药物的敏感性分类

1. 细胞周期特异性药物 长春碱类、甲氨蝶呤等。

2. 细胞周期非特异性药物 如环磷酰胺、多柔比星等。

（二）按化学结构及来源分类

1. 烷化剂 环磷酰胺、塞替派、白消安等。

2. 抗代谢药 甲氨蝶呤、氟尿嘧啶、巯嘌呤、羟基脲、阿糖胞苷等。

3. 抗恶性肿瘤抗生素 多柔比星、柔红霉素、博来霉素、丝裂霉素等。

4. 抗恶性肿瘤植物药 长春碱、长春新碱、紫杉醇、高三尖杉酯碱、羟喜树碱等。

5. 激素类抗恶性肿瘤药 糖皮质激素、雌激素、雄激素、他莫昔芬等。

6. 其他 顺铂、卡铂、*L*-门冬酰胺酶、单抗类药物等。

（三）按作用机制分类

1. 干扰核酸合成的药物 甲氨蝶呤、氟尿嘧啶、巯嘌呤、羟基脲、阿糖胞苷等。

2. 破坏DNA结构与功能的药物

（1）烷化剂 环磷酰胺、氮芥、塞替派、顺铂、卡铂等。

（2）抗恶性肿瘤抗生素 丝裂霉素C。

3. 干扰转录过程和阻止DNA合成药 多柔比星、柔红霉素、放线菌素D等。

4. 影响蛋白质合成的药物 紫杉醇、高三尖杉酯碱、长春碱、长春新碱、*L*-门冬酰胺酶等。

5. 影响体内激素平衡的药物 糖皮质激素、雌激素、雄激素、他莫昔芬等。

6. 单克隆抗体药物 利妥昔单抗、西妥昔单抗、贝伐单抗等。

三、抗恶性肿瘤药的不良反应

大多数抗恶性肿瘤药的化疗指数较小，选择性差，安全范围小，在杀伤肿瘤细胞的同时，对正常组织细胞特别是增殖旺盛的组织细胞，如骨髓、胃肠道黏膜上皮、淋巴组织、毛囊及生殖细胞等也会产生不同程度损害。主要不良反应如下：①骨髓抑制；②消化道反应；③脱发；④重要器官及神经系统损害；⑤过敏反应；⑥第二原发恶性肿瘤；⑦不育和致畸。

常见的抗恶性肿瘤药物对重要器官及神经系统损害：心脏毒性以多柔比星常见；博来霉素长期大量应用可引起肺纤维化；门冬酰胺酶、环磷酰胺等可引起肝损害；大剂量环磷酰胺可引起出血性膀胱炎；顺铂损害肾小管；长春碱类、顺铂有神经毒性。

链接

2020世界癌症报告

据世界卫生组织下属国际癌症研究机构（IARC）发布的《2020世界癌症报告》数据显示，2020年全球新发癌症病例1929万例，仅中国新发癌症就有457万人，占全球23.7%，中国癌症新发人数远超世界其他国家。全球每死亡100个癌症患者中，中国人占将近24个。平均每天都有6000多人死于癌症，每分钟就有将近5人死于癌症。2020年，我国癌症病种中，最高的前10位分别是肺癌、乳腺癌、胃癌、结直肠癌、肝癌、食管癌、宫颈癌、甲状腺癌、子宫癌、前列腺癌。肺癌为患病率最高的癌症，占比近18%，结直肠癌和胃癌紧随其后，分别占比12.3%和10.5%。而全球来看，乳腺癌已取代肺癌成为全球第一大癌症。经过多年努力，我国肿瘤诊疗水平得到显著提升，根据国家癌症中心统计数据显示，我国恶性肿瘤的五年生存率已经从十年前的30.9%提升到目前的40.5%，提高了近10个百分点。

第2节 常用抗恶性肿瘤药

一、干扰核酸合成的药物

本类药物化学结构类似于核酸代谢的必需物质如叶酸、嘌呤碱、嘧啶碱等，可通过特异性拮抗作用，干扰核酸特别是DNA的生物合成，从而阻止肿瘤细胞的分裂增殖，属周期特异性药物，主要作用于S期细胞。

甲 氨 蝶 呤

【体内过程】 甲氨蝶呤（methotrexate，MTX）口服易吸收，食物可影响其吸收。血浆蛋白结合率为50%，主要分布于肝、肾、骨髓等组织，不易透过血脑屏障，在体内基本不代谢，主要以原型经肾排泄，$t_{1/2}$为2～3h。

【药理作用】 甲氨蝶呤化学结构与叶酸相似，属二氢叶酸还原酶抑制剂，对二氢叶酸还原酶有强大而持久的抑制作用，阻断二氢叶酸还原为四氢叶酸，致使脱氧胸苷酸合成受阻，DNA合成障碍。也可干扰RNA和蛋白质的合成。对增殖期细胞作用强，主要作用于S期细胞，对G_1期细胞也有作用。

【临床应用】 甲氨蝶呤主要用于治疗儿童急性白血病，疗效显著。与糖皮质激素、长春新碱和巯嘌呤合用完全缓解率达90%；对成人疗效差。也可用于绒毛膜癌、侵袭性葡萄胎等。对头颈部肿瘤、乳腺癌、肺癌、胃肠癌等部位实体瘤均有疗效。为联合化疗中常用的周期特异性药物。

【不良反应】 不良反应较多，主要为骨髓抑制和胃肠道反应，也可引起肝、肾及肺间质损害、脱发、致畸等。减轻MTX的骨髓毒性，可在应用大剂量MTX一定时间后肌内注射亚叶酸钙作为救援剂，以保护正常骨髓细胞。

氟 尿 嘧 啶

氟尿嘧啶（fluorouracil，5-FU）为最常用的尿嘧啶抗代谢药，在体内先经过一系列反应变成氟尿嘧啶脱氧核苷酸，然后发挥效应（影响DNA合成）；能在体内转化为氟尿嘧啶核苷掺入RNA，从而干扰蛋白质合成。主要作用于S期，但对其他各期细胞也有一定作用。易透过血脑屏障，进入脑组织及肿瘤转移灶。10%～30%药物以原型由尿中排出，60%～80%在肝内灭活变为CO_2和尿素，分别由呼吸道和尿排出。本药抗瘤谱广，主要用于治疗消化道肿瘤，或较大剂量氟尿嘧啶用于治疗绒毛膜癌。亦常用于治疗乳腺癌、卵巢癌、肺癌、宫颈癌、膀胱癌及皮肤癌等。

巯 嘌 呤

巯嘌呤（mercaptopurine，6-MP）的结构与次黄嘌呤相似，为抗嘌呤药物。口服吸收不完全，生物利用度个体差异较大。可能与首过消除有关。经肝代谢，代谢产物和部分原型经肾排泄，$t_{1/2}$ 约为 90min。在体内转变为黄嘌呤核苷酸与硫代肌苷酸，硫代肌苷酸可抑制肌苷酸转化为腺苷酸和鸟苷酸，干扰嘌呤代谢，阻碍 DNA 合成，对 S 期细胞最敏感。此外，本药还有较强的免疫抑制作用。主要用于儿童急性淋巴细胞白血病和绒毛膜癌。也可用于侵蚀性葡萄胎、淋巴瘤、多发性骨髓瘤及自身免疫性疾病。主要不良反应有胃肠道反应及骨髓抑制，偶见肝肾损害。可能致畸，妊娠期妇女禁用。

羟 基 脲

羟基脲（hydroxyurea，HU）为核苷酸还原酶抑制药，阻止胞苷酸转变为脱氧胞苷酸，从而抑制 DNA 合成，主要作用于 S 期细胞，并对 G_1-S 期边界有延缓作用，使细胞集中在 G_1 期，促使细胞同步化。然后，选用对 G_1 期敏感的药物或放射治疗可提高疗效。口服吸收好，1～2h 血药浓度达峰值，$t_{1/2}$ 约为 2h，可透过血脑屏障。对慢性髓系白血病及其急性变的患者疗效显著，对转移性黑色素瘤也有效。主要不良反应为骨髓抑制、胃肠道反应等。

阿 糖 胞 苷

阿糖胞苷（cytarabine，Ara-C）口服易被破坏，通常注射给药，$t_{1/2}$ 约为 2.5h。在体内经脱氧胞苷激酶的催化，转变为二或三磷酸阿糖胞苷后，抑制 DNA 多聚酶活性，阻止 DNA 合成，对 S 期细胞最敏感。也可掺入 DNA 和 RNA 中，干扰 DNA 复制和 RNA 功能，是治疗成人急性髓系白血病或单核细胞白血病的主要药物，对淋巴瘤、消化道癌等也有效。主要不良反应为骨髓抑制、胃肠道反应。对本药过敏者、妊娠及哺乳期妇女、严重肝肾功能损害者禁用。

二、破坏 DNA 结构与功能的药物

（一）烷化剂

烷化剂化学性质活泼，其烷化基团易与细胞中 DNA 或蛋白质的功能基团（氨基、羧基、巯基、羟基、磷酸基等）起烷化反应，形成交叉联结或脱嘌呤作用，使 DNA 链断裂，或在 DNA 复制时出现碱基错配，导致 DNA 结构和功能损害，甚至细胞死亡。属周期非特异性药物，选择性低，对机体更新较快的组织如骨髓、毛囊、生殖细胞等易产生毒性。

环 磷 酰 胺

【体内过程】 环磷酰胺（cyclophosphamide，CTX）口服吸收良好，也可静脉注射，血浆蛋白结合率为 50%，在肝和肿瘤组织中分布浓度较高，可透过血脑屏障。肝内代谢，小部分以原型从肾脏排泄，$t_{1/2}$ 为 3～10h。

【药理作用】 环磷酰胺体外无抗恶性肿瘤活性，进入机体后，在肝药酶催化下生成醛磷酰胺，再在肿瘤细胞内进一步分解为磷酰胺氮芥，才能与 DNA 起烷化反应，形成交叉联结，破坏 DNA 的结构与功能，抑制肿瘤细胞的分裂增殖。属周期非特异性药物，但较其他烷化剂选择性高，抗瘤谱广，毒性较低。此外，本药还有免疫抑制作用。

【临床应用】 环磷酰胺抗瘤谱广，为目前临床广泛应用的烷化剂。对淋巴瘤、急性淋巴细胞白血病、儿童神经母细胞瘤疗效较好；对多发性骨髓瘤、肺癌、乳腺癌、卵巢癌等也有一定疗效。还可作为免疫抑制药用于治疗某些自身免疫性疾病和器官移植排斥反应等。

【不良反应】 常见不良反应为骨髓抑制，白细胞、血小板减少等；脱发发生率较高；胃肠道反应较轻。对膀胱刺激性大，可引起特有的出血性膀胱炎，严重者有血尿，可用美司钠进行防治，多饮水也可缓解症状。长期应用可引起睾丸萎缩、卵巢功能障碍等。偶见肝功能损害。有致畸、致突变作用。

妊娠期及哺乳期妇女禁用。

氮 芥

氮芥（nitrogen mustard）是最早用于临床并取得突出疗效的抗肿瘤药物。为双氯乙胺类烷化剂的代表药，它是一种高度活泼的化合物。本药进入体内后，通过分子内成环作用，形成高度活泼的乙烯亚胺离子，在中性或弱碱性条件下迅速与多种有机物质的亲核基团（如蛋白质的羧基、氨基、巯基，核酸的氨基、羟基、磷酸根）结合，进行烷基化作用。氮芥最重要的反应是与鸟嘌呤第7位氮共价结合，产生DNA双链内交叉联结或DNA同链内不同碱基交叉联结。G_1期及M期细胞对氮芥的细胞毒作用最为敏感，由G_1期进入S期延迟。主要用于淋巴瘤及癌性胸膜、心包及腹腔积液。目前已很少用于其他肿瘤，对急性白血病无效。

塞 替 派

塞替派（thiotepa，TSPA）是乙撑亚胺类抗肿瘤药物中疗效最好的，其乙撑亚胺基能开环与细胞内DNA上的碱基如鸟嘌呤结合，从而改变DNA结构及功能，影响癌细胞的分裂，为细胞周期非特异性药物，对增殖细胞的各个时期均有影响。口服吸收不完全，多用注射给药。此外，本药尚有免疫抑制作用。特点是抗瘤谱广，选择性高。口服不吸收。对乳腺癌、卵巢癌、膀胱癌及黑色素瘤疗效较好。不良反应主要为骨髓抑制，胃肠道反应较轻，偶有过敏反应。

顺 铂

顺铂（cisplatin，DDP，顺氯氨铂）为二价铂和两个氯原子与两个氨基结合而成的重金属化合物，作用类似烷化剂，在体内将氯解离后，二价铂与DNA上的碱基形成交叉联结，破坏DNA的结构与功能。本药口服无效，静脉注射后，血浆蛋白结合率在90%以上，主要分布于肝、肾组织。不易透过血脑屏障。抗瘤谱广，属细胞周期非特异性药物。对多种实体瘤有效，如睾丸癌、卵巢癌、乳腺癌、头颈部肿瘤、肺癌、膀胱癌、宫颈癌等，为联合化疗的常用药物。不良反应以胃肠道反应多见，剂量过大可致肾损害、听力减退及骨髓抑制，多饮水可预防肾损害。

卡 铂

卡铂（carboplatin，CBP，碳铂）为第二代铂类抗恶性肿瘤药，抗癌作用、临床应用与顺铂相似，但毒性较小，主要用于睾丸癌、卵巢癌、肺癌及头颈部肿瘤等。

（二）抗恶性肿瘤抗生素

抗恶性肿瘤抗生素是由微生物培养液中提取得到的具有抗癌作用的代谢物，通过直接破坏DNA或嵌入DNA，干扰DNA复制而抑制细胞分裂增殖，属细胞周期非特异性药物。因毒性大，不作一般抗菌药用。

丝裂霉素 C

丝裂霉素C（mitomycin C，MMC）属于直接破坏DNA的抗生素，化学结构中有乙撑亚胺基团及氨甲酰酯基团，具有烷化作用，能与DNA双链交叉联结，抑制DNA复制，也能使部分DNA断裂，属周期非特异性药物，对G_1晚期、S早期最敏感，对G_2期低度敏感。抗瘤谱广，主要用于治疗实体瘤，如胃癌、结肠癌、胰腺癌、肺癌等，为治疗消化道癌常用药之一。不良反应主要是明显而持久的骨髓抑制及胃肠道反应，应避免长期应用。偶见心、肝、肾和肺损害，静脉给药避免外漏，以免引起组织坏死。

博来霉素

博来霉素（bleomycin，BLM）属于直接破坏DNA的抗生素，通过与DNA结合，引起DNA单链或双链断裂，阻止DNA复制，为周期非特异性药物。主要用于鳞状上皮癌如头颈部肿瘤、口腔癌、食管癌、阴茎癌、宫颈癌、肺癌等，对淋巴瘤、睾丸癌也有效。本药对骨髓抑制轻，与其他抗恶性肿瘤药联合应用不加重骨髓抑制为其优点；可引起胃肠道反应，大剂量可引起肺炎症状及肺纤维化。

三、干扰转录过程和阻止DNA合成药

多 柔 比 星

多柔比星（doxorubicin，ADM，阿霉素）口服无效，静脉给药后主要分布于肝、心、肾等组织，肿瘤组织中浓度较高。主要经胆汁排泄。其代谢物有心肌损害，肝功能不全时血药浓度增高，$t_{1/2}$延长。本药能直接嵌入DNA分子中，破坏DNA的模板功能，阻止转录过程，抑制DNA复制和RNA合成。属周期非特异性药物，但对S期和M期细胞作用最强。对免疫功能也有较强的抑制作用。该药是广谱抗恶性肿瘤药，用于急性白血病、淋巴瘤及多种实体瘤如乳腺癌、肺癌、肝癌等。不良反应主要是骨髓抑制、胃肠道反应、脱发和心脏毒性。

柔 红 霉 素

柔红霉素（daunorubicin，DNR，正定霉素）与多柔比星同属蒽环类抗生素，作用和作用机制与多柔比星相似。主要用于急性淋巴细胞白血病和急性髓系白血病。该药兼有抗菌、抗病毒、免疫抑制作用。主要不良反应类似多柔比星，心脏毒性更大。

放线菌素D

放线菌素D（dactinomycin，DACT）能嵌入到DNA双螺旋链中相邻的鸟嘌呤和胞嘧啶（G-C）碱基对之间，与DNA结合成复合体，阻碍RNA多聚酶（转录酶）的功能，抑制RNA的合成，特别是mRNA的合成，从而阻碍蛋白质合成过程，抑制肿瘤细胞生长。属周期非特异性药物。该药抗瘤谱较窄，对肾母细胞瘤、霍奇金病、绒毛膜癌有较好疗效，对侵袭性葡萄胎、横纹肌肉瘤、神经母细胞瘤等也有效。本药静脉注射后主要由胆汁排泄。不良反应以恶心、呕吐、口腔炎为常见，骨髓抑制较明显，少数有脱发、皮炎。具有肝毒性。

四、影响蛋白质合成的药物

紫 杉 醇

紫杉醇（paclitaxel）是从紫杉和红豆杉植物中分离出的有效成分，也可半合成。抗癌作用明显，作用机制独特。可特异性促进微管蛋白聚合并抑制其解聚，影响纺锤体功能，抑制细胞有丝分裂。对转移性卵巢癌、乳腺癌效果较好，对食管癌、肺癌有一定疗效。主要不良反应是骨髓抑制、胃肠道反应、周围神经病变、肌痛。

高三尖杉酯碱

高三尖杉酯碱（homoharringtonine）是从三尖杉植物提取的生物碱。可抑制蛋白质合成起始阶段，使核糖体分解，释放出新生肽链，还能抑制细胞的有丝分裂。属周期非特异性药物。主要用于急性髓系白血病，疗效显著；对急性单核细胞白血病也有一定疗效。不良反应主要为骨髓抑制和胃肠道反应，偶见心动过速、心肌损害等。

长春碱、长春新碱

长春碱（vinblastine，VLB）和长春新碱（vincristine，VCR）均为夹竹桃科植物长春花中的生物碱，后者作用更强。作用机制为与微管蛋白结合，抑制微管蛋白的聚合，影响微管的装配及纺锤丝的形成，使细胞有丝分裂停止于中期，属周期特异性药物，主要作用于M期细胞。VCR还能干扰蛋白质的代谢，并抑制RNA多聚酶的活性，对G_1期也有作用。VLB对淋巴瘤疗效显著，也用于急性白血病、绒毛膜癌。VCR对儿童急性淋巴细胞白血病疗效好，起效快，常与泼尼松合用作为诱导缓解药；对淋巴瘤、小细胞肺癌、宫颈癌、乳腺癌等也有效。在不良反应方面，VLB 主要引起骨髓抑制，尚有胃肠道反应、脱发、神经毒性等。VCR 对骨髓抑制轻，但神经毒性突出，出现指（趾）麻木、肌无力、面瘫等。其毒性大小与剂量有关，因此应严格控制剂量。

L-门冬酰胺酶

某些肿瘤细胞不能自行合成生长必需的门冬酰胺，依赖于细胞外摄取，L-门冬酰胺酶（L-asparaginase，ASP）可将血清中的门冬酰胺水解，使肿瘤细胞缺乏门冬酰胺供应，抑制其生长。正常细胞能自身合成门冬酰胺，故影响较小。主要用于急性淋巴细胞白血病。常见不良反应为胃肠道反应及精神症状，偶见过敏反应，用药前应做皮试。

五、影响体内激素平衡的药物

某些激素依赖性组织的癌变如乳腺癌、前列腺癌、宫颈癌、卵巢癌、睾丸肿瘤、甲状腺癌等均与相应的激素失调有关，激素类抗肿瘤药主要通过特异性与激素受体结合而发挥作用。活化的激素受体复合物与染色质的特殊受体结合，与核内各种成分发生作用，经过一系列酶反应，引起DNA的复制与细胞分裂，从而影响了细胞的生理功能。可应用某些激素或激素拮抗药来改变平衡失调状态，从而抑制肿瘤生长。本类药物不抑制骨髓，但激素作用广泛，滥用也会带来危害。

糖皮质激素

糖皮质激素（glucocorticoids）常用药有泼尼松、泼尼松龙、地塞米松等，属周期非特异性药物。能迅速减少血液中的淋巴细胞。对急性淋巴细胞白血病和淋巴瘤疗效较好，缓解快但不持久，易产生耐药性。也可用于慢性淋巴细胞白血病，对其他恶性肿瘤无效。还可短期应用于缓解肿瘤引起的发热等症状。但因其有免疫抑制作用，易引起感染和肿瘤扩散，应合用有效的抗菌药和抗恶性肿瘤药。

雌 激 素

雌激素（estrogen）常用药物有己烯雌酚，用于治疗前列腺癌等。前列腺癌与雄激素分泌过多有关，雌激素可抑制下丘脑和腺垂体，降低黄体生成素（间质细胞刺激素）的分泌，从而减少睾丸间质细胞和肾上腺皮质分泌雄激素；也可直接对抗雄激素对前列腺癌组织生长的促进作用。还可用于治疗绝经期乳腺癌而有广泛转移者。绝经前的乳腺癌患者禁用。

雄 激 素

雄激素（androgen）常用药物有丙酸睾酮、甲睾酮。通过抑制腺垂体卵泡刺激素（促卵泡激素）的分泌，使卵巢分泌雌激素减少，还可对抗催乳素对肿瘤细胞的促进作用，导致肿瘤退化。对晚期乳腺癌，尤其是骨转移者疗效较好。雄激素还能促进蛋白质合成，可使晚期患者一般症状改善。前列腺癌患者禁用雄激素药物。

他 莫 昔 芬

他莫昔芬（tamoxifen）为人工合成的抗雌激素药。它与雌二醇竞争雌激素受体，阻止染色体基因活化，从而抑制雌激素依赖性肿瘤细胞的生长。适用于治疗晚期乳腺癌和卵巢癌，与雄激素疗效相同，但无雄激素的男性化副作用。不良反应主要有恶心、呕吐、腹泻等胃肠道反应；颜面潮红，阴道出血、停经等月经失调症状；长期应用可出现视力障碍等。

六、单克隆抗体药物

单克隆抗体是由单一B细胞克隆产生的高度均一、仅针对某一特定抗原表位的抗体，通常采用杂交瘤技术来制备。单克隆抗体针对的靶点通常为细胞表面的疾病相关抗原或特定的受体，可以分为几个不同目标，如阻断癌变信号通路而影响细胞的增殖及凋亡、阻断新生血管的生成、调节机体对于肿瘤细胞的免疫反应、对破骨细胞功能的调节，或者利用抗体技术输送细胞毒性药物以达到准确杀灭肿瘤细胞的功效等。

利妥昔单抗

利妥昔单抗（rituximab）为一种抗人CD20的单克隆抗体，用于治疗B细胞淋巴瘤。本药和B细胞非霍奇金淋巴瘤（NHL）细胞表面的CD20抗原有专一且很强的结合力，通过补体依赖的细胞毒性（CDC）和抗体依赖细胞介导的细胞毒作用（ADCC）破坏肿瘤细胞。90%以上的B细胞淋巴瘤均有CD20的表达。其主要适用于有CD20阳性表达的复发性低度恶性B细胞淋巴瘤或滤泡性B细胞淋巴瘤。如与化疗联合应用，疗效更显著。

西妥昔单抗

西妥昔单抗（cetuximab）是表皮生长因子受体拮抗剂，可与表达于正常细胞和多种肿瘤细胞表面的表皮生长因子受体（EGFR）特异性结合，并竞争性阻断表皮生长因子（EGF）和其他配体，如转化生长因子-α（TGF-α）的结合。西妥昔单抗是针对EGF受体的IgG_1单克隆抗体，两者特异性结合后，通过对与EGF受体结合的酪氨酸激酶（TK）的抑制作用，阻断细胞内信号转导途径，从而抑制癌细胞的增殖，诱导癌细胞的凋亡。不良反应大多可耐受，最常见的是痤疮样皮疹、疲劳、腹泻、恶心、呕吐、腹痛、发热和便秘等。少数患者可能发生严重过敏反应、输液反应、败血症、肺间质疾病、肾衰竭、肺栓塞和脱水等。

贝伐珠单抗

贝伐珠单抗（bevacizumab）是抗血管内皮生长因子（VEGF）的人源化单抗，主要通过中和VEGF来阻断其与内皮细胞上的受体结合，使得肿瘤细胞不能得到养分和氧，起到治疗肿瘤的作用。临床上常用于治疗转移性结直肠癌，贝伐珠单抗联合以氟尿嘧啶为基础的化疗适用于转移性结直肠癌患者的治疗。贝伐珠单抗有一定的不良反应，如高血压、胃肠道穿孔、出血。另外，还有肾病综合征，主要表现为蛋白尿、充血性心力衰竭等其他不良反应。

链接

嵌合抗原受体 T 细胞免疫治疗药物

嵌合抗原受体 T 细胞免疫治疗（chimeric antigen receptor T cell immunotherapy，CAR-T）通过对患者的免疫细胞进行改造，导入能编码识别肿瘤特异性抗原的受体基因和帮助 T 细胞激活的各基因片段，形成 CAR-T 细胞，改造后的 T 细胞经体外扩增培养后，被回输到患者体内，一旦遇见表达对应抗原的肿瘤细胞，便会被激活并再扩增，发挥其极大的特异杀伤力，可以显著增加杀死癌症的 T 细胞的数量，从而增强患者的免疫系统以寻找和摧毁癌细胞。目前全球已上市五种 CAR-T 药物，分别是司利弗明（Tisagenlecleucel，Kymriah）、阿基仑赛（Yescarta，奕凯达）、Tecartus、Breyanzi、Abecma 等。

第3节　抗恶性肿瘤药的应用原则

抗肿瘤药物的应用涉及临床多个学科，合理应用抗肿瘤药物是提高疗效、降低不良反应发生率及合理利用卫生资源的关键。抗肿瘤药物临床应用需考虑药物可及性和患者治疗价值两大要素。抗肿瘤药物临床应用是否合理，基于以下两方面：有无抗肿瘤药物应用指征；选用的品种及给药方案是否适宜。且应根据抗恶性肿瘤药的作用机制和细胞增殖动力学知识，设计合理的用药方案，以提高疗效，减少不良反应，延缓耐药性的产生。临床用药应注意遵循以下原则。

1. 依据细胞增殖动力学用药　对增长缓慢的实体瘤，其G_0期细胞较多，可先用细胞周期非特异性药物，杀灭增殖期及部分G_0期细胞，使瘤体缩小而驱动G_0期细胞进入增殖周期，再用细胞周期特异性药物杀灭之。相反，对于增长较快的肿瘤如急性白血病，则先用细胞周期特异性药物杀灭S期或M期细胞，再用细胞周期非特异性药物杀灭其他各期细胞，待G_0期细胞进入增殖周期时，可重复上述疗程。此种按一定顺序给药的方法称为序贯疗法。

2. 依据抗恶性肿瘤药的作用机制用药　作用机制不同的抗恶性肿瘤药合用，一般都可增强疗效。①序贯阻断：用两种以上药物作用于同一代谢途径的不同环节或阶段，可提高疗效，如羟基脲与阿糖胞苷合用，前者抑制核苷酸还原酶，后者抑制DNA多聚酶，从而阻止DNA的生物合成；②同时阻断：用两种以上药物阻断产生同一代谢物的不同途径，如阿糖胞苷与巯嘌呤合用，前者阻断DNA多聚酶，后者可阻断嘌呤核苷酸合成，从而共同抑制DNA合成，二者合用治疗急性髓系白血病疗效较好；③互补性阻断：即直接损伤生物大分子的药物和抑制核苷酸合成的药物合用，如阿糖胞苷和烷化剂合用可明显提高疗效。

3. 依据抗瘤谱用药　消化道癌宜用氟尿嘧啶、环磷酰胺、丝裂霉素等；鳞癌可用博来霉素、甲氨蝶呤等；肉瘤选用环磷酰胺、顺铂、多柔比星等较好。

4. 依据抗恶性肿瘤药的毒性用药　一般选用毒性不同的药物合用，既可增强疗效，又可减轻毒性。多数抗恶性肿瘤药可抑制骨髓，而长春新碱、博来霉素、激素类则无明显的抑制骨髓作用，合用可降低毒性，增强疗效。

5. 恢复和提高机体免疫力　在停用抗恶性肿瘤药期间，应用免疫功能调节剂，既可提高机体免疫力，又可恢复骨髓的造血功能。

6. 选用合理的给药方法　有些药物如环磷酰胺、甲氨蝶呤、多柔比星、羟喜树碱等一般采用大剂量间歇给药，比小剂量连续用药为佳。这样既可发挥药物抗恶性肿瘤的最大疗效，又有利于机体造血系统和免疫功能的恢复，减轻抗恶性肿瘤药的毒性反应，并减少耐药性产生，且间歇给药可诱导G_0期细胞进入增殖期，减少肿瘤复发机会。

（王　聪）

第46章
免疫功能增强药和免疫功能抑制药

免疫功能是由包括免疫器官、免疫细胞和免疫分子在内的免疫系统来执行的，是机体识别和清除外来入侵抗原及体内突变或衰老细胞并维持机体内环境稳定的功能的总称。免疫系统会识别入侵的病原微生物及机体内突变的细胞和衰老、死亡细胞释放的物质并将其清除，这一过程称为免疫应答。当免疫系统的组成和功能发生异常时就会发生免疫性疾病，如免疫系统分化发育异常导致的免疫缺陷病；免疫应答及免疫调节异常导致的肿瘤、感染性疾病、超敏反应、自身免疫病等。

第1节　免疫功能增强药

免疫功能增强药常用于增强机体免疫应答，一般单独或与抗原联合给药，主要用于免疫缺陷病、慢性感染性疾病，也常用作肿瘤治疗的辅助药物。临床上常用的免疫功能增强药按照来源可分为四类，分别是微生物来源的药物，如卡介苗、短小棒状杆菌、真菌多糖等；人或动物免疫系统产物，如胸腺素、转移因子、干扰素、白细胞介素、新生牛肝活性肽等；化学合成药物，如左旋咪唑、异丙肌苷等；中药及其有效成分，如人参、黄芪等。

一、微生物来源的药物

> **链接**
>
> ### 免疫佐剂
>
> 免疫佐剂又称非特异性免疫增强剂，与抗原同时或预先注射到机体，能非特异性地增强机体对抗原的免疫应答能力，提高细胞和体液免疫水平。佐剂主要是通过增强免疫原性、增强抗体的滴度、改变抗体产生的类型、引起或增强迟发超敏反应等方式产生作用。

卡 介 苗

卡介苗（Bacille Calmette-Guérin，BCG）是牛型结核分枝杆菌的减毒活菌苗，能够提高巨噬细胞吞噬能力，促进IL-1产生，活化T、B淋巴细胞，增强抗体反应和抗体依赖性淋巴细胞介导的细胞毒性，增强自然杀伤细胞的活性，还可以导致先天免疫细胞的表观遗传和代谢变化，这一过程被称为训练免疫。除用于结核病的预防、膀胱癌的免疫治疗外，还可用于病毒感染、免疫性疾病的治疗和黑色素瘤、肺癌、急性白血病、淋巴瘤等的辅助治疗。不良反应少，可出现注射部位红斑、硬结或溃疡，偶见寒战、高热和过敏反应，剂量过大时可降低免疫功能，甚至可促进肿瘤生长。

短小棒状杆菌

短小棒状杆菌（*Corynebacterium parvum*）是一种专性厌氧性革兰氏阳性小型棒状杆菌，经加热或甲醛灭活后制成，可以非特异地刺激机体免疫功能，促进淋巴样组织增生，单核、巨噬细胞吞噬活力加强，促进IL-1、IL-2等细胞因子的产生，增加抗体的生成。临床局部治疗黑色素瘤有一定疗效。短小棒状杆菌不良反应有发热、头痛、恶心、呕吐，局部应用可引发肉芽肿。

草分枝杆菌

草分枝杆菌（*Mycobacterium phlei*）中的主要活性成分为灭活的草分枝杆菌，一般情况下对人体不致病，主要通过影响机体的免疫应答来对免疫功能发挥调节作用，从而达到治疗疾病的目的。其作用机制为显著增强特异性细胞免疫功能，促进淋巴细胞的转化和增殖与各种细胞因子的产生，还可显著增强自然杀伤（NK）细胞的活力；刺激B细胞进入增殖和分化阶段，产生特异性抗体；促进单核巨噬细胞的功能和代谢，使IL-1的分泌增加。草分枝杆菌主要用于免疫功能低下的疾病，如肺和肺外结核、慢性支气管炎、支气管哮喘、支气管扩张、胸膜炎、风湿性关节炎、胃炎、肝炎、慢性扁桃体炎、直肠瘘、多发性硬化、红斑狼疮，以及乳腺癌、淋巴肉瘤、支气管腺癌、胃癌、黑色素瘤、白血病、上皮源性膀胱癌等，肌内注射给药后，通常能被很好地吸收，少数患者可能会出现疲倦或发热，局部可能出现红肿硬结、疼痛，停药即可逐渐消散。

乌 苯 美 司

乌苯美司（ubenimex）是从链霉菌属的培养液中分离所得的二肽化合物，可增强T细胞的功能，使NK细胞的杀伤活力增强，且可使集落刺激因子合成增加而刺激骨髓细胞的再生及分化。临床常用于恶性肿瘤的辅助治疗、老年性免疫功能缺陷等，可配合化疗、放疗及联合应用于白血病、多发性骨髓瘤、骨髓增生异常综合征及造血干细胞移植后，以及其他实体瘤患者。口服给药，偶有皮疹、瘙痒、头痛和消化道反应，个别可出现一过性轻度AST升高。一般在口服过程中或停药后消失。

甘露聚糖肽

甘露聚糖肽（mannatide），曾用名多抗甲素（polyactin A，PAA），为我国首创的一种免疫增强剂，属于糖蛋白，是由α-溶血性链球菌33号菌株经培养和提纯后得到的多糖类物质α-甘露聚糖肽。其作用机制为提升外周白细胞数量，增强单核吞噬细胞系统吞噬功能，活化巨噬细胞及淋巴细胞，诱导胸腺淋巴细胞产生活性物质，改善和增强机体免疫功能和应激能力。口服或静脉给药，用于治疗免疫功能低下导致的各种疾病；可用于治疗各种病毒、致病菌感染；可治疗反复呼吸道感染、慢性支气管炎；可用于治疗再生障碍性贫血，具有升白细胞和血小板作用。可用于治疗各种肿瘤，与化疗、放疗联合治疗肺癌、肝癌、胃癌、肠癌、食管癌、鼻咽癌、乳腺癌、白血病等各种肿瘤，有减毒增效作用，在术中、术后用药，可降低复发率、转移率。

真菌多糖类

真菌多糖类是一种从真菌，尤其是食用菌如香菇、灵芝等中提取的多糖成分，有明显的非特异免疫刺激作用，可以促进淋巴细胞的分裂、增殖并产生多种细胞因子。目前一些真菌多糖已在临床应用，作为传染病和恶性肿瘤的辅助治疗药物。

💊 医者仁心　　　　　"糖丸爷爷"顾方舟

脊髓灰质炎俗称小儿麻痹症，多发于7岁以下的儿童。1955年，脊髓灰质炎在江苏大规模暴发并迅速蔓延至全国。1957年，顾方舟临危受命，开始脊髓灰质炎疫苗研究工作。疫苗三期试验的第一期，顾方舟第一个一口喝下了一小瓶疫苗溶液。但还需对易感儿童进行安全观察，顾方舟带头在刚满月的儿子身上使用了试验疫苗！在他的影响下，实验室其他研究人员也纷纷让自己的孩子参加了这次试验。

经过反复探索试验，陪伴了几代中国人的糖丸疫苗诞生了。2000年，中国实现了消灭脊髓灰质炎的目标。这是继全球根除天花之后，世界公共卫生史上的又一伟大胜利。2019年1月2日，顾方舟教授因病在北京溘然长逝，享年92岁，后被追授予"人民科学家国家荣誉称号"。

二、人或动物免疫系统产物

干 扰 素

干扰素（interferon，IFN）是宿主细胞受到病毒感染或干扰素诱导剂等激发后，诱导产生的一类具有多种生物活性的糖蛋白，具有高度的种属特异性，故动物的 IFN 对人无效。IFN 不被免疫血清中和，也不被核酸酶破坏，但可被蛋白酶灭活。IFN 可分为三类：①人白细胞产生的 α 干扰素（IFN-α）；②人成纤维细胞产生的 β 干扰素（IFN-β）；③人 T 细胞产生的 γ 干扰素（IFN-γ）。现已可采用 DNA 重组技术生产重组人干扰素。

干扰素口服不吸收，采用肌内或皮下注射给药，IFN-α 吸收率较高，具有抗病毒、抗恶性肿瘤及免疫调节作用。IFN-α 和 IFN-β 的抗病毒作用强于 IFN-γ。IFN-γ 具有免疫调节作用，能活化巨噬细胞，表达组织相容性抗原，介导局部炎症反应。可用于恶性肿瘤、病毒感染及慢性活动性乙型肝炎等。常见的不良反应有发热、流感样症状（嗜睡、精神紊乱）、皮疹、肝功能损害。大剂量可致可逆性白细胞和血小板减少等，少数患者快速静脉注射时可出现血压下降。约 5% 的患者用药后产生 IFN 抗体，原因不明。

白细胞介素-2

白细胞介素-2（interleukin-2，IL-2），又名 T 细胞生长因子（T cell growth factor，TCGF），是由 T 辅助细胞（Th）产生的细胞因子，现可通过基因工程生产，称人重组白细胞介素-2。与反应细胞的 IL-2 受体结合后，可促进 T 细胞增殖，激活 B 细胞产生抗体，活化巨噬细胞，并增强自然杀伤细胞和淋巴因子活化的杀伤细胞的活性，诱导干扰素的产生。对恶性肿瘤（黑色素瘤、肾细胞癌、霍奇金淋巴瘤等）、免疫缺陷病和自身免疫性疾病的治疗有重要意义，也可与抗艾滋病药物合用治疗艾滋病。常见的不良反应有发热、寒战、胃肠道反应、神经系统症状等，剂量减少可使反应减轻。

转 移 因 子

转移因子（transfer factor，TF）是从健康人淋巴细胞或淋巴组织、脾、扁桃体等中提取的一种小分子核酸肽类物质，无抗原性。它可将供体细胞免疫信息转移给受者的淋巴细胞，使之转化、增殖、分化为致敏淋巴细胞，从而获得供体样的特异性和非特异性的细胞免疫功能。由此获得可持续 6 个月的较持久的免疫力，也可起佐剂作用，但不转移体液免疫，不起抗体作用。主要用于原发性或继发性细胞免疫缺陷如胸腺缺陷导致的免疫缺陷症、特发性血小板减少性紫癜（免疫性血小板减少性紫癜）的补充治疗，还用于某些抗生素难以控制的病毒性和真菌感染，也可作为恶性肿瘤的辅助治疗。不良反应较少，少数患者可出现皮疹，注射部位产生疼痛。

胸 腺 素

胸腺素（thymosin）又称胸腺多肽，是从胸腺分离的一组小分子活性多肽，具有免疫调节活性，且作用无种属特异性。现已成功采用基因工程生物合成。可诱导 T 细胞分化成熟，即诱导前 T 细胞（淋巴干细胞）转变为 T 细胞，并进一步分化成熟为具有特殊功能的各亚型群 T 细胞，还可调节成熟 T 细胞的多种功能，从而调节胸腺依赖性免疫应答反应。临床主要用于治疗胸腺依赖性免疫缺陷疾病（包括艾滋病）、某些自身免疫性疾病、晚期肿瘤和病毒感染。除少数过敏反应外，一般无严重不良反应。

依 他 西 普

依他西普（etanercept）是由肿瘤坏死因子（tumor necrosis factor，TNF）受体的 P75 蛋白的膜外区与人 IgG 的 Fc 段融合构成的二聚体。依他西普可与血清中 TNF-α 和 TNF-β 结合来阻断二者与 TNF 受体结合，抑制由TNF受体介导的异常免疫反应及炎症过程。皮下注射给药，主要用于治疗类风湿关节炎。不良反应主要是局部注射的刺激反应。

免疫核糖核酸

免疫核糖核酸（immunogenic RNA，IRNA）是动物经抗原免疫后从其免疫活性细胞中提取的核糖核酸，作用类似于转移因子，可以传递对某抗原的特异免疫活力，使未致敏的淋巴细胞转变为免疫活性细胞，传递细胞免疫和体液免疫。临床用途与转移因子相似，主要用于恶性肿瘤的辅助治疗，有用于流行性乙型脑炎和病毒性肝炎治疗的相关报道。

三、化学合成药物

左 旋 咪 唑

左旋咪唑（levamisole，LMS）为四咪唑的左旋体，是一种口服有效的免疫增强药，属于合成噻唑类化合物的衍生物。本药通过促进抗体生成和增加巨噬细胞的吞噬功能，可使处于免疫缺陷或免疫抑制状态的机体免疫功能恢复正常，对正常机体的影响并不显著。这可能与激活环核苷酸磷酸二酯酶，从而提高淋巴细胞内环鸟苷酸（cGMP）水平，降低环腺苷酸（cAMP）含量有关。口服给药易从消化道吸收，用于治疗免疫功能低下或缺陷所致的复发性和慢性感染，也可用于肿瘤的辅助治疗，对自身免疫性疾病，如类风湿性关节炎、红斑狼疮等，也有一定疗效。不良反应有恶心、呕吐、眩晕、腹痛、白细胞及血小板减少等。

异 丙 肌 苷

异丙肌苷（inosine pranobex）为肌苷与乙酰基苯甲酸和二甲氨基异丙醇酯以1∶3∶3组成的复合物，具有抗病毒和提高机体免疫功能的作用。可诱导T细胞分化成熟并增强其功能；增加NK细胞和巨噬细胞的活性，促进IL-2和干扰素的产生，恢复低下的免疫功能；对B细胞无直接作用，但可增加T细胞依赖性抗原的抗体产生。临床用于多种病毒感染性疾病，如流行性感冒、流行性腮腺炎、水痘、带状疱疹等。本药能抑制HIV，并使艾滋病患者的免疫功能得到一定程度改善，还可用于肿瘤的辅助治疗。口服给药，不良反应少，安全范围较大。

咪 喹 莫 特

咪喹莫特（imiquimod）及其类似物是人工合成的小分子药物中唯一的干扰素诱导免疫调节剂，可诱导干扰素和其他细胞因子的产生，发挥抗病毒和抗增殖作用。其作用机制为：提高IFN-α、TNF-α和IL-6的含量；增强B淋巴细胞的抗原特异性反应；在IL-4和IFN-γ存在的情况下可增加IgM的产生；增加IL-6、IL-8、IL-10、粒-巨噬细胞集落刺激因子（GM-CSF）、粒细胞集落刺激因子（G-CSF）的含量。临床上应用的主要为外用制剂，主要用于治疗肛门生殖器疣，不良反应较少，可能出现局部皮肤炎症反应，停药后恢复。

四、中药及其有效成分

许多药用植物，如黄芪、人参、枸杞子、刺五加等都有明显的免疫刺激作用。一些中药方剂，从中药中提取的多糖，如黄芪多糖、枸杞子多糖、刺五加多糖等发现具有增加抗体产生，促进IL-2、IL-3、IFN-γ等细胞因子的分泌，明显地提高机体的细胞免疫和体液免疫功能及抗衰老的作用。

姜黄素（curcumin）为从姜黄中提取得到的主要有效成分，具有免疫调节作用，且与剂量有关。

第 2 节　免疫功能抑制药

案例 46-1

　　患者，女，20岁，以关节痛、皮疹1个月，水肿，尿少伴发热2天为主诉入院。

　　查体：T38.3℃，BP90/60mmHg，颜面水肿，面部蝶形红斑，眼睑水肿，睑结膜轻度苍白，咽无充血，扁桃体不大，双肺呼吸音粗，无音，心界不大，心率90次/分，律齐，无杂音，肝脾未触及，腹水征（±），双下肢水肿。

　　实验室检查：血常规示白细胞$3.1×10^9$/L，中性粒细胞0.60，淋巴细胞0.27，血红蛋白90g/L，血小板$80×10^9$/L，红细胞沉降率60mm/h，尿常规蛋白（++），尿潜血（++），红细胞10～15个/HP，抗双链DNA抗体（+），血浆总蛋白50g/L，白蛋白24g/L，谷丙转氨酶213U/L，谷草转氨酶412U/L，血肌酐102μmol/L。

　　问题：针对此患者临床治疗原则是什么？应该选用什么药物？

　　免疫功能抑制药（immunosuppressant）是一类能抑制免疫细胞的增殖和功能，降低机体免疫反应的药物。临床主要用于自身免疫性疾病和器官移植的排斥反应。本类药大多数缺乏选择性和特异性，对正常和异常免疫反应都有抑制作用，若长期应用，容易诱发感染，增加肿瘤发生率，抑制骨髓造血功能，影响生殖系统功能等。目前临床常用的免疫抑制药有：①钙调磷酸酶抑制药，如环孢素、他克莫司；②肾上腺素皮质激素类，如泼尼松、泼尼松龙；③细胞毒类，如硫唑嘌呤；④抗体类，如抗淋巴球蛋白；⑤传统中药及其有效成分，如雷公藤总苷等。

环 孢 素

　　环孢素（cyclosporin，CsA，又名环孢菌素A）是从真菌培养液中分离得到的中性环状多肽混合物，由11种氨基酸组成，可溶于乙醇，不溶于水。1980年人工合成成功。

　　【体内过程】　本品口服吸收不完全，其生物利用度仅20%～50%。口服后2～4h血药浓度达峰值。体内广泛分布，血浆蛋白结合率为90%。在血液中的50%被红细胞摄取，30%与血红蛋白结合，4%～9%结合于淋巴细胞，血浆中游离药物仅为5%。在体内大部分被肝脏代谢，原型及代谢产物主要由胆汁排泄，有明显的肝肠循环，约10%由尿液排出。$t_{1/2}$为14～17h。本品体内过程个体差异明显，因此给药剂量应个体化。

　　【药理作用】　本品主要选择性作用于T淋巴细胞活化早期，使辅助性T细胞（Th细胞）明显减少，Th/Ts（抑制性T细胞）降低，对B细胞的抑制作用弱，对自然杀伤细胞活力无明显抑制作用，但可通过抑制干扰素的生成而影响自然杀伤细胞的活力。此外，环孢素还能增加T细胞中转化生长因子β的表达，亦与其免疫抑制作用有关。

　　【临床应用】　主要用于防止异体器官或骨髓移植时的排异反应，常与糖皮质激素或其他免疫抑制剂合用。也用于治疗其他药物无效的自身免疫性疾病如类风湿性关节炎、系统性红斑狼疮、肾病综合征、自身免疫性溶血性贫血、银屑病等的治疗。

　　【不良反应】　环孢素的不良反应发生率高，其严重程度、持续时间均与剂量和血药浓度相关。其毒性反应主要发生在肝与肾，在应用过程中宜监测肝、肾功能。

他 克 莫 司

　　他克莫司（tacrolimus，FK506）是一种强效免疫抑制剂，分离自土壤链霉菌，其化学结构属二十三元大环内酯类。

　　他克莫司与细胞内FK506结合蛋白（FKBP）相互作用，通过抑制钙调磷酸酶而抑制核因子AT（NFAT）的脱磷酸作用及向细胞核易位，从而抑制T细胞的激活。也可抑制T细胞依赖的B细胞产生免疫球蛋白的能力。因此，具有良好的抗排异作用，并具有抗自身免疫作用。主要用于器官移植排异反应。FK506对肝有较强亲和力，并可促进肝细胞的再生和修复。在降低急性排异反应的发生率、增加移植物存活率和延长患者生存期等方面比环孢素更有优势。

主要不良反包括神经毒性（包括头痛、震颤、失眠、畏光、感觉迟钝），重者出现运动不能、癫痫发作、脑病等，多可于减量或停用后消失；急性或慢性肾毒性；胰岛β细胞毒性，诱发高血糖；生殖系统毒性。

与抗真菌药如酮康唑合用可增加FK506的血药浓度，与药酶诱导剂如利福平等合用可降低FK506的血药浓度。

糖皮质激素

糖皮质激素（glucocorticoid）常用药物有地塞米松、泼尼松和泼尼松龙等，作用广泛而复杂，且随剂量不同而异。它们可抑制免疫反应的多个环节，产生强大的免疫抑制作用。临床主要用于过敏性疾病、自身免疫性疾病、器官移植的排斥反应。不良反应多，常见高血压、高血糖、诱发和加重感染、骨质疏松、肾上腺皮质功能减退等。

硫 唑 嘌 呤

硫唑嘌呤（azathioprine）属于抗代谢药，通过代谢产物6-硫基嘌呤发挥作用，能竞争性抑制参与细胞DNA、RNA合成的次黄嘌呤；主要作用于处于增殖阶段的T、B细胞，诱导低淋巴细胞血症。主要用于治疗自身免疫性疾病和器官移植的排斥反应。

环 磷 酰 胺

环磷酰胺（cyclophosphamide）可明显抑制机体对各种抗原引起的免疫反应；对B细胞和T细胞均有很强细胞毒作用。作用强而持久，可口服。常用于糖皮质激素不能控制的自身免疫性疾病，如类风湿关节炎、红斑狼疮等，也可用于器官移植后的排斥反应。不良反应有骨髓抑制、胃肠道反应等。

抗淋巴细胞球蛋白

抗淋巴细胞球蛋白（antilymphocyte globulin）是采用人的淋巴细胞作为免疫原，免疫马、兔等动物后，从动物血清中分离制得的抗人淋巴细胞的免疫球蛋白，制品需冻干保存。现可用单克隆抗体技术生产。本药可与淋巴细胞结合，在补体的共同作用下，使淋巴细胞裂解，从而抑制机体免疫功能。用于预防及治疗器官移植时的移植物排斥反应，对肾小球肾炎、红斑狼疮、类风湿关节炎、重症肌无力等自身免疫性疾病有良好疗效。本药过敏反应发生率高，注射前需做皮肤过敏试验，长期使用可使免疫功能降低。

雷公藤总苷

雷公藤总苷（tripterygium glycosides）具有较强的免疫抑制作用。在抑制免疫作用方面，能抑制T细胞功能，抑制迟发型变态反应，抑制IL-1的分泌，抑制分裂原及抗原刺激的T细胞分裂与繁殖。用于肾病综合征和免疫性肝炎等。

（王　聪）

主要参考文献

董志，2017. 药理学. 4版. 北京：人民卫生出版社

李俊，2018. 临床药理学. 6版. 北京：人民卫生出版社

梁荣生，阮耀，2018. 药理学. 北京：科学出版社

罗跃娥，樊一桥，2018. 药理学. 3版. 北京：人民卫生出版社

马瑜红，叶宝华，2019. 药理学. 2版. 北京：科学出版社

沈祥春，陈晓红，2017. 药理学. 北京：科学出版社

孙芳云，赵勒，2014. 药理学. 南京：南京大学出版社

吴基良，姚继红，2020. 药理学（案例版）. 3版. 北京：科学出版社

杨宝峰，陈建国，2018. 药理学. 9版. 北京：人民卫生出版社

朱依谆，殷明，2016. 药理学. 8版. 北京：人民卫生出版社